海南国际医药创新联合基金会资助

Pediatric Acute Respiratory Distress Syndrome: A Clinical Guide

儿童急性呼吸窘迫综合征 临床指南

原著　[美] Steven L. Shein　　　　[美] Alexandre T. Rotta

主审　邵凤民　封志纯　　　　主译　史长松　洪小杨

中国科学技术出版社

·北　京·

图书在版编目（CIP）数据

儿童急性呼吸窘迫综合征：临床指南 /（美）史蒂文·L. 申 (Steven L. Shein)，（美）亚历山大·T. 罗塔 (Alexandre T. Rotta) 原著；史长松，洪小杨主译 . —北京：中国科学技术出版社，2023.3

书名原文：Pediatric Acute Respiratory Distress Syndrome: A Clinical Guide

ISBN 978-7-5046-9450-8

Ⅰ .①儿… Ⅱ .①史…②亚…③史…④洪… Ⅲ .①小儿疾病—呼吸困难综合征—防治—指南 Ⅳ .①R725.6-62

中国版本图书馆 CIP 数据核字 (2022) 第 028807 号

著作权合同登记号：01-2022-0908

策划编辑	靳　婷　焦健姿	
责任编辑	靳　婷	
文字编辑	卜　雯	
装帧设计	佳木水轩	
责任印制	徐　飞	

出　　版	中国科学技术出版社
发　　行	中国科学技术出版社有限公司发行部
地　　址	北京市海淀区中关村南大街 16 号
邮　　编	100081
发行电话	010-62173865
传　　真	010-62179148
网　　址	http://www.cspbooks.com.cn

开　　本	889mm×1194mm　1/16
字　　数	346 千字
印　　张	14
版　　次	2023 年 3 月第 1 版
印　　次	2023 年 3 月第 1 次印刷
印　　刷	运河（唐山）印务有限公司
书　　号	ISBN 978-7-5046-9450-8/R·2853
定　　价	148.00 元

（凡购买本社图书，如有缺页、倒页、脱页者，本社发行部负责调换）

译者名单

主　审　邵凤民　郑州大学人民医院（河南省人民医院）

　　　　封志纯　中国人民解放军总医院

主　译　史长松　郑州大学人民医院（河南省人民医院）

　　　　洪小杨　中国人民解放军总医院

副主译（以姓氏汉语拼音为序）

　　　　程东良　郑州大学人民医院（河南省人民医院）

　　　　李　峥　北京儿童医院

　　　　王　玉　郑州大学人民医院（河南省人民医院）

　　　　邢　燕　郑州大学人民医院（河南省人民医院）

译　者（以姓氏汉语拼音为序）

　　　　董跃丽　郑州大学人民医院（河南省人民医院）

　　　　杜帆帆　郑州大学人民医院（河南省人民医院）

　　　　靳　垚　郑州大学人民医院（河南省人民医院）

　　　　李梦丽　郑州大学人民医院（河南省人民医院）

　　　　吴方方　郑州大学人民医院（河南省人民医院）

　　　　吴艳文　郑州大学人民医院（河南省人民医院）

内容提要

　　本书引进自 Springer 出版社，是一部全面介绍儿童呼吸窘迫综合征的经典著作。书中所述均基于真实病例及术者经验，分别介绍了儿童呼吸窘迫综合征的病因、多种治疗方法及临床转归，同时阐明了重要概念及操作技巧。书中配有大量图表，辅助解释内容，著者在大量实践与创新基础上进行了理论总结，为儿科医生，尤其是儿童重症专业的医生，系统全面地提供了儿童急性呼吸窘迫综合征相关知识。本书内容实用、阐释简明，既可作为儿科住院医师的指导用书，又可作为儿科重症医师了解新技术的参考书。

主审简介

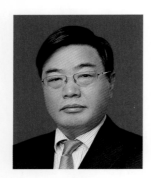

邵凤民

博士、主任医师、教授、博士研究生导师、享受国务院政府特殊津贴专家、中原学者、中原名医，河南省学术技术带头人，河南省高层次人才。河南省人民医院党委书记、阜外华中心血管病医院党委书记。现任中国研究型医院学会副会长、中国医师协会肾脏内科医师分会副会长、中国医药卫生文化协会肾病与血液净化专业委员会副主任委员、中国中西医结合学会肾脏疾病专业委员会常委、中国医促会血液净化治疗与工程技术分会常委、全国肾病学专业医疗质量管理控制专家、河南省医学会副会长、河南省科协常委、河南省医学会肾脏病学分会主任委员、河南省肾脏病免疫重点实验室主任、河南省肾病临床医学研究中心主任、河南省肾脏病质量控制中心主任、河南省肾脏病研究所所长及《中华实用诊断与治疗杂志》主编。主持并参与国家自然科学基金、国家重点研发计划、十二五国家科技支撑计划项目、十一五国家科技支撑计划项目、国家973计划课题、国家863计划课题等国家级、省部级、厅级科研项目40余项。获省、厅级科技成果10余项，其中省一等奖1项、省二等奖3项、省三等奖2项，发表论文200余篇，主编、参编专著14部。

率先阐明了终末期肾脏病进展新机制，创新其治疗关键技术及基层推广应用新模式；研发慢性肾脏病无创诊断新技术和三级防控新体系；发现危重症肾脏病新型生物标志物和潜在治疗靶点，创建肾脏替代＋组合式体外多器官功能支持治疗体系。

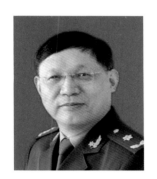

封志纯

军队技术二级、教授、主任医师，博士研究生导师。中国人民解放军总医院儿科医学部主任，全军儿科研究所所长，全军计划生育优生优育技术研究所所长，出生缺陷防控关键技术国家工程实验室主任，国家临床重点专科主任，发育生物学全军重点实验室主任，儿童器官功能衰竭北京市重点实验室主任。中国妇幼健康研究会副会长，中国医师协会新生儿科医师分会会长，中国医学救援协会副会长兼儿科救援分会会长，全军医学会计划生育优生优育分会主任委员，曾兼任中华医学会围产医学分会副主任委员，北京市医学会围产医学分会主任委员，中华医学会儿科分会委员，《发育医学电子杂志》主编，《中华儿科杂志》《中华围产医学杂志》《中华新生儿科杂志》《临床儿科杂志》《中国小儿急救医学》《中国小儿血液和肿瘤杂志》等副总编或主编，*Lancet* 等 SCI 期刊审稿专家。军队科技创新群体带头人，全军杰出专业技术人才。享受国务院政府特殊津贴。

主要专业为儿童重症的基础和临床、医学遗传学基础和临床，率领团队建立了新生儿重症监护技术和组织体系、儿童体外生命支持技术和重症监护组织、细胞 / 分子 / 代谢一体化遗传学检测平台，推动了国内同行技术进步。

荣立三等功 4 次、二等功 3 次。获中国医师奖、中华人口奖、中国出生缺陷干预救助科学技术特别奖，获爱军精武标兵、全国优秀科技工作者、北京市健康卫士等荣誉称号。获国家科技进步奖二等奖、军队医疗成果奖一 / 二等奖、北京市科学技术奖二等奖等。培养博士后、博士研究生、硕士研究生百余名。

主译简介

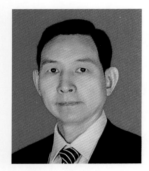

史长松

硕士，主任医师，硕士研究生导师。中国医师协会儿童重症医师分会呼吸危重症及机械通气专业委员会委员，中华医学会儿科分会急救学组重症呼吸和机械通气协作组委员，中华医学会儿科分会急救学组重症感染协作组委员，河南省医学会第十届儿科学分会副主任委员，河南省医学会儿科学分会第三届小儿急救学组副组长，河南省中西医结合学会儿科分会副主任委员，河南省医学科学普及学会儿科专业委员会副主任委员，河南省医学会重症医学分会第三届儿科学组副组长，中国医学救援协会儿科分会第二届委员会常务委员，河南省医院协会儿童医院（科）分会常务委员，河南省医院协会重症医学分会常务委员，河南省医师协会第四届儿科分会常务委员，河南省预防接种异常反应鉴定专家组成员，河南省微循环学会儿科分会第一届会长，河南省新型冠状病毒疫苗接种异常反应救治专家组成员，河南省儿科医疗质量控制专家委员会副主任委员，河南省妇幼保健机构评审专家，《中华实用诊断与治疗杂志》《中国当代儿科杂志》《医药论坛杂志》编委。从事儿科临床工作 30 年，擅长儿科常见病、多发病尤其是消化系统疾病及危重症的诊治，对儿科疑难危重病能正确分析处理。依托郑州大学人民医院（河南省人民医院）强大的综合实力，成功诊治了许多疑难危重复杂病，如先天性肝内胆管囊状扩张、门静脉海绵样变性合并上消化道大出血、小肠血管瘤病、铜绿假单胞菌败血症、暴发性紫癜、暴发性心肌炎、契 – 东综合征、肝豆状核变性、脑结核球、先天性细胞免疫缺陷病合并卡介苗接种后播散性结核病、结节性脂膜炎、中毒性表皮坏死松解症等。近年来，主持厅级科技攻关项目（结题）1 项，省卫健委省部共建项目（结题）1 项，承担河南省科技厅科技攻关项目 1 项，获厅级科研成果奖 1 项。2008 年获得全国卫生应急先进个人称号，2020 年获得中国医师协会儿科医师分会最美儿科医师称号。参编专著 2 部，以第一作者和通讯作者身份发表论文 65 篇。带教研究生 10 余名（包括 1 名国际研究生）。

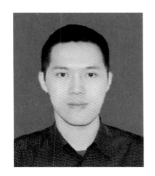

洪小杨

医学博士，副主任医师，硕士研究生导师，中国人民解放军总医院儿科医学部重症医学科主任。中国医师协会儿童重症医师分会常务委员兼总干事，中国医学救援协会儿科救援分会委员兼秘书长，中国医师协会体外生命支持专业委员会委员兼儿科学组副组长，中国生物医学工程学会体外循环分会委员，《中华儿科杂志》《中华实用儿科临床杂志》《中国小儿急救医学》等期刊编委，国家自然科学基金函评专家。近年来一直从事儿童重症医学和体外循环工作，研究方向为体外生命支持系统在儿童重症医学的应用，率先在国内 PICU 建立了一套以 ECMO 技术为核心的体外生命支持系统，擅长儿科 ECMO 技术，对儿科复杂先天性心脏病围术期处理、儿童暴发性心肌炎、儿童急性呼吸窘迫综合征等疾病救治具有丰富临床经验。参与多项国家级、军队课题研究，主持国家自然科学基金 1 项、北京市课题 3 项、军队课题 1 项。获全军医疗成果二等奖 2 项。主编儿童重症医学方面专著 2 部，参编专著 5 部，以第一作者和通讯作者身份在国内外期刊发表论文 60 余篇。

中文版序

　　急性呼吸窘迫综合征（ARDS）是一种病情严重的异质性疾病。无论是成人还是儿童，ARDS 均有较高的病死率，是临床治疗的一个难点。儿童急性呼吸窘迫综合征（PARDS）在人群中的年发病率约为 3.5/10 万，在儿童重症监护病房住院患儿中的发病率为 1.44%～2.30%，病死率高达 33.7%～61.0%，严重威胁患儿的生命健康！

　　ARDS 的概念提出已有 50 多年，但有关 ARDS 的诊断仍有一些不够完善之处，尤其是 PARDS 诊断一直沿用成人标准。近年研究显示，在流行病学、病理生理学及预后等方面，儿童与成人 ARDS 存在许多差别。沿用成人的诊断标准和治疗策略，不利于对此类患儿的早期识别、早期诊断和干预，更不利于患儿的预后。

　　Pediatric Acute Respiratory Distress Syndrome: A Clinical Guide 一书由多位国际知名专家共同编写，由郑州大学人民医院（河南省人民医院）儿科史长松主任医师和中国人民解放军总医院儿科医学部洪小杨教授担任主译，联合国内多位专家共同翻译，对提高国内儿科医生（尤其是儿童重症专业的医生）对 PARDS 的认知和诊治水平意义重大。该书从 ARDS 定义的历史沿革和儿科定义的必要性、PARDS 定义和流行病学、病因和病理生理、影像学特点、机械通气治疗、肺辅助治疗、液体和营养管理、ECMO 治疗等方面，详细介绍了 PARDS 的诸多特点和应对措施，是一部不可多得的 PARDS 诊疗参考工具书。

　　本书中文版的面世，将为国内儿科医生尤其是儿童重症专业的医生提供系统全面的儿童急性呼吸窘迫综合征相关知识，为早期识别 PARDS 并早期干预提供帮助，为改善此类患儿的预后做出贡献！

中国人民解放军总医院儿科医学部

译者前言

根据 2012 年欧美重症医学会提出的急性呼吸窘迫综合征（ARDS）"柏林标准"，将 ARDS 定义为因肺内、肺外严重疾病导致的，以肺毛细血管弥漫性损伤、通透性增加为基础，以肺水肿、透明膜形成和肺不张为主要病理变化，以进行性呼吸窘迫和难治性低氧血症为临床特征的急性呼吸衰竭综合征。

ARDS 是临床常见的危重症。虽然在过去的 50 年，我们对 ARDS 的研究不断深入，但其发病例数仍在增加，死亡率很高，已成为基础医学和重症医学研究的热点。

ARDS 的定义和诊断标准也随着时间的推移不断演变，包括由欧洲重症医学会（ESICM）和美国重症医学会（SCCM）联合提出的肺损伤评分（1988）、美欧联席会议定义（1994）和柏林会议定义（2012），但这些多是以成人为中心的定义和诊断标准。

近年研究显示，在流行病学、病理生理学及预后等方面，儿童与成人 ARDS 存在许多差别。儿科临床各专业均可出现呼吸窘迫、低氧血症情况。对此类患儿的早期识别、早期鉴别诊断和干预，无疑是降低儿科危重症发生率和死亡率关键。因此，制订适用于儿童急性呼吸窘迫综合征的诊断标准、治疗策略成为近年来儿科危重症学者们的研究热点。

Pediatric Acute Respiratory Distress Syndrome: A Clinical Guide 是一部专门介绍儿童急性呼吸窘迫综合征（PARDS）的学术专著，内容涵盖了 PARDS 的基本知识和最新进展。全书共分 17 章，对 ARDS 的历史沿革和儿科定义的必要性，PARDS 定义和流行病学，病理生理学研究，危险因素和病因，影像学和监护，常规机械通气治疗，高频振荡通气和气道压力释放通气，渐减呼吸机支持和拔管策略，无创呼吸支持治疗，肺辅助治疗，镇痛、镇静和神经肌肉阻滞治疗，液体管理，营养和急性肾损伤，心肺交互和心血管支持，红细胞输注治疗，免疫功能低下患者的 PARDS，ECMO 治疗和 PARDS 的临床转归等方面都做了精辟的论述，非常适合儿科医生（尤其是儿童重症监护病房的医生）学习参考。

本书由郑州大学人民医院（河南省人民医院）及中国人民解放军总医院的多位资深儿童重症诊疗专家翻译并审校，在忠实表达原著者理念的基础上，结合临床实际，用通俗易懂的语言表达出来，相信会对大家的临床实践有一定的指导意义。

由于中外术语表述及语言表达习惯有所差异，书中可能会存在一些疏漏及欠妥之处，请大家不吝赐教，我们将虚心学习，也利于再版改进，谢谢！

河南省人民医院

原书前言

1967 年，Ashbaugh 及同事描述了一组患有各种潜在疾病的成年患者，发展形成的一种特殊形式呼吸衰竭。无论病因如何，这些患者都有一个共同的特点，即呼吸衰竭的快速发展伴随着低氧血症、胸部 X 线片弥漫性浸润、肺顺应性降低和功能残气量降低，需要应用呼气末正压来改善氧合。这种情况，即我们现在所知的急性呼吸窘迫综合征，其诊断标准有些模糊，不够明确，不足以排除其他具有类似表现的疾病。

过去 50 年，我们对急性呼吸窘迫综合征的理解逐渐加深。ARDS 的定义和诊断标准也随着时间的推移不断演变，包括由欧洲重症医学会（ESICM）和美国重症医学会（SCCM）联合提出的 Murray 肺损伤评分（1988）、美欧联席会议定义（1994）和柏林标准（2012）。

这些定义都代表了在描述这一重要诊断方面的进步，但这些以成人为中心的定义用于儿童有明显的局限性，因为它们没有考虑到与儿童患者相关的 ARDS 因素。由于缺乏针对儿童的 ARDS 定义，加之关于儿童急性低氧性呼吸衰竭的文献数量迅速增加，专家小组召集了儿童急性肺损伤共识会议（PALICC，2015），并首次提出了儿童 ARDS（PARDS）的定义。这一定义代表了 PARDS 诊断、治疗和研究的重大进步。它提供了一个框架，允许在多个机构进行比较，有助于确定这种疾病在世界范围内的实际流行情况，并阐明了各种治疗方式的作用及其对转归的影响。

本书将提供一个与 PARDS 相关的现有和新兴科学的全面回顾，讨论最先进的治疗方式和策略，并反映这一重要疾病的临床转归。书中各章均由 PARDS 领域的知名专家撰写，他们中的许多人都参与过 PALICC 最初的工作。

Steven L. Shein
Cleveland, OH, USA

Alexandre T. Rotta
Durham, NC, USA

致　谢

感谢我的父母 Jeff 和 Diane，还有我的兄弟 David，感谢他们在我成长过程中给予的支持。感谢我的各位老师、导师、室友、合作者，以及凯斯西储大学、彩虹婴儿儿童医院和匹兹堡儿童医院的所有其他人，感谢他们教导我，并与我并肩作战。感谢我的妻子 Monica，还有我的孩子 Jack 和 Emily，感谢他们的关爱与支持、耐心与理解、拥抱与笑声。感谢所有允许我照顾他们病危亲人的父母及家庭，感谢他们给予我这样的殊荣。

Steven L. Shein

感谢我的父母 Enio 和 Newra，感谢他们对医学的热爱。感谢我哥哥 Francisco，感谢他为我制订如此高远的目标。感谢我的导师 Ashok，感谢他为我指明了道路。感谢我的老师 Brad 和 David，感谢他们以渊博的知识教导我。感谢我的妻子 Kristy、女儿 Ashlynn 和 Valentina，感谢她们的鼓励与支持、牺牲与耐心，以及无条件的爱。

Alexandre T. Rotta

献　词

感谢各位著者的辛勤工作和无私奉献，没有他们，本书将只是一个构想。我们还要感谢 Sheik Mohideen、Andy Kwan 和 Springer 出版社的整个团队，感谢他们让我们继续前进，感谢他们的专家团队给予帮助。

目　录

第1章 急性呼吸窘迫综合征的历史和儿科定义的必要性

The History of ARDS and the Need for a Pediatric Definition

Howard Eigen　**著**

程东良　**译**

洪小杨　**校**

急性呼吸窘迫综合征（acute respiratory distress syndrome，ARDS）的历史是漫长、复杂和值得关注的。它是少数几个首先以儿童命名的疾病之一，其中新生儿患有婴儿呼吸窘迫综合征（infant respiratory distress syndrome，IRDS），即透明膜病。该术语随后被用于具有急性呼吸衰竭临床表现、病理生理特征和新生儿非常相似的成人患者。我们现在所知道的急性呼吸窘迫综合征这种疾病很可能已经存在了几个世纪，但它作为一组综合征直到半个多世纪前才被承认。

一般认为是 Hochheim 最早对肺透明膜进行了描述，他在 1903 年记录了 2 个新生儿的尸检病例，并将肺泡膜的存在归因于羊膜囊的吸入[1]。1925 年，Johnson 在英语文献中首次描述了透明膜，他认为透明膜是新生儿肺炎的一种形式[2]。Farber 在 20 世纪 30 年代的研究将肺透明膜归因于吸入的羊膜囊内容物（尤其是胎脂）随呼吸活动进入肺远端气道边缘化而形成[3, 4]。IRDS 的概念直到 20 世纪 50 年代中期一直占主导地位。

1959 年，鉴于当时监护婴儿采取置于透明恒温箱里不穿衣服的新举措，James 对 IRDS 的临床特征进行了新的观察。其中可以观察到患儿在几小时快速费力的呼吸中挣扎，胸骨和肋间明显凹陷，交替出现呼吸暂停[5]。这类似于上述对 ARDS 演变机制的理解：病理学的基础和临床过程是分别被确定的，而没有充分理解它们之间的联系。

对 ARDS 最早的描述出现在 1821 年，Laennec 在他的《胸病论》一书中描述了 ARDS 的特征，即无心力衰竭的肺水肿。急性呼吸窘迫综合征作为一种未命名的临床疾病概念在第一次世界大战早期就为人所知。1915 年出版的一部军事医学教科书在第一次世界大战期间被加拿大军队使用，其中包含了与毒气攻击有关的 ARDS 的形象描述："肺水肿，伴有全身窒息。伴有呼吸困难的青紫症是突出的临床特征。当担架头向下倾斜时，黄色浆液充满气道，可能会从活着的患者口中滴落。死亡在这一阶段的第 1 天到第 4 天或第 5 天的任何时候都可能发生[6]。"与此同时，第一次世界大战时的医生们确定了创伤和最终导致死亡的突发性严重呼吸衰竭的关系，后来被称为"创伤后肺大面积塌陷"[7]。

1946 年，Brewer 及其同事发表的著作中对"湿肺"进行了如下描述："在处理大量伤亡病例时，尤其是在前线医院，那些干性肺的患者几乎不会给我们带来什么麻烦。但是，那些显示湿肺的患者很难从休克中复苏[8]。"到第二次世界大战结束时，"湿肺"综合征又有了进一步的特点，它是一种危及生命的呼吸窘迫，并发于战斗引起的难治性出血性和创伤性休克。

在越南战争期间，随着战场上循环衰竭后存活率的提高，这种综合征被频繁地发现，但名称也不尽相同。因此，"湿肺""休克肺""输血肺"或"岘港肺"就成了循环衰竭成功复苏后出现严重急性呼吸衰竭的同义词。所有这些被命名的综合征发病过程十分相似，即严重的非胸外伤、失血、在战斗中出现的低血压、战场上的成功复苏，以及迅速转移到医疗机构进行进一步治疗。几天后，出现进行性呼吸窘迫和呼吸衰竭。虽然只有一小部分到医院的患者出现了"休克肺"，但在这些患者中，发病过程一致，表现为发病隐匿，呼吸急促、湿啰音、难治性发绀，影像学表现肺间质和肺泡浸润影的扩大，最终整个肺的弥漫性浸润，胸部 X 线片出现"白肺"。给予高浓度氧和辅助通气的效果越来越差，随后因常并发循环衰竭的呼吸功能不全而死亡。

1967 年，Ashbaugh 及其同事发表了一篇更详细、系统和连贯的综合征描述性文章，基于12 例急性呼吸衰竭患者的临床过程，这些患者对常规的呼吸支持方法没有反应。这些患者在各种打击后出现呼吸急促、低氧血症和肺顺应性丧失，表现出被认为"与婴儿呼吸窘迫综合征非常相似"的临床和病理特征[9]。在 1971 年的后续出版物中，Petty 和 Ashbaugh[10] 使用了"成人型呼吸窘迫综合征"一词，不是为了将儿童排除在诊断之外，而是试图将其与公认的

IRDS 区分开来。事实上，最初队列中描述的患者中有一位 11 岁的儿童患有急性呼吸窘迫综合征，另外 4 位是青少年（18 岁和 19 岁）。现在，他们应由儿科重症医生进行救治。

1967 年后，成人型呼吸窘迫综合征的发病率和诊断率急剧上升，与美国直接参战的越南战争军事高潮时间相吻合。随着更好的现场治疗和快速的分阶段撤离，更多的伤员幸存下来，接受更高级别的护理，并有时间发展为 ARDS［或在 1967 年之前命名的其同义词之一（框 1-1）］。考虑到疾病在发病率、死亡率和治疗成本方面的重要性，需要一个明确的、广泛接受的、临床上有用的 ARDS 定义。

框 1-1　ARDS 历史同义词
• 充血性肺不张
• 湿肺
• 肺出血
• 休克肺
• 泵肺
• 创伤肺
• 输血肺
• 白肺
• 岘港肺
• 成人透明膜病
• 成人型呼吸窘迫综合征

在接下来的几十年里，ARDS 仍然是发病和死亡的一个重要病因。然而，ARDS 的异质性给确定其真实发病率和预后带来了很大困难，特别是在缺乏明确定义的情况下。例如，发表的 ARDS 死亡率为 10%～90%，欧洲国家和美国报道的发病率差异很大[11]。这至少在一定程度上表达了不同国家，甚至同一国家内，不同研究间缺乏统一的定义。为了使 ARDS 的定义更加清晰和统一，1992 年在美国胸科学会和欧洲重症医学会的主持下召开了一系列会议，如召开了关于 ARDS 的美欧联席会议（AECC），其职责不仅是定义 ARDS，同时也要揭示发病

率的问题，注重对病理生理机制的新认识，为临床研究的开展和协调制定指导方针。AECC 在 1995 年发表了他的立场文件，但是正式的定义并不容易达成，因为有些与会者认为 ARDS 的定义在研究、流行病学和个人的救治方面应该有所不同。在早期，考虑到 ARDS 并不局限于成人，因此决定应回到术语"急性"（而非"成人"）呼吸窘迫综合征。不幸的是，AECC 也在定义中引入了急性肺损伤（acute lung injury，ALI）一词，试图描述 ARDS 中较轻的一部分。后来，因为 ARDS 和 ALI 的分界点成了争论的话题而引起了混乱。最近，ALI 已不再被广泛使用，被称为"轻度 ARDS"。

AECC 将 ARDS 定义为低氧血症的急性发作［动脉氧分压与吸入氧浓度比值（PaO_2/FiO_2）≤ 200mmHg］伴胸部正位 X 线片的双侧浸润，无左心房高压的证据（表 1-1）。AECC 不把呼吸支持的类型或强度作为定义 ALI 或 ARDS 的必要条件，因为呼吸机治疗的模式和医生的治疗差异很大。此外，在许多情况下，由于患者的要求或认为积极支持无效而故意拒绝机械通气。一般来说，最好保持疾病定义独立于它们的治疗方法。任何疾病都以某一限定状态作为定义依据，通常为严重程度范围的低限。

大概 20 年后，召开了柏林会议，以澄清有关 AECC 定义的可靠性和有效性等多个问题。柏林会议提出的 ARDS 概念模型指出，ARDS 是一种急性弥漫性炎症性肺损伤，可导致肺血

管通透性增加、肺重量增加和通气性肺组织减少。临床特征是低氧血症和影像学上的双侧浸润影。这些与动静脉分流、生理无效腔增加和肺顺应性降低有关。急性期的形态学特征是弥漫性肺泡损伤（即水肿、炎症、透明膜形成或出血）。柏林会议提出了疾病严重程度的三度分级，并对照以前病例的数据结果验证了这种分级（表 1-2）。根据柏林会议定义，轻度、中度或重度 ARDS 患者死亡率增加（分别为 27%、32% 和 45%），幸存者机械通气的中位持续时间增加[12]。与 AECC 定义相比，柏林会议定义能够更好且更有效地预测死亡率，并因其总体上的优势而迅速被全世界接受。

AECC 定义和柏林会议定义都是在没有特别考虑儿童的情况下制订的。如果需要一个单独的儿科定义，它必须是基于目前对成人的定义不能恰当地描述儿童疾病。与成人急性呼吸窘迫综合征不同，柏林会议定义的严重程度分级没有显示儿童轻、中度急性呼吸窘迫综合征在确诊后 6h、12h 或 24h 的死亡率增加[13]。任何为儿童急性呼吸窘迫综合征（pediatric acute respiratory distress syndrome，PARDS）提出的新定义都应慎重，以便正确描述该综合征的特征，并显示儿童疾病的特征。

2015 年，儿科急性肺损伤共识会议（Pediatric Acute Lung Injury Consensus Conference，PALICC）公布了亟须且姗姗来迟的首个针对儿科的 ARDS 定义[14]。此外，它还就 PARDS 的治疗提出了

表 1-1　ARDS 的 AECC 定义

	时　间	氧　合	胸部 X 线	肺动脉楔压
ALI 标准	急性发病	PaO_2/FiO_2 ≤ 300mmHg（无论 PEEP 水平）	胸部正位 X 线片示双肺浸润性病变	≤ 18mmHg 没有左心房高压的证据
ARDS 标准	急性发病	PaO_2/FiO_2 ≤ 200mmHg（无论 PEEP 水平）	胸部正位 X 线片示双肺浸润性病变	≤ 18mmHg 没有左心房高压的证据

PEEP. 呼吸末正压；ALI. 急性肺损伤；ARDS. 急性呼吸窘迫综合征

表 1-2　ARDS 的柏林会议定义

发病		1周内的新发或者恶化的呼吸道症状
胸部影像学 [a]		双肺浸润影：无法用渗出、塌陷、结节完全解释
肺水肿		无法用心力衰竭或者液体超负荷来解释的呼吸衰竭。如果不存在危险因素，则需要进行客观评估（如超声心动图）以排除液体静力型水肿
氧合状态 [b]	轻度	200mmHg < PaO_2/FiO_2 ≤ 300mmHg，PEEP 或 CPAP ≥ 5cmH$_2$O[c]
	中度	100mmHg < PaO_2/FiO_2 ≤ 200mmHg，PEEP 或 CPAP ≥ 5cmH$_2$O
	重度	PaO_2/FiO_2 ≤ 100mmHg，PEEP 或 CPAP ≥ 5cmH$_2$O

CPAP. 持续气道正压通气；FiO$_2$. 吸入氧浓度；PaO$_2$. 动脉氧分压；PEEP. 呼吸末正压
a. 胸部 X 线或 CT
b. 当海拔高度超过 1000m 时，修正系数计算为 [PaO_2/FiO_2 ×（气压 /760）]
c. 在轻度 ARDS 组，可以采用无创方式

共识性建议，确定了 PARDS "有风险的"患者危险因素，并制订了针对特定人群中的 PARDS 定义（即发绀型心脏病、慢性肺病、左心室功能障碍），并为今后的研究确定了优先次序。这些定义和建议是由来自 3 个大洲 8 个国家的 21 个学术机构的 27 位 PARDS 领域专家历时 2 年制订的。PALICC 专家评估了与 PARDS 相关 9 个主题的临床问题，并表决了 151 项建议。有 132 项建议达到了强烈的一致意见（即所有专家在 1～9 分范围内将建议评级为 7 分或更高）。

PARDS 定义是 PALICC 报告的核心部分[14]。与柏林会议定义一样，PALICC 确定 PARDS 的发病必须在已知的临床损伤后 7 天内发生，呼吸衰竭不能完全用心力衰竭或体液过载来解释。与柏林会议定义相比，显著的变化包括在 PARDS 严重程度分级（轻度、中度和重度）中放弃 PaO_2/FiO_2 比值，转而采用氧合指数（oxygenation index，OI）或氧饱和指数（oxygen saturation index，OSI）。使用 OI 或 OSI 可以更精确地评估机械通气支持在氧合和疾病严重程度分级方面的作用。在 PALICC 定义中，双侧肺浸润不再是必需的，因为没有证据表明单侧肺受累与双侧肺受累的患者有不同的临床病程和预后。PALICC 故意不指定 PARDS 的年龄标准，但应该理解的是，该定义旨在涵盖儿科重症专家通常关心的人口信息，并排除有围产儿相关肺部疾病（如胎粪吸入、透明膜疾病、肺泡毛细血管发育不良）的新生儿。第 2 章详细介绍了 PALICC 的定义。

ARDS 的历史比一些人想象的要长。我们对这一重要综合征的理解是通过深思熟虑和敏锐的临床观察建立起来的，最终目的是使治疗更加有效并改善患者的生活质量。显然，儿童急性呼吸窘迫综合征与成人急性呼吸窘迫综合征不同，尽管 ARDS 的定义随着时间的推移不断发展，但最近发展起来的儿科特定定义受到了儿童重症人员的广泛欢迎。这个极需深思的、新的 PARDS 定义为那些需要救治的危重患儿或推进该领域的研究提供了一种统一的标准。

参 考 文 献

[1] Hochheim K, Geh H. Medicinabrat Dr. Johannes Orth zur Feier seines 25 Jahrigen Professoren Jubilaums Gewidmet. Berlin: Hirschwald; 1903.

[2] Johnson WC, Meyer JR. A study of pneumonia in the stillborn and newborn. Am J Obstet Gynecol. 1925;9: 151–67.

[3] Farber S, Sweet LK. Amniotic sac contents in the lungs of infants. Am J Dis Child. 1931;42:1372–83.

[4] Farber and Wilson. The hyaline membrane in the lungs II. Exp study Arch Path. 1932;14:450–60.

[5] James LS. Physiology of respiration in newborn infants and in the respiratory distress syndrome. Pediatrics. 1959;24:1069–101.

[6] Montgomery AB. Early description of ARDS. Chest. 1991;99:261–2.

[7] Churchill ED. Pulmonary atelectasis with especial reference to massive collapse of the lung. Arch Surg. 1925;11:489–518.

[8] Brewer LA III, Burbank B, Samson PC, Schiff CA. The "wet lung" in war casualties. Ann Surg. 1946;123:343–61.

[9] Ashbaugh DG, Bigelow DB, Petty TL. Acute respiratory distress in adults. Lancet. 1967;2:319–23.

[10] Petty TL, Ashbaugh DG. The adult respiratory distress syndrome. Clinical features, factors influencing prognosis and principles of management. Chest. 1971;60:233–9.

[11] Bernard GR, Artigas A, Brigham KL, et al. The American-European consensus conference on ARDS. Definitions, mechanisms, relevant outcomes, and clinical trial coordination. Am J Respir Crit Care Med. 1994;149:818–24.

[12] The ARDS Definition Task Force. Acute respiratory distress syndrome: the Berlin definition. JAMA. 2012;307:2526–33.

[13] Khemani RG, Smith L, Lopez-Fernandez YM, et al. Paediatric acute respiratory distress syndrome incidence and epidemiology (PARDIE): an international, observational study. Lancet Respir Med. 2019;7:115–28.

[14] Pediatric Acute Lung Injury Consensus Conference Group. Pediatric acute respiratory distress syndrome: consensus recommendations from the pediatric acute lung injury consensus conference. Pediatr Crit Care Med. 2015;16:428–39.

第 2 章　儿童急性呼吸窘迫综合征的定义和流行病学

Pediatric Acute Respiratory Distress Syndrome: Definition and Epidemiology

Fernando Beltramo　Robinder G. Khemani　**著**

靳　垚　**译**

史长松　**校**

一、概述

1821 年，Laennec 在《胸病论》中对急性呼吸窘迫综合征进行了描述，这可能是首次正式提出 ARDS 的概念。Laennec 将心脏和肺的肉眼病理描述为特发性肺水肿——无心力衰竭的肺水肿。到 20 世纪 50 年代，肺水肿已成为一种医学名词，但当时没有区分心脏和非心脏原因。曾经，ARDS 被称为应激性损伤（休克肺、创伤肺、岘港肺等）。直到 1967 年，《柳叶刀》上发表的一篇具有里程碑意义的文章才提到了急性呼吸窘迫综合征这一术语[1]。Ashbaugh 及其同事通过 11 名成人和 1 名呼吸衰竭的儿童病例，总结出 ARDS 是以呼吸急促、缺氧和肺顺应性降低为主要症状的综合征，其病理特征包括肺泡间质和肺泡内水肿、出血及透明膜形成。

与其他临床综合征一样，ARDS 缺乏明确的诊断金标准。组织病理学不适合实时临床应用，在所有病例中没有明确的生物标志物，没有损伤程度的范围。虽然 ARDS 的病理生物学要素仍在继续探索，但体外和体内模型已经提高了对 ARDS 病理生物学的基本认识。因此，我们的诊断标准旨在准确反映其病理生物学的临床症状和体征，这些症状和体征反映了肺泡上皮和内皮表面的弥漫且非均质性的损伤、炎症、功能残气量减少、肺顺应性损害、低氧血症及肺泡无效腔增加。

1994 年，美欧联席会议（American European Consensus Conference，AECC）将 ARDS 定义为一种肺部炎症和通透性增加的综合征，与一系列临床、影像和生理异常相关，这些异常不能用左心房或肺毛细血管高压解释，但可能与之共存[2]。多年来，儿科医生将 AECC 对 ARDS 的定义用于临床医疗、研究和预测。

虽然这一定义已经使用了近 30 年，但 AECC 对 ARDS 的定义在低氧血症时的呼吸机设置、疾病的时机、无创通气的使用、ARDS 低氧血症严重程度的定义及如何具体处理左心室功能障碍方面存在一些不足。2012 年，柏林会议的定义解决了这些不足。虽然其中一些问题在成人和儿科的 ARDS 中常见，但柏林会议和 AECC 的定义中都没有具体考虑儿童[3,4]。尽管成人和儿童 ARDS 的病理生理学有相似之处，但儿童特有的实践模式、并发症和预后差异需要特有的儿科定义[5]。

2015 年，儿科急性肺损伤共识会议公布了儿童急性呼吸窘迫综合征的具体定义（表 2-1）和评估存在 PARDS 风险的定义（表 2-2），以及关于管理的建议和未来研究的优先事项[6]。PALICC 是一个为期 2 年的过程，由来自 3 大洲 8 个国家的 27 名专家组成。该小组的任务是

确定 ARDS 的柏林标准是否适用于儿童，该标准由成人专家创建，并通过成人 ARDS 患者的数据进行了验证。柏林会议的 ARDS 定义被认为是一种迭代改进，尽管一个适用于所有年龄段患者的单一定义有价值，但柏林会议定义的 PARDS 存在一些缺陷：①年龄或肺发育阶段是否影响 ARDS 的定义；②放射学标准的重要性和可靠性；③疾病严重程度和风险分层的呼吸标准；④对急性低氧性呼吸衰竭越来越多地使用无创呼吸支持和非侵入性监测；⑤诊断儿童

表 2-1 PARDS 定义

年 龄	排除围产期肺部疾病患者	
时 间	在已知临床损伤的 7 天内	
水肿的原因	呼吸衰竭不能完全由心力衰竭或液体超负荷解释	
胸部影像学	与急性肺实质疾病相一致的新浸润物的胸部影像表现	
氧合状态	无创机械通气	全面罩双层通气或 CPAP $\geq$ 5cmH$_2$O [b]，PaO$_2$/FiO$_2$ $\leq$ 300 或 SpO$_2$/FiO$_2$ 比值 $\leq$ 264 [a]
	有创机械通气	轻度：4 $\leq$ OI < 8，5 $\leq$ OSI < 7.5 [a]
		中度：8 $\leq$ OI < 16，7.5 $\leq$ OSI < 12.3 [a]
		重度：OI $\geq$ 16，OSI $\geq$ 12.3 [a]
特殊人群	发绀型心脏病：基础心脏病无法解释的氧合严重恶化的标准	
	慢性肺病：与基线相比，胸部影像学符合新浸润和急性氧合恶化的标准	
	左心室功能不全：胸部影像改变和急性氧合恶化的标准不能完全解释左心室功能不全	

OI. 氧合指数 = （FiO$_2$ × 平均气道压力 ×100）/PaO$_2$
OSI. 氧饱和度指数 = （FiO$_2$ × 平均气道压力 ×100）/SpO$_2$
a. 如果 PaO$_2$ 可用，使用基于 PaO$_2$ 的指标；如果 PaO$_2$ 不可用，则降低 FiO$_2$ 以保持 SpO$_2$ $\leq$ 97% 以计算 OSI 或 SpO$_2$/FiO$_2$ 比值
b. 对于使用补充氧气或经鼻无创通气治疗的非插管患者，风险标准见表 2-2

表 2-2 有 PARDS 风险的定义

年 龄	排除与围产期相关的肺部疾病患者	
时 间	在已知临床损伤后的 7 天内	
水肿的原因	心力衰竭或体液超负荷不能完全解释呼吸衰竭	
胸部影像学	与急性肺实质病一致的新浸润物的胸部影像表现	
氧合状态	无创机械通气	鼻面罩 CPAP 或 BiPAP	FiO$_2$ $\geq$ 40% 以达到 SpO$_2$ 88%～97%
		氧气通过面罩、鼻插管或高流量供氧	SpO$_2$ 88%～97%，以最小流量补充氧气 [b]：< 1 岁，2L/min；1—5 岁，4L/min；5—10 岁，6L/min；> 10 岁，8L/min
	有创机械通气	补充氧气以维持 SpO$_2$ $\geq$ 88% 但 OI < 4 或 OSI < 5 [a]	

a. 如果 PaO$_2$ 不可用，则降低 FiO$_2$ 维持 SpO$_2$ $\leq$ 97% 以计算 OSI
b. 由于缺乏可用数据，对于使用氧气混合器的患者，为计算 PARDS 风险，流速 = FiO$_2$ × 流速（L/min）（例如，在 35% FiO$_2$ 时，6L/min 流量 = 2.1L/min）

心肺问题并存的急性呼吸窘迫综合征；⑥疾病发生的时间；⑦急性呼吸窘迫综合征与左心室功能障碍共存的定义上可能在各个年龄段相似，但有一些儿科特有的改变。

二、儿科急性肺损伤共识会议对儿童急性呼吸窘迫综合征的定义

柏林会议和 PALICC 对 ARDS 的定义，在临床损伤后 7 天内出现的体征和症状及不能完全由液体超负荷心力衰竭解释的肺水肿等方面相似。与柏林会议定义不同，PALICC 定义不要求胸部 X 线片上的双侧浸润，当 PaO_2 不可用时结合脉搏血氧饱和度指标，引入氧合指数和氧饱和度指数对严重程度进行分组，而不是使用最小呼气末正压（positive end-expiratory pressure，PEEP）的 PaO_2/FiO_2（PF 比值），并创建了特定标准来定义慢性肺部疾病和发绀型心脏病的 PARDS。PALICC 标准没有定义年龄上限，但排除了围产期肺损伤的儿童。此外，PALICC 有儿科特定的标准来衡量 PARDS 和无创通气的婴儿和儿童 PARDS 风险。

三、年龄标准的设定依据

PALICC 标准没有定义年龄上限，但明确排除了围产期肺损伤的儿童。虽然胎粪吸入或 B 族链球菌等围产期事件引起急性肺损伤的病理生物学可能与 PARDS 的弥漫性炎症和损伤机制相似，但与持续胎儿循环、围产期肺血管阻力变化及新生儿医生护理过程有关的独特病理生理机制，使单独考虑这一组患者很重要。针对这一点，召开了共识会议，以制定新生儿 ARDS 定义，该定义与 PALICC 定义有许多相似之处 [7]。

PALICC 的定义没有年龄上限，因为青少年和年轻人 ARDS、脓毒症或肺炎的发生率、死亡率没有明确的临界点 [8-12]。此外，对于不再得到儿科重症医生治疗的危重患者，目前还没有明确的临界点。越来越多的 20 多岁患者由儿科医生治疗，许多青少年在成人科接受治疗。因此，对于 ARDS 患者应被视为"儿科"还是"成人"，没有明确的年龄分界点。为了减少混淆并提高对 ARDS 的认识，PALICC 建议青少年和年轻人的医疗提供者应使用他们最熟悉的 ARDS 定义。

四、发病时间和触发因素

急性发作已被纳入 ARDS 的定义，来区分 ARDS 与现有的慢性肺部疾病。在 AECC 定义中，急性发作是必需的，但没有具体说明时间；在柏林会议的定义中，ARDS 的发病时间是在已知的临床损伤或新的或恶化的呼吸道症状 1 周内 [2, 4]。回顾儿科和成人文献发现，在脓毒症、创伤或误吸等事件发生后，ARDS 发生时间有关键的相似之处，大多数患者在最初 24h 内出现症状，几乎所有患者都在 7 天内出现症状 [13-19]。

一些亚组患者很快进展为 ARDS。例如，输血相关的急性肺损伤（transfusion-related acute lung injury，TRALI）定义为在输血后 6h 内发生的 ARDS [20, 21]。同样，神经源性肺水肿在颅内损伤后迅速发展，通常是由于外伤性脑损伤或蛛网膜下腔出血 [22]。同样，儿童溺水相关肺损伤的情况下，ARDS 会迅速发展 [23]。

五、ARDS 合并左心室衰竭 / 功能不全

AECC 标准和柏林标准都特别涉及左心室

（left ventricular，LV）功能不全／衰竭的问题。目的是区分肺水肿的静水压原因和 ARDS。在最初的 AECC 标准中，存在左心房高压（肺毛细血管楔压＞ 18mmHg 或左心房高压的临床证据）是 ARDS 的排除标准。柏林会议对此进行了修订，只要存在明确的 ARDS 危险因素，就允许 ARDS 与左心室功能不全共存。如果没有，则应进行客观评估以排除心力衰竭（超声心动图）。PALICC 得出结论，这些现象在儿童中也类似。ARDS 患儿经常报道不同程度的左心室功能不全，可能与死亡率增加有关[24, 25]。此外，超声心动图在儿科中被广泛用于量化心室功能，是左心室衰竭儿童心脏症状和预后的良好预测指标[26]。

六、PARDS 的放射学表现

AECC 和柏林会议对 ARDS 的定义都要求胸部 X 线片上有双侧肺浸润。将双侧浸润纳入 ARDS 定义的主要论点是允许区分大叶性肺炎等局限性病变和 ARDS 患者双肺中出现的弥漫性炎症过程。然而，PALICC 取消了对双侧肺浸润的要求，而需要患者有肺实质疾病的证据。主张去除双侧肺浸润的主要依据包括胸部 X 线片对发现所有肺实质炎症和水肿缺乏敏感性、胸部影像的变化往往滞后于低氧血症、胸部 X 线片上双侧肺浸润的存在似乎不会增加不良结果的额外风险而低氧血症的程度则可以。PALICC 选择不完全从定义中剔除放射学表现，以帮助区分急性低氧性呼吸衰竭的其他原因，这些原因与 ARDS（如哮喘不合并肺炎）的病理生理学不同。然而，有证据表明，双侧肺浸润的存在可能与某些亚组患者的预后相关，因此在设计基于双侧肺浸润存在与否的入选分级或亚组分析的研究中应包括放射学数据。

七、疾病严重程度的呼吸系统标准

与柏林会议定义不同的是，PALICC 允许在动脉血氧分压（PaO_2）不可用时，使用脉搏血氧饱和度标准，并建议对使用有创机械通气的患者使用氧合指数（或血氧饱和度指数）而不是 PF 比值。

PALICC 认为脉搏血氧饱和度标准对于确定儿童 ARDS 至关重要，因为并非所有使用机械通气儿童都使用动脉管道。动脉血气或动脉管路监测越来越多地用于血流动力学不稳定或严重低氧血症的患者。要求动脉采血会导致对 PARDS 患儿的认识严重不足，并使定义受到基于提供者在获得动脉血气时的偏好选择偏倚。研究人员强调，即使在对类似程度的低氧血症进行分级后，有动脉血气的机械通气儿童病情更严重，需要更多的血管升压药支持[27]。此外，一些研究已证实基于 SpO_2 的标准与基于 PaO_2 的标准具有很强的明确预测相关关系，验证了 SpO_2/FiO_2（SF 比值）和血氧饱和度指数的可靠性。然而，重要的是要记住，这些指标要求 $SpO_2 \leqslant 97\%$，因为当 $SpO_2 > 97\%$ 时，氧合血红蛋白解离曲线几乎平坦[25, 28-32]。

（一）OI 与 PF 比值

柏林会议对 ARDS 的定义解释了呼吸机管理的差异，对无创通气的成人要求最低 PEEP 为 $5cmH_2O$ 或 CPAP 为 $5cmH_2O$。最小 PEEP 为 $10cmH_2O$ 被认为是定义严重 ARDS 的标准，但这一要求已从定义中删除，因为与 PEEP 为 $5cmH_2O$ 相比，它不能区分死亡风险的增加。值得注意的是，纳入柏林标准验证的大多数患者都是在 ARDS 临床研究中登记的，并且经常使用 $PEEP/FiO_2$ 表进行 PEEP 管理，超过 50% 的患者基线 PEEP $> 10cmH_2O$[3, 4, 33, 34]。危重症儿科医生通常比成人危重症医生更少使用PEEP[25, 28, 35]，在如何将PEEP作为调整低氧血症功能应用上，不会频繁地将PEEP升高到10cmH$_2$O以上[35, 36]。这一点可能很重要，因为观察数据表明，提高PEEP失败而低氧血症进一步加重，与PARDS的死亡率独立相关[37]。

虽然一些研究人员建议评估标准呼吸机设置（即PEEP为10cmH$_2$O）的PF比值[38]，但PALICC要求特定的呼吸机操作可能会影响临床医生对PARDS的识别。取而代之的是，PALICC选择使用氧合指数［OI=（FiO$_2$× 平均气道压力 ×100）÷PaO$_2$］来说明呼吸机支持的标准。利用现有的数据得出并验证了分界点，每个连续分割点的死亡风险几乎翻了一番，即OI ＜ 4（有患PARDS的风险）、4～8（轻度PARDS）、8～16（中度PARDS）和＞ 16（重度PARDS），患者在轻度、中度和重度组中的分布相对均等。与柏林会议的定义一样，PALICC进行了PARDS严重程度分组，以促进针对不同程度肺损伤儿童的未来研究和治疗的共同定义。鉴于疾病严重程度在死亡率和结局上的明显差异，以及病理生理学上的潜在差异，风险 – 收益分布可能会根据疾病严重程度而有所不同[39, 40]。

（二）脉搏血氧饱和度与动脉血氧分压的比较

在儿科ICU中获得的动脉血气较少，并且无创呼吸支持的使用导致越来越多的肺损伤患者在ICU外得到治疗[35, 41-43]。因此，必须为PARDS创建一个不依赖主观决定来获得动脉血气（arterial blood gases，ABG）的定义[44]。考虑到血氧饱和度指数［OSI=（FiO$_2$× 平均气道压 ×100）/SpO$_2$］与OI存在很强的线性关系，当SpO$_2$ ≤ 97%时，PALICC建立了与先前提出

的OI分界点相对应的OSI分界点[31]。SF比值与PF比值也有很强的相关性[31, 32, 45]，尤其是有创机械通气的患者。由于难以计算输送的FiO$_2$及根据呼吸机支持程度进行修改的潜在影响，对于接受无创通气的儿童，SF比值与PF比值关系尚不清楚。出于这个原因，PALICC不建议对未插管的患者（或未使用全面罩无创通气的患者）应用SF比值对严重程度进行分级，而是根据SpO$_2$和最低供氧量的组合制定指南，来确定患PARDS的风险。不幸的是，根据输送给患者的流速、患者的分钟通气量及气流是否温暖湿化的情况来估算NIV鼻腔模式患者的氧输送分数（FdO$_2$）的传统方法可能会高估或低估FiO$_2$值。美国呼吸护理协会（American Association of Respiratory Care，AARC）公布的FiO$_2$计算指南建议，鼻插管提供的FiO$_2$不会超过40%[46-49]。

PALICC推荐使用全面罩无创通气模式且CPAP至少为5cmH$_2$O、PF比值≤ 300或SF比值≤ 264的患者应考虑患有PARDS。使用全面罩CPAP或BiPAP但不符合PARDS的所有标准的患者应被认为存在PARDS风险。要用SpO$_2$标准诊断PARDS，必须对氧疗进行滴定，使SpO$_2$为88%～97%。

八、患有心肺疾病儿童的PARDS定义

许多与胎龄、既往存在的慢性肺部疾病、发绀型先天性心脏病和共存的左心室衰竭/功能障碍相关的排除标准，以不同形式被应用于以往的PARDS研究中。PALICC试图标准化这些亚群的标准，以促进未来的研究和临床监护，因为并不能排除这些先前存在的并存疾病使患者发展成PARDS的可能性，而这些并存疾病

代表着重要的高危患者群体。

诊断既往肺部疾病患者的 PARDS 最重要的因素是对已知的临床诱因引起的氧合急速恶化。这一点很重要，因为在基线时，这些儿童在胸部影像上可能有肺实质疾病的证据，并可能接受有创或无创机械通气。因此，PALICC 建议，接受辅助供氧、无创通气或气管切开有创通气治疗的既往慢性肺病患者，如果其急性变化符合 PARDS 标准（急性起病、已知的临床损伤、胸部影像支持新发肺实质疾病），且氧合水平较基线严重恶化，符合 PARDS 的氧合标准，则应考虑患有 PARDS。

发绀型先天性心脏病患者在 AECC 和柏林标准中都没有提及。一般来说，发绀型先天性心脏病的存在被认为是诊断儿童 ARDS 的一个排除标准，这是可以理解的，因为心内混合血液或血液从右向左分流会影响 PF 比值和其他氧合指标。然而很明显，发绀型先天性心脏病的儿童可能会出现 PARDS[50]。因此，在基础心脏病没有改变的情况下，胸部 X 线上肺实质病变的低氧血症恶化可能与 PARDS 的诊断一致。

诊断这些儿童 ARDS 需要排除心内分流 / 混合的新变化或恶化的左心室功能障碍作为低氧血症恶化的原因。不幸的是，排除心内分流新变化的客观标准有限。尽管超声心动图可能有助于排除导致氧合急性恶化的特定心脏原因（如体肺分流血栓形成或狭窄、右心室流出道梗阻增加、肺动脉高压增加），但它也存在局限性。更具侵入性的方法，如心导管、CT 血管造影和磁共振成像，虽然对确定心内分流很有用，但对患有 ARDS 的儿童有很大风险。因此，PALICC 选择了一种切合实际的方法，指出如果发绀型先天性心脏病患者符合标准（急性发作、已知的临床损伤、胸部影像学支持新发肺

实质疾病）并且具有急性不能用潜在心脏病来解释的氧合恶化，则被认为有 PARDS。

九、发病率和流行病学

根据 AECC 的定义，美国、欧洲、澳大利亚和新西兰儿童的 ARDS 发病率估计为每年 2.0～12.8 例 /10 万[19, 24, 38, 44, 51]。20 世纪 90 年代和 21 世纪初的一系列观察性研究发现，ARDS 发生在 3%～6% 的 PICU 患者和 5%～8% 的机械通气 PICU 患者中。尽管有些人群，成人和儿童 ARDS 死亡率相似（35%）[9, 15, 25, 38, 55]，但儿童 ARDS 死亡率似乎低于成人（18%～27% vs. 27%～45%）[8, 14, 52-54]。最近的一项系统回顾和 Meta 分析[65] 发现，PARDS 的总体合并死亡率（包括随机对照试验和观察性研究的对照组）为 24%（95%CI 19～31），并且随着时间的推移一直在改善。

大多数儿科研究报道称，与女性相比，男性的 ARDS 发病率有所增加，但男性 ARDS 的死亡率似乎没有增加[9, 14, 24, 25, 35, 52-54, 57, 58]。先前存在并发症的患者在 PARDS 中很常见（12%～74%），可能与较高的死亡率相关[9, 16, 24, 35, 38, 53, 54, 56]。免疫缺陷是一种常见的先前存在的疾病，大多数研究表明，出现 PARDS 的免疫缺陷患者死亡率会增加[9, 14, 24, 53, 54, 57, 58]。PARDS 诱因可能导致儿童与成人（或即使在儿童之间）的预后差异，但肺炎、脓毒症、误吸和外伤占成人和儿童 ARDS 的 63%～92%[8, 9, 14, 24, 25, 35, 38, 54]。同样，儿童和成人的肺和肺外脓毒症的发生率可能存在差异，但 ARDS 患者的肺和肺外病因和死亡率的报道缺乏统一性，使得直接比较困难[59, 60]。PALICC 定义可能会识别出更多的 PARDS 患者，这可能会改变发病率和死亡率。

十、PALICC 指南在近期出版物中的验证

Parvathaneni 等[61] 比较了 PALICC、AECC 和柏林会议对美国一家单中心多学科 PICU 的 PARDS 定义。他们发现，PALICC 标准几乎使诊断为 PARDS 的患者数量增加了 1 倍，这在很大程度上是因为 PALICC 中使用基于脉搏血氧饱和度的标准。几乎所有符合柏林标准或 AECC 标准的患者也都符合 PALICC 标准。符合柏林标准或 AECC 标准的患者的总体死亡率约为 30%，而符合 PALICC 标准的患者总体死亡率为 22%。在仅符合 PALICC 标准的患者中，约 40% 为轻度 PARDS，11% 接受 NIV 治疗，但有 20% 有严重 PARDS，死亡率为 31%。此外，对于同时符合 PALICC 标准和柏林标准的患者，PALICC 约提前 12h 发现 ARDS。值得关注的是，似乎重度 PARDS 患者的死亡率明显高于轻度和中度 PARDS 患者，轻度和中度 PARDS 患者的死亡率差别微乎其微。

Yehya 等[62] 在美国一家三级 / 四级 ICU 进行了一项前瞻性研究，观察 PARDS 患者的 28 天死亡率和无呼吸机天数相关的变量。这一队列仅限于符合动脉血气标准（AECC 和柏林会议的 PF 比值，PALICC 的 OI）的儿童，也有类似地发现，几乎所有符合 AECC 标准或柏林标准的患者也都符合 PALICC 标准。他们发现，柏林标准 PaO_2/FiO_2 和 PALICC 的 OI 分类在 PARDS 开始时不能区分死亡率。然而，在 PARDS 发病 24h 后，随着严重程度的增加，死亡率逐渐增加（PALICC 标准组和柏林标准组）。

Rowan 等[63] 调查了 PALICC 标准是否能区分美国多个 PICU 中需要有创机械通气的造血干细胞移植（hematopoietic stem cell transplant, HSCT）受者的死亡率。以无 PARDS 的 HSCT 患者为对照，无 PARDS 组与轻度 PARDS 组（OR=1.1，95%CI 0.3～4.2，P=0.84）和无 PARDS 组与中度 PARDS 组（OR=1.8，95%CI 0.6～5.5，P=0.31）的死亡率无显著差异。重度 PARDS 组的死亡风险显著增加，OR 为 6.1（95%CI 2.1～17.8，$P < 0.001$）。死亡的患者更有可能连续多天出现中度至重度皮肤病（$P < 0.001$）。大多数患者（70%）在机械通气第 1 天达到 PARDS 标准，89% 在第 3 天达到标准。中重度 PARDS 患者在 PICU 的住院时间和机械通气时间较长。

Wong 等[64] 在亚洲的一项多中心研究中评估了 PALICC 标准。他们发现，PALICC 将患者分为轻度、中度和重度组的标准与无呼吸机天数的逐步减少和短期中期死亡率的逐步增加有关。这项研究的 PARDS 总体死亡率为 30.3%，与亚洲其他研究报道的死亡率相当，但与美国和欧洲的报道有所不同。

儿科急性呼吸窘迫综合征发病率和流行病学（PARDIE）研究[66] 前瞻性地评估了来自 27 个国家的约 170 个国际重症监护病房的 PALICC 标准。PARDIE 发现，使用 PALICC 定义，PARDS 发生在 PICU 约 3% 的儿童中，或 6% 接受机械通气儿童。"PARDS 风险"的发病率无疑更高，其中相当一部分儿童（在一项毛细支气管炎儿童的单中心研究中有 32%）随后会诊断为 PARDS。在 PARDIE 中，无创通气、轻度或中度 PARDS 患者的死亡率相似（约 15%），重度 PARDS 患者的死亡率明显更高（> 30%）。延迟的 PARDS 严重程度测量（PARDS 发病后 6h）似乎比最初的 PARDS 严重程度更好地对死亡风险进行分层。PALICC 的定义发现，约 40% 的儿童患有 PARDS，并且在最初的 3 天内，PARDS 的诊断时间比柏林会议定义平均早 12.8h。使用氧合指数或氧

合饱和度指数测量的 PALICC 定义似乎比柏林会议定义以 PF 为基础的严重程度分组更好地对死亡率进行分层。75% 的 PARDS 患者在诊断 PALICC PARDS 时发现肺部双侧浸润，87% 的患者在 PARDS 诊断后 3 天内出现肺部双侧浸润。

十一、未来研究方向

PALICC 的定义是为了将 PARDS 集体联合起来，建立儿科专用定义，用于临床监护和研究。这一定义的进一步对外验证是至关重要的，应该继续成为研究的焦点。根据迄今为止进行的验证研究，很明显，PALICC 定义包括符合 ARDS 以前定义的患者（通常早于以前的定义），外加另一部分患者。这些患者中有很大一部分根本不符合先前标准，因为在使用动脉导管方面的临床实践发生了变化。值得注意的是，在实践改变与脉搏血氧饱和度、动脉血气相关之前，报道的 PALICC 定义的 PARDS 发病率与用 AECC 定义的相当。因此，目前发现 PALICC 的定义有可能更符合临床实践的演变，它并没有从根本上改变这种疾病的流行病学。

PALICC 定义中排除肺部双侧浸润是最具争议的变化之一，它偏离了成人和新生儿 ARDS 的定义。弥漫性炎症是 ARDS 病理生理中的一个重要因素，历史上双侧肺浸润一直用于描述这种炎症的临床体征。考虑到常规胸部 X 线片对这种炎症进行一致描述的能力有限，PALICC 的定义取消了这一要求，理由是定义的其他要素（如低氧血症）可以充分反映这种炎症。PARDIE 研究强调，几乎所有符合 PALICC 标准的患者都在 PARDS 诊断后 3 天内判定为肺部双侧浸润，在控制其他因素后，双

侧浸润的缺失与预后无关。它还证实了对肺部双侧浸润解释上存在很大程度的分歧。胸部影像在 PARDS 诊断中的重要性应继续作为 PARDS 研究的重点，如果将更具体的胸部成像方法纳入常规临床实践，则应不断重新评估。在构建定义时，至关重要的是诊断标准可以应用于治疗该疾病所有可能的环境中，并且不依赖于医疗工作者。

与柏林会议的定义一样，PALICC 保留了疾病严重程度分级，以帮助确定预后和治疗目标。值得注意的是，来自亚洲的数据似乎支持最初 PARDS 重症组的死亡率逐步增加，而其他数据突出了严重 PARDS 和所有其他 PARDS 患者的主要死亡率差异。然而，幸存者中的无呼吸机天数和通气时间似乎能更好地标定 PARDS 严重程度分组。鉴于通常很难判定患有 PARDS 的儿童多大概率死于 PARDS 引发的低氧血症或死于 PARDS 的并发症（如休克、神经损伤等），这可能是更重要的衡量标准。此外很明显，这些严重程度分组是在 PARDS 初始诊断时或在 PARDS 诊断后 6~48h 才进行的，具有不同的预后相关性。事实上，没有一个 ARDS 的定义强制要求延迟衡量 ARDS 的严重程度，这可能对评估治疗的反应、疾病的持久性和预后有重要的意义。当然，这些必须与早期识别可能受益于 PARDS 特异性治疗患者的重要性相平衡。此外，这些线索还很明显地受到遗传、并发症、炎症程度和治疗等因素的影响[67-69]，这些因素在 PARDS 的定义中没有包含在内。随着我们诊断能力的提升，经常重新评估我们是否可以使用其他诊断方法将是很重要的，这样可以在我们的定义中更好地反映 PARDS 的病理生物学特征。

十二、结论

总而言之，PARDS 的病理生物学有一些独特的因素，这要求有一个儿科特有的定义。PALICC 小组已经为 ARDS 创建了儿科专用定义，最初是基于 PARDS 现有研究人员的共识意见，并使用现有的 PARDS 研究数据进行了一些验证。最近，在各种国际重症监护环境中的研究，对这一定义提供了一些验证。此外，在许多重要领域缺乏针对儿科治疗方法的证据，但使用 PALICC 定义作为一个框架来更好地评估个别治疗的风险 – 收益概况，对于未来的研究和患 PARDS 儿童的临床治疗都很重要。

参考文献

[1] Ashbaugh DG, Bigelow DB, Petty TL, Levine BE. Acute respiratory distress in adults. Lancet. 1967;2(7511): 319–23.

[2] Bernard GR, Artigas A, Brigham KL, Carlet J, Falke K, Hudson L, Lamy M, Legall JR, Morris A, Spragg R. The American-European consensus conference on ARDS. Definitions, mechanisms, relevant outcomes, and clinical trial coordination. Am J Respir Crit Care Med. 1994;149(3 pt 1):818–24.

[3] Ferguson ND, Fan E, Camporota L, Antonelli M, Anzueto A, Beale R, Brochard L, Brower R, Esteban A, Gattinoni L, et al. The Berlin definition of ARDS: an expanded rationale, justification, and supplementary material. Intensive Care Med. 2012;38:1573–82.

[4] Force ADT, Ranieri VM, Rubenfeld GD, Thompson BT, Ferguson ND, Caldwell E, Fan E, Camporota L, Slutsky AS, et al. JAMA. 2012;307:2526–33.

[5] Thomas NJ, Jouvet P, Willson D. Acute lung injury in children – kids really aren't just "little adults". Pediatr Crit Care Med. 2013;14(4):429–32.

[6] Pediatric Acute Lung Injury Consensus Conference Group. Pediatric acute respiratory distress syndrome: consensus recommendations from the pediatric acute lung injury consensus conference. Pediatr Crit Care Med. 2015;16(5):428–39.

[7] De Luca D, van Kaam AH, Tingay DG, Courtney SE, Danhaive O, Carnielli VP, Zimmermann LJ, Kneyber MCJ, Tissieres P, Brierley J, Conti G, Pillow JJ, Rimensberger PC. The Montreux definition of neonatal ARDS: biological and clinical background behind the description of a new entity. Lancet Respir Med. 2017 Aug;5(8):657–66.

[8] Rubenfeld GD, Caldwell E, Peabody E, Weaver J, Martin DP, Neff M, Stern EJ, Hudson LD. Incidence and outcomes of acute lung injury. N Engl J Med. 2005;353(16): 1685–93.

[9] Zimmerman JJ, Akhtar SR, Caldwell E, Rubenfeld GD. Incidence and outcomes of pediatric acute lung injury. Pediatrics. 2009;124(1):87–95.

[10] Kochanek KD, Xu J, Murphy SL, Minino AM, Kung H. Deaths: final data for 2009. Natl Vital Stat Rep. 2012;60(3):1–117.

[11] Black RE, Cousens S, Johnson HL, Lawn JE, Rudan I, Bassani DG, Jha P, Campbell H, Walker CF, Cibulskis R, et al. Global, regional, and national causes of child mortality in 2008: a systematic analysis. Lancet. 2010;375(9730):1969–87.

[12] Causes of Death 2008. Summary tables. In: World Health Organization; 2011. https://www.cdc.gov/ injury/wisqars/ pdf/10lcd-age-grp-us-2008–a.pdf.

[13] Hudson LD, Milberg JA, Anardi D, Maunder RJ. Clinical risks for development of the acute respiratory distress syndrome. Am J Respir Crit Care Med. 1995;151(2): 293–301.

[14] Bersten AD, Edibam C, Hunt T, Moran J, Australian, New Zealand Intensive Care Society, Clinical Trials Group. Incidence and mortality of acute lung injury and the acute respiratory distress syndrome in three Australian states. Am J Respir Crit Care Med. 2002;165(4):443–8.

[15] Dahlem P, van Aalderen WMC, Hamaker ME, Dijkgraaf MGW, Bos AP. Incidence and short-term outcome of acute lung injury in mechanically ventilated children. Eur Respir J. 2003;22(6):980–5.

[16] Yu W-L, Lu Z-J, Wang Y, Shi L-P, Kuang F-W, Qian S-Y, Zeng Q-Y, Xie M-H, Zhang G-Y, Zhuang D-Y, et al. The epidemiology of acute respiratory distress syndrome in pediatric intensive care units in China. Intensive Care Med. 2009;35(1):136–43.

[17] Irish Critical Care Trials Group (ICCT). Acute lung injury and the acute respiratory distress syndrome in Ireland: a prospective audit of epidemiology and management. Crit Care. 2008;12(1):R30.

[18] Iscimen R, Cartin-Ceba R, Yilmaz M, Khan H, Hubmayr RD, Afessa B, Gajic O. Risk factors for the development

of acute lung injury in patients with septic shock: an observational cohort study. Crit Care Med. 36(5): 1518–22.

[19] Gajic O, Dabbagh O, Park PK, Adesanya A, Chang SY, Hou P, Anderson H, Hoth JJ, Mikkelsen ME, Gentile NT, et al. Early identification of patients at risk of acute lung injury: evaluation of lung injury prediction score in a multicenter cohort study. Am J Respir Crit Care Med. 2011;183(4):462–70.

[20] Gajic O, Moore SB. Transfusion-related acute lung injury. Mayo Clin Proc. 2005;80(6):766–70.

[21] Marik PE, Corwin HL. Acute lung injury following blood transfusion: expanding the definition. Crit Care Med. 2008;36(11):3080–4.

[22] Sedy J, Zicha J, Kunes J, Jendelova P, Sykova E. Mechanisms of neurogenic pulmonary edema development. Physiol Res. 2008;57(4):499–506.

[23] Meyer RJ, Theodorou AA, Berg RA. Childhood drowning. Pediatr Rev. 2006;27(5):163–8.. quiz 169

[24] Erickson S, Schibler A, Numa A, Nuthall G, Yung M, Pascoe E, Wilkins B, Group PS. Society AaNZIC: acute lung injury in pediatric intensive care in Australia and New Zealand: a prospective, multicenter, observational study. Pediatr Crit Care Med. 2007;8(4):317–23.

[25] Flori HR, Glidden DV, Rutherford GW, Matthay MA. Pediatric acute lung injury: prospective evaluation of risk factors associated with mortality. Am J Respir Crit Care Med. 2005;171(9):995–1001.

[26] Kaufman BD, Shaddy RE, Shirali GS, Tanel R, Towbin JA. Assessment and management of the failing heart in children. Cardiol Young. 2008;18(Suppl 3):63–71.

[27] Khemani RG, Rubin S, Belani S, Leung D, Erickson S, Smith LS, Zimmerman JJ, Newth CJ. Pulse oximetry vs. PaO_2 metrics in mechanically ventilated children: Berlin definition of ARDS and mortality risk. Intensive Care Med. 2015;41(1):94–102.

[28] Khemani RG, Conti D, Alonzo TA, Bart RD, Newth CJL. Effect of tidal volume in children with acute hypoxemic respiratory failure. Intensive Care Med. 2009;35(8): 1428–37.

[29] Ghuman AK, Newth CJL, Khemani RG. The association between the end tidal alveolar dead space fraction and mortality in pediatric acute hypoxemic respiratory failure. Pediatr Crit Care Med. 2012;13(1):11–5.

[30] Trachsel D, McCrindle BW, Nakagawa S, Bohn D. Oxygenation index predicts outcome in children with acute hypoxemic respiratory failure. Am J Respir Crit Care Med. 2005;172(2):206–11.

[31] Khemani RG, Thomas NJ, Venkatachalam V, Scimeme JP, Berutti T, Schneider JB, Ross PA, Willson DF, Hall MW, Newth CJL et al: Comparison of SpO_2 to PaO_2 based markers of lung disease severity for children with acute lung injury. 2012, 40(4):1309–1316.

[32] Thomas NJ, Shaffer ML, Willson DF, Shih M-C, Curley MAQ. Defining acute lung disease in children with the oxygenation saturation index. Pediatr Crit Care Med. 2010;11(1):12–7.

[33] Britos M, Smoot E, Liu KD, Thompson BT, Checkley W, Brower RG, Investigators NIoHARDSN. The value of positive end-expiratory pressure and FiO_2 criteria in the definition of the acute respiratory distress syndrome. Crit Care Med. 2011;39(9):2025–30.

[34] ARDSnet. Ventilation with lower tidal volumes as compared with traditional tidal volumes for acute lung injury and the acute respiratory distress syndrome. The acute respiratory distress syndrome Network. N Engl J Med. 2000;342(18):1301–8.

[35] Santschi M, Jouvet P, Leclerc F, Gauvin F, Newth CJ, Carroll C, Flori H, Tasker RC, Rimensberger P, Randolph A, et al. Acute lung injury in children:therapeutic practice and feasibility of international clinical trials. Pediatr Crit Care Med. 2010;11(6):681–9.

[36] Khemani RG, Sward K, Morris A, Dean JM, Newth CJL. CPCCRN: variability in usual care mechanical ventilation for pediatric acute lung injury: the potential benefit of a lung protective computer protocol. Intensive Care Med. 2011;37(11):1840–8.

[37] Khemani RG, Parvathaneni K, Yehya N, Bhalla AK, Thomas NJ, Newth CJL. PEEP lower than the ARDS network protocol is associated with higher pediatric ARDS mortality. Am J Respir Crit Care Med. 2018 Jan 26;198:77.

[38] López-Fernández Y, AM-d A, de la Oliva P, Modesto V, Sánchez JI, Parrilla J, Arroyo MJ, Reyes SB, Pons-Ódena M, López-Herce J, et al. Pediatric acute lung injury epidemiology and natural history study: incidence and outcome of the acute respiratory distress syndrome in children. Crit Care Med. 2012;40:3238.

[39] Willson DF, Thomas NJ, Markovitz BP, Bauman LA, DiCarlo JV, Pon S, Jacobs BR, Jefferson LS, Conaway MR, Egan EA, et al. Effect of exogenous surfactant (calfactant) in pediatric acute lung injury: a randomized controlled trial. JAMA. 2005;293(4):470–6.

[40] Briel M, Meade M, Mercat A, Brower RG, Talmor D, Walter SD, Slutsky AS, Pullenayegum E, Zhou Q, Cook D, et al. Higher vs lower positive end-expiratory pressure in patients with acute lung injury and acute respiratory distress syndrome: systematic review and meta-analysis. JAMA. 2010;303(9):865–73.

[41] Curley MAQ, Hibberd PL, Fineman LD, Wypij D, Shih M-C, Thompson JE, Grant MJC, Barr FE, Cvijanovich NZ, Sorce L, et al. Effect of prone positioning on

clinical outcomes in children with acute lung injury: a randomized controlled trial. JAMA. 2005;294(2):229–37.

[42] Quartin AA, Campos MA, Maldonado DA, Ashkin D, Cely CM, Schein RMH. Acute lung injury outside of the ICU: incidence in respiratory isolation on a general ward. Chest. 2009;135(2):261–8.

[43] Ferguson ND, Frutos-Vivar F, Esteban A, Gordo F, Honrubia T, Peñuelas O, Algora A, García G, Bustos A, Rodríguez I. Clinical risk conditions for acute lung injury in the intensive care unit and hospital ward: a prospective observational study. Crit Care. 2007;11(5):R96.

[44] Kneyber MCJ, Brouwers AGA, Caris JA, Chedamni S, Plötz FB. Acute respiratory distress syndrome: is it underrecognized in the pediatric intensive care unit? Intensive Care Med. 2008;34(4):751–4.

[45] Khemani RG, Patel NR, Bart RD, Newth CJL. Comparison of the pulse oximetric saturation/fraction of inspired oxygen ratio and the PaO_2/fraction of inspired oxygen ratio in children. Chest. 2009;135(3):662–8.

[46] Kallstrom TJ. American association for respiratory C: AARC clinical practice guideline: oxygen therapy for adults in the acute care facility – 2002 revision & update. Respir Care. 2002, 47(6):717–20.

[47] Wettstein RB, Shelledy DC, Peters JI. Delivered oxygen concentrations using low-flow and high-flow nasal cannulas. Respir Care. 2005;50(5):604–9.

[48] Pruitt WC, Jacobs M. Breathing lessons: basics of oxygen therapy. Nursing. 2003;33(10):43–5.

[49] Levitt JE, Calfee CS, Goldstein BA, Vojnik R, Matthay MA. Early acute lung injury: criteria for identifying lung injury prior to the need for positive pressure ventilation. Crit Care Med. 2013;41(8):1929–37.

[50] Ware LB, Matthay MA. The acute respiratory distress syndrome. N Engl J Med. 2000;342(18):1334–49.

[51] Bindl L, Dresbach K, Lentze MJ. Incidence of acute respiratory distress syndrome in German children and adolescents: a population-based study. Crit Care Med. 2005;33(1):209–312.

[52] Li G, Malinchoc M, Cartin-Ceba R, Venkata CV, Kor DJ, Peters SG, Hubmayr RD, Gajic O. Eight-year trend of acute respiratory distress syndrome: a population–based study in Olmsted County, Minnesota. Am J Respir Crit Care Med. 2011;183(1):59–66.

[53] Luhr OR, Antonsen K, Karlsson M, Aardal S, Thorsteinsson A, Frostell CG, Bonde J. Incidence and mortality after acute respiratory failure and acute respiratory distress syndrome in Sweden, Denmark, and Iceland. The ARF study group. Am J Respir Crit Care Med. 1999;159(6):1849–61.

[54] Brun-Buisson C, Minelli C, Bertolini G, Brazzi L, Pimentel J, Lewandowski K, Bion J, Romand J-A, Villar J, Thorsteinsson A, et al. Epidemiology and outcome of acute lung injury in European intensive care units. Results from the ALIVE study. Intensive Care Med. 2004;30(1):51–61.

[55] Li Y, Wang Q, Chen H, Gao H-M, Zhou T, Qian S-Y. Epidemiological features and risk factor analysis of children with acute lung injury. World J Pediatr. 2012;8(1):43–6.

[56] Hu X, Qian S, Xu F, Huang B, Zhou D, Wang Y, Li C, Fan X, Lu Z, Sun B, et al. Incidence, management and mortality of acute hypoxemic respiratory failure and acute respiratory distress syndrome from a prospective study of Chinese paediatric intensive care network. Acta Paediatr. 2010;99(5):715–21.

[57] Bindl L, Buderus S, Dahlem P, Demirakca S, Goldner M, Huth R, Kohl M, Krause M, Kühl P, Lasch P, et al. Gender-based differences in children with sepsis and ARDS: the ESPNIC ARDS database group. Intensive Care Med. 2003;29(10):1770–3.

[58] Johnston CJ, Rubenfeld GD, Hudson LD. Effect of age on the development of ARDS in trauma patients. Chest. 2003;124(2):653–9.

[59] Agarwal R, Srinivas R, Nath A, Jindal SK. Is the mortality higher in the pulmonary vs the extrapulmonary ARDS? A meta analysis. Chest. 2008;133(6):1463–73.

[60] Sevransky JE, Martin GS, Mendez-Tellez P, Shanholtz C, Brower R, Pronovost PJ, Needham DM. Pulmonary vs nonpulmonary sepsis and mortality in acute lung injury. Chest. 2008;134(3):534–8.

[61] Parvathaneni K, Belani S, Leung D, Newth CJ, Khemani RG. Evaluating the performance of the pediatric acute lung injury consensus conference definition of acute respiratory distress syndrome. Pediatr Crit Care Med. 2017;18(1):17–25.

[62] Yehya N, Servaes S, Thomas NJ. Characterizing degree of lung injury in pediatric acute respiratory distress syndrome. Crit Care Med. 2015;43(5):937–46.

[63] Rowan CM, Smith LS, Loomis A, et al. Pediatric acute respiratory distress syndrome in pediatric allogeneic hematopoietic stem cell transplants: a multicenter study. Pediatr Crit Care Med. 2017;18(4):304–9.

[64] Wong JJ, Phan HP, Phumeetham S, et al. Risk stratification in pediatric acute respiratory distress syndrome: a multicenter observational study. Crit Care Med. 2017;45(11):1820–8.

[65] Wong JJ, Jit M, Sultana R, et al. Mortality in pediatric acute respiratory distress syndrome: a systematic review and Meta-analysis. J Intensive Care Med. 2017;885066617705109

[66] Khemani RG, Smith L, Lopez-Fernandez YM, Kwok J, Morzov R, Klein MJ, Yehya N, Willson D, Kneyber

MCJ, Lillie J, Fernandez A, Newth CJL, Jouvet P, Thomas NJ. Paediatric acute respiratory distress syndrome incidence and epidemiology (PARDIE): an international, observational study. Pediatric acute respiratory distress syndrome incidence and epidemiology (PARDIE) Investigators; pediatric acute lung injury and Sepsis Investigators (PALISI) Network. Lancet Respir Med. 2019;7:115–28.

[67] Delucchi K, Famous KR, Ware LB, Parsons PE, Thompson BT, Calfee CS, Network ARDS. Stability of ARDS subphenotypes over time in two randomised controlled trials. Thorax. 2018;73(5):439–45.

[68] Zhao Z, Wickersham N, Kangelaris KN, May AK, Bernard GR, Matthay MA, Calfee CS, Koyama T, Ware LB. External validation of a biomarker and clinical prediction model for hospital mortality in acute respiratory distress syndrome. Intensive Care Med. 2017;43(8):1123–31.

[69] Calfee CS. ARDS in 2015: new clinical directions, new biological insights. Lancet Respir Med. 2015 Dec;3(12):912–3.

第 3 章 儿童急性呼吸窘迫综合征的病理生物学研究

Pathobiology of Pediatric Acute Respiratory Distress Syndrome

Lincoln S. Smith 著

杜帆帆 译

邢 燕 校

一、概述

"湿肺""岘港肺"和"休克肺"是美国 20 世纪 40—60 年代用来命名死于严重缺氧和肺水肿患者状态的一些术语之一[1]。1967 年，Ashbaugh 及其同事发表了一个病例系列报道，其中 12 名患者死于严重急性低氧性呼吸衰竭、肺顺应性差，且胸部 X 线显示弥漫性肺泡浸润。尽管该队列包含 1 名儿童和 4 名青少年，但研究人员将这种疾病开创性地命名为"成人急性呼吸窘迫综合征"，随后该团队又创造了"成人型呼吸窘迫综合征"一词[2-4]。

急性呼吸窘迫综合征的临床定义现在已经被多次修订，目前包括成人（柏林会议）和儿童（儿童急性肺损伤共识会议）的定义[5-7]。Ashbaugh 描述的 ARDS 患者最初的病例系列具有共同的临床体征和症状，但所有患者均死亡，尸检结果统一了对该综合征的描述。临床定义应相对容易应用，并具有较高的敏感性和特异性。在 PALICC 对 ARDS 的定义中，取消胸部 X 线上双侧浸润的要求仍然是一个有争议的因素，因为尚不清楚 ARDS 的病理必要条件（弥漫性肺泡损伤）是否需要胸部 X 线存在双侧浸润的证据。本章讨论的 ARDS 的大部分病理生物学是通过仔细的人体研究和相关的动物模型相结合而确定的。这里描述的一些过程临床医生并不容易判断，但是这对于了解疾病过程和为未来研究提供信息，却非常重要。

临床病理生理学

ARDS 是一种限制性肺病（呼吸系统顺应性降低），由肺水肿、肺不张、表面活性物质功能障碍和胸壁限制（胸壁水肿、腹水、腹膜炎等）引起。低氧血症是由肺水肿、功能残气量（functional residual capacity，FRC）丧失引起的，尤其是当闭合容量（closing capacity，CC）增加到 FRC 以上时，会导致不均匀的肺内分流（V/Q=0）和 V/Q < 1。生理性无效腔增加（通气减少到无灌注或 V/Q > 1）的区域在 ARDS 中也很常见，其机制与内皮损伤和凝血、心排血量或肺灌注受损及区域过度扩张有关。

胸部影像常显示斑片状、不对称或弥漫性浸润。在该综合征未得到缓解的患者中，持续低氧血症和肺顺应性低下持续存在，但肺泡无效腔恶化。在这些患者中，胸部影像开始显示线性阴影、肺大疱的形成和气胸的发展。

二、病理生物学

ARDS 的主要病理特征是肺泡上皮内皮屏障的弥漫性破坏（弥漫性肺泡损伤），导致非心源性肺水肿。肺泡液体清除障碍和表面活性剂的破坏、炎症、凋亡和凝血障碍是与肺损伤加重相关的病理生物学机制[8]。与 ARDS 相关的病因可分为直接损伤（肺泡上皮损伤）和间接损伤（内皮损伤）（表 3-1）。ARDS 概念上分三期（急性期、纤维增生期和消退期），尽管这三个时期在时间上存在一定的重叠，但仍然提供了重要的病理生物学相关临床和研究框架[9-11]。

表 3-1　ARDS 危险因素

直　接	间　接
• 肺部感染	• 脓毒症
• 吸入	• 多发伤
• 肺挫伤	• 输血
• 误吸	• 严重烧伤
• 机械通气	• 胰腺炎
	• 大手术
	• 缺血 - 再灌注损伤

出生后正常肺生长发育的调节与肺泡液清除、细胞凋亡、先天免疫、机械通气的早期炎症反应及肺内修复机制存在显著重叠[12, 13]。因此，探讨肺损伤和修复机制的现有和未来研究的设计及论述，应考虑存在年龄依赖性差异的可能性。

（一）渗出期：急性肺泡炎

这一阶段的特征是肺泡上皮细胞、肺毛细血管内皮细胞或两者都受到损伤，从而破坏肺泡上皮 - 内皮屏障。肺泡单位的大体表面观和

细微结构（由共享一层共同基底膜的肺泡上皮和肺毛细血管内皮细胞的独特结构组成），气体交换效率高，但易受损伤。这一阶段的病理生物学过程是蛋白质液体（渗出液）的快速积聚和活化白细胞浸润到肺泡间隙、表面活性剂产生减少和（或）失活、凝血病、凋亡途径激活和纤维化的启动[8, 14, 15]。

1. 直接上皮损伤

弥漫性肺泡损伤（diffuse alveolar damage，DAD）的早期病理学描述表明肺泡上皮细胞损伤占优势[16]。肺泡上皮细胞损伤导致表面活性物质产生减少，肺泡液体清除降低，肺上皮内皮共享的基底膜暴露，进一步激活炎症和凝血级联反应。

感染性病原体和吸入是肺泡上皮直接损伤的最常见原因[17-19]。病原体可能导致肺泡细胞坏死、凋亡或细胞焦亡[20-22]。肺泡上皮细胞坏死和细胞焦亡会导致损伤相关分子模式（damage-associated molecular pattern，DAMP）和前炎症细胞因子失控释放[23-26]。

机械通气是 ARDS 患者挽救生命的支持方式。对 ARDS 患者的最早观察表明，增加呼气末正压可提高生存率，限制潮气量仍然是对这些患者重症监护的唯一最显著的改进[27, 28]。然而，反之亦然，机械通气也可能加重肺损伤[29]。呼吸机相关肺损伤（ventilator-associated lung injury，VALI）描述了机械通气对现有肺损伤患者的潜在影响，而呼吸机诱导肺损伤（ventilator-induced lung injury，VILI）则用于描述机械应力直接导致的肺损伤。由于许多精心设计的实验室研究已经确定了机械应力施加在呼吸系统上导致肺部损伤的多种机制，因此下文将就 VILI 进行详细探讨。呼吸机诱导的肺损伤可通过剪切拉伸（容积伤）、不张肺的反复打开和关闭（萎陷伤）、通过机械传导产生前炎症

细胞因子（生物伤）和氧化应激发生[30, 31]。除此之外还包括气压伤，气压伤是一个继续用于描述导致气漏（气胸、纵隔气肿等）的肺损伤及与高气道压力相关肺损伤的术语。然而，气压伤可能有点用词不当，因为 Dreyfuss 及其同事的一项巧妙的研究表明，在没有高绝对肺容量的情况下，压力不会导致肺损伤[32]。

ARDS 患者存在的大量萎陷肺导致的容积伤和高气道压力导致气压伤的明显差异，可以进行调和，由此可认识到，在异质性肺疾病中，每个潮气量的能量仅传递到那里[33, 34]。Amato 的研究表明，"驱动压"是这样一个变量，其风险分层最关键的因素在于其产生的机械应力是复张肺不张区和拉伸肺充气区所需的力的总和除以施加这些力的时间概念[35-37]。PEEP 和俯卧位有可能复张肺不张区域（防止出现萎陷伤），从而通过增加充气肺的总量，减少向个别肺区提供潮气拉伸的比例[38, 39]。目前研究表明，这是最有可能的采用较高 PEEP 治疗改善成人和儿童 ARDS 患者转归的生理学原理[40, 41]。然而，如果额外增加的 PEEP 不能复张肺不张区域，那么剩余的肺区域将在吸气末处于更高的充气水平，并且这部分潮气拉伸将增加，使容积伤加重[42]。虽然高频振荡通气（high-frequency oscillatory ventilation，HFOV）有潜力在恒定的高平均气道压力下改善肺复张，并且通过提供超低的生理下水平无效腔潮气量来避免容积伤，但振荡器引起 VILI 的可能性现在应该很明显了。HFOV 的频率与对流潮气量成反比，而且潮气量的输送时间很短，这使得向肺膨胀区传送的压力很高[37, 43-45]。

在接受机械通气治疗时，让患者自主呼吸有很多好处，但在自主呼吸过程中产生的过高压力可能难以辨别，从而加重肺的直接损伤[46]。为了减少输送到肺部的压力，人们早就认识到

应该允许高碳酸血症[47]。尽管数据表明高碳酸血症甚至可以有治疗作用，但在许多学术中心，呼吸性酸中毒引起的患者呼吸困难仍然是有效实施"肺保护性通气"的主要障碍[47, 48]。患有肺损伤的呼吸困难患者在高频率下产生的显著负吸气力可能导致"VILI"[46, 49]。神经肌肉阻滞治疗 ARDS 患者可减少肺泡上皮和内皮损伤的生物标志物，并降低死亡率[50-52]。关于使用体外生命支持治疗 ARDS 患者仍有很多争议，但这可能是真正"休息"肺部的唯一方法[53-59]。"休息设置"的细微差别超出了本章的范围。

2. 间接肺损伤

间接肺损伤是指血管内皮的损伤或激活。脓毒症是间接肺损伤的最常见原因（表3-1）[17, 18]。然而，肺内皮损伤也可能是直接损伤。在肺泡上皮损伤的范围内，通常考虑机械拉伸的影响，但大量数据表明 VILI 包括肺内皮[60]。肺内皮的机械、化学和细胞损伤导致肺泡屏障功能障碍，激活炎症和凝血级联反应，改变肺血管阻力，并导致多器官功能障碍[61, 62]。肺动脉高压血管阻力和肺毛细血管床血栓形成可增加肺泡无效腔。内皮细胞活化和损伤的生物标志物已被广泛研究，其中一些与儿童和成人 ARDS 的预后相关[8, 62-64]。内皮损伤的动物模型表明，内皮通透性的年龄依赖性差异是由内皮细胞之间黏附连接的差异调节所致[65]。

血管生成素 1（Ang-1）和血管生成素 2（Ang-2）是重要的内皮生长因子，通过内皮细胞上的 Tie_2 受体发挥相反的作用[66, 67]。Ang-1 是一种 Tie_2 激动药，通过细胞骨架重组和内皮细胞间的 VE 钙黏蛋白增加，对正常、静止的内皮屏障功能起着非常重要的作用。在多种感染和炎症模型中，Ang-1 刺激增加内皮屏障功能，从而减少组织水肿[66, 67]。Ang-2 竞争性抑制 Ang-1–Tie_2 结合，并在炎症状态下由内

皮细胞释放。Ang-2 中和抗体聚集降低了严重感染实验室模型的死亡率和器官衰竭[66]。血浆中 Ang-2/Ang-1 与成人 ARDS 死亡率及高无效腔分数相关，血浆 Ang-2 与重症成人和儿童 ARDS 患者的死亡率相关[68-70]。

内皮表面层（endothelial surface layer，ESL）是由糖蛋白、蛋白多糖和糖胺聚糖（glycosaminoglycan，GAG）组成的顶端细胞外基质组成的糖萼，在内皮细胞膜和毛细血管腔之间形成有组织的地毯状层[71, 72]。在活体显微镜技术允许活体动物可视化之前，组织固定技术限制了对糖萼动态结构和功能的理解进展[73, 74]。糖萼有助于内皮屏障的液体和分子通透性，传递血管切应力，并调节白细胞 - 内皮细胞黏附和血小板活化[73, 74]。与一些血管床相比，肺糖萼明显增厚（1.5μm vs. 0.5μm），但与心脏或肾脏相比，可能占用更少的管腔[75-78]。

在感染性休克的成年患者中发现了糖萼碎片，越来越多的证据支持糖萼的破坏是脓毒症病理生理学的重要介质[73, 79]。硫酸乙酰肝素是糖萼中的 GAG 之一，有助于调节内皮屏障功能障碍、剪切应力诱导血管反应性的机械传导和白细胞黏附[74]。在一个脓毒症的小鼠模型中，肺内皮细胞释放活化的肝素酶，分解硫酸乙酰肝素，稀释 ESL，并暴露中性粒细胞的内皮黏附分子[76]。脓毒症和胰腺炎所致肺损伤的成人患者血浆硫酸乙酰肝素水平升高，但细菌性肺炎患者不高[80]。在肺损伤脓毒症模型中，经腹腔内脂多糖（lipopolysaccharide，LPS）治疗的小鼠显示三维糖萼结构破坏，血浆糖萼成分（syndecan-1）和血栓形成蛋白水平升高，肺毛细血管通透性增加，活化的中性粒细胞结合并穿过肺内皮细胞[78]。然而，并非所有关于糖萼破坏的研究都与血管通透性的改变一致。在非创伤性失血性休克的实验大鼠模型中，内皮

细胞降解和糖萼脱落的发生没有血管屏障通透性增加的证据[81]。

中性粒细胞活性氧、辅助供氧和内皮一氧化氮信号改变可能导致肺血管阻力升高。肺内皮细胞血管紧张素转化酶（angiotensin-converting enzyme，ACE）和 ACE2 基因多态性及活性与成人和儿童 ARDS 死亡率有关[8, 82]。而 ACE 和 ACE2 是肺内皮细胞生物学、肺血管阻力、炎症、细胞凋亡和凝血在 ARDS 病理生物学中交叉的另一种机制[83]。

（二）肺泡液清除

肺泡上皮 - 内皮屏障损伤导致通透性增加和肺泡液体清除（alveolar fluid clearance，AFC）中断，导致肺水肿。肺水肿液的积聚会降低呼吸系统顺应性，并损害气体交换（通气 / 灌注不匹配和分流）。肺泡上皮 - 内皮屏障的完整性需要在肺泡上皮上保持一层薄薄的肺泡壁液体（alveolar wall liquid，AWL）。AWL 对于表面活性剂的分散是必要的，它的产生取决于水、蛋白质和小溶质穿过毛细血管后小静脉进入肺泡间隙的调节流量[84]。过量的肺泡液体通过 II 型肺泡上皮细胞的钠依赖性转运清除[85]。

肺内皮细胞的激活通过细胞旁和跨细胞途径导致通透性增加[86]。内皮细胞的糖萼高度水合，并调节大分子的渗透性，这使得"Starling 原理"不能充分解释调节流体通过内皮屏障流动的作用力[77, 87-89]。此外，糖萼的动态结构使得模拟穿过屏障的流动更加复杂[88]。肺内皮糖萼的损伤可能是肺泡通透性增加的一个重要机制，糖萼的恢复与肺水肿的缓解有关[78]。

AFC 的发生率与成人 ARDS 患者的死亡率相关[90]。上皮钠通道（epithelial sodium channel，ENaC），囊性纤维化跨膜电导调节器（cystic fibrosis transmembrane conductance regulator，

CFTR）、Na^+–K^+–ATP 酶和水通道蛋白（细胞膜水通道）参与液体从远端肺泡间隙进入肺间质而被清除。尽管针对 AFC 的治疗没有改善成人 ARDS 患者的预后，但研究发现盐和水的转运受儿茶酚胺、糖皮质激素、盐皮质激素、甲状腺激素、生长因子［表皮生长因子（epidermal growth factor，EGF）、转化生长因子（transforming growth factor，TGF）α、角质形成细胞生长因子（keratinocyte growth factor，KGF）或成纤维细胞生长因子（fibroblast growth factor，FGF）7］、成纤维细胞生长因子 10、核因子 κB（nuclear factor kappa-B，NFκB）、丝氨酸蛋白酶和 Fas/FasL 的调节[85, 91–93]。出生后肺发育的调节可能是 ARDS 患儿的一个保护因素，部分是通过保留 AFC 来实现[13]。腹腔内脂多糖治疗的小鼠肺泡上皮内皮屏障功能存在年龄依赖性差异[65]。

在成人 ARDS 患者中，男性与较低的肺泡液体清除率相关，而绝经前女性更可能具有较高的肺泡液体清除率。这些发现得到了动物数据的支持，这些数据表明孕酮和雌激素的表达增加了上皮钠通道的功能[90, 94]。β 肾上腺素受体激动药可上调人肺的肺泡液清除率[95]。然而，两项静脉注射沙丁胺醇治疗成人 ARDS 患者的随机安慰剂对照试验没有显示无呼吸机天数或死亡率的减少[96, 97]。KGF 治疗急性肺损伤的动物研究表明，伤前而非伤后治疗具有保护作用[98]。一项关于 KGF 治疗成人 ARDS 患者的双盲、随机、安慰剂对照试验的研究未显示氧合指标的改善、无呼吸机天数减少，以及 28 天死亡率增加[99]。

儿童尚未被纳入 ARDS 患者肺泡液体清除率的研究，因此与成人相比，ARDS 儿童肺泡液体清除率尚不清楚。然而，KGF 是一个出生后肺形态发生的重要介质。因此，在整个儿童时期，在任何肺损伤发生之前，KGF 都可能起到"预处理"的作用。

（三）表面活性物质

表面活性物质在肺泡的气液界面产生可变的表面张力，并且有助于先天免疫[100, 101]。表面活性剂蛋白（surfactant protein，SP）B 和 C（SP-C）具有疏水性，可降低肺泡壁液体的表面张力。表面活性蛋白 A（SP-A）和 D（SP-D）则属于"凝集素"，有助于对微生物病原体的先天免疫反应。所有四种表面活性蛋白都具有免疫调节作用，并影响肺纤维化和肺重塑[102, 103]。

成人 ARDS 患者支气管肺泡灌洗液（BAL）中的 SP-A、SP-B 和 SP-D 水平较低，儿童和成人血清中这些蛋白水平的升高与肺损伤的严重程度相关[104–108]。与正常患者相比，ARDS 患者 BAL 中磷脂含量相对降低，并且其整体磷脂组成也发生了变化[109]。ARDS 患者肺泡腔中高浓度辅助供氧和活化中性粒细胞产生的活性氧可能导致表面活性剂功能障碍[110, 111]。此外，遗传多态性导致 SP-B 水平降低的患者发生 ARDS 的风险更高，或者在患病时肺损伤更严重[112–114]。关于成人肺炎患者发生 ARDS 的 SP-A 和 SP-D 也有类似的发现[115]。

一些临床试验和小规模病例系列研究结果表明，外源性表面活性物质对成人和儿童有益，但一项国际随机对照研究表明，使用牛肺泡表面活性剂治疗的儿童直接肺损伤由于无效而终止[116]。尽管目前不建议对患有 PARDS 的儿童常规使用外源性表面活性物质，但表面活性物质在 ARDS 发病机制中的中心作用似乎值得进一步研究[117, 118]。分泌型磷脂酶 A2（sPLA2）是一种具有促炎功能的酶，也是表面活性物质的分解代谢产物，计划进行一项多中心研究，以研究 sPLA2 在新生儿和婴儿肺损伤中的作用[119]。

（四）白细胞与炎症

巨噬细胞存在于静止的肺泡间隙中，是对抗病原体的哨兵[120]。肺泡巨噬细胞表达病原体相关分子模式（pathogen-associated molecular pattern，PAMP）和 DAMP 受体，为病原体的存在和组织损伤提供早期信号[121]。受刺激的巨噬细胞也可能通过促炎细胞因子白细胞介素 1β（IL-1β）的自分泌途径诱导细胞焦亡[122, 123]，进而通过释放线粒体 DNA 发挥增强炎症反应的作用[25, 122]。活化的中性粒细胞浸润肺泡腔是 ARDS 的病理特征，但转型的肺泡巨噬细胞和招募的巨噬细胞、上皮细胞和 T 细胞也介导宿主对病原体和肺损伤的固有免疫炎症反应[9, 26, 121, 124, 125]。在一组因肺炎导致 ARDS 的成人队列中，转入 ICU 前 24h 收集的支气管肺泡灌洗液中，Treg 淋巴细胞占所有 CD4+ 细胞的高比例与 30 天死亡率增加相关[126]。Treg 和辅助性 T（T helper，Th）17 细胞的发育和功能受转化生长因子 β1（TGF-β1）的调节，可能在免疫反应中发挥对立的作用，并且 Treg 细胞可以"转化"为 Th17 细胞[127]。

在另一项成人病例对照研究中，与对照组相比，ARDS 诊断后 24h 内采集的血液中 Th17 与 Treg 细胞的比值更高，并且与 ARDS 的严重程度和死亡率相关[127]。严重的全身炎症（高水平的循环细胞因子和趋化因子）激活肺泡内皮细胞和循环白细胞，导致"间接"肺损伤。除了肺泡液积聚外，活化的肺泡内皮细胞上表达的细胞表面黏附分子通过细胞旁和跨细胞机制调节中性粒细胞滚动、结合、活化和迁移到肺泡间隙[8, 128, 129]。

（五）细胞凋亡

凋亡是一种受控、能量依赖的程序性细胞死亡机制，通过配体触发的"外在"或应激诱导的"内在"途径发生[130]。成人 ARDS 患者肺泡上皮细胞凋亡增加与肺损伤严重程度和死亡率相关[131, 132]。通过 Toll 样受体的核因子 κB 依赖性固有免疫信号导致了凋亡信号[133, 134]。研究还表明，Fas 配体、转化生长因子 β 和脂多糖介导肺部上皮细胞和内皮细胞的炎症、肺泡液清除和凋亡[92, 135-144]。

细胞凋亡对出生后肺的正常发育很重要[145-147]。出生后肺部形态发生、炎症、肺泡液清除和细胞凋亡的交互作用可能会影响肺损伤儿童的预后[13, 148]。Fas 在正常肺发育中介导细胞凋亡，Fas/FasL 对新生小鼠高氧性肺损伤具有保护作用[149, 150]。成纤维细胞生长因子 10（FGF-10）调节出生后肺形态发生，似乎可以减少周期性机械牵拉的肺泡上皮细胞的 DNA 损伤和凋亡[151]。然而，其他动物研究[152]表明，婴儿时期的机械通气可能会增加新生儿肺部的细胞凋亡，从而扰乱出生后正常的肺形态发育过程。未来需要就 ARDS 患者肺部细胞凋亡的年龄依赖性机制进行深入分析。

（六）凝血

内皮功能、炎症和凝血密切相关[153, 154]。完整的糖萼对于正常的血管内抗凝功能至关重要，糖萼的破坏与败血症患者血小板活化和弥散性血管内凝血有关[73, 155]。激活和（或）损伤的内皮细胞导致组织因子（tissue factor，TF）和血管性血友病因子（von Willebrand factor，vWF）抗原的表达，并且 vWF 与儿童和成人 ARDS 患者的死亡率相关[156, 157]。纤溶酶原激活物抑制因子 –1（PAI-1）也与成人和儿童 ARDS 患者的严重程度和死亡率有关[8, 158, 159]。凝血障碍和纤溶作用并非仅限于 ARDS 患者肺部的血管间隙，因为在肺泡腔中发现了活化蛋白 C、血栓调节蛋白和 TF 活性及与之相关的对肺泡上皮细胞的功能[8, 158, 160]。

（七）纤维化与组织修复

急性促炎反应对于直接肺损伤修复至关重要，但肺部的长期炎症可能是病理性的，并导致肺纤维化[11, 161]。为了肺部刺激性损伤消失后继发的炎症得到适当解决，平衡促炎/抑炎反应的协调需要可溶性介质、细胞免疫，以及可能的干细胞的参与[162]。ARDS 缓解期是指炎症损伤后正常器官功能的恢复过程[163]。不幸的是，研究肺纤维化和修复的实验模型被证明比急性期 ARDS 模型更具挑战性[164]。由于患者通常在最初的损伤发生后数小时到数天内即入住 ICU，因此像类似于研究 ARDS 急性期"气体交换装置"的有效性一样，来研究影响 ARDS 纤维增殖期的预防性干预似乎需要更加谨慎[165]。有效的 ARDS 缓解期修复包括气肺、血肺界面及肺间质的恢复[166]。

Ⅱ型肺泡上皮细胞、巨噬细胞、中性粒细胞、T 细胞、树突状细胞、间充质干细胞和成纤维细胞的协同作用对于受损肺的正常修复是必要的[86, 163, 164, 167]。Ⅱ型肺泡上皮细胞和驻留的间充质干细胞增殖并分化为 Ⅰ型肺泡上皮细胞，可修复肺泡上皮[86, 167]。增生的Ⅱ型细胞随后发生凋亡，以恢复肺泡上皮的正常细胞结构[168]。小鼠肺损伤模型表明上皮细胞增殖需要中性粒细胞和 Treg 细胞[169, 170]。内皮和糖萼的恢复对于清除肺泡水肿和 AWL 的恢复正常也是必要的。上皮钠通道的恢复对于恢复 AWL 至关重要，ENaC 表达的调节似乎与干细胞介导的再上皮化密切相关[164, 171]。

中性粒细胞凋亡对于缓解肺部炎症非常重要[132, 163, 172, 173]。然而，研究表明，肺泡间隙中的中性粒细胞的存在对早期纤维化和正常修复机制很重要，这表明理想的中性粒细胞凋亡的时间恰恰发生在刺激性损伤消退之后[174-176]。炎症的缓解和中性粒细胞的清除由 Treg 细胞和巨噬细胞亚群协调调节[121, 177-179]。虽然胞间相互作用在炎症的缓解过程中起重要作用，但炎症消退过程也需要可溶性介质（IL-10、颗粒酶 B 和脂质介质）的参与[163, 180-182]。对巨噬细胞亚群的研究表明，巨噬细胞亚群对 ARDS 的诱导和修复阶段都很重要[121, 179]。IL-10 介导的肺部炎症消退似乎需要 T 细胞和巨噬细胞，而 IL-4 则在缺乏 Treg 细胞的情况下对巨噬细胞进行再编程[178, 183]。

重塑肺间质需要清除间质水肿和重塑纤维蛋白沉积[164]。基质金属蛋白酶（matrix metalloproteinase，MMP）由中性粒细胞分泌，在肺泡上皮和细胞外基质（ECM）的重塑中起重要作用[174, 184]。研究表明，通过 β 联蛋白介导的无翼相关整合位点（wingless-related integration site，Wnt）信号对 MMP 亦具有重要的调控作用，并且在肺损伤早期对 ECM 和信号干细胞的重塑也起重要作用[185]。当前人们正在进行更为深入的研究，以了解 ECM 的机制及相关治疗靶点[162]。

尽管来自成人间充质的干细胞分化潜能有限，但具有免疫调节作用。间充质干（基质）细胞（MSC）已被广泛研究，可以扩增和冷冻保存以备将来使用，并且对于治疗多种疾病具有既定的安全性[186]。在急性肺损伤的实验模型中，骨髓间充质干细胞似乎可以调节炎症，增强组织修复，增强病原体清除，并降低损伤严重程度、肺功能障碍和死亡[186, 187]。这些效应多发生在没有活体植入的情况下，而是通过旁分泌效应发生[188]。出生后肺中的 MSC 固定池随着年龄的增长而耗尽，这可能是 ARDS 患者预后随年龄变化的机制之一。

三、结论

ARDS 的发生涉及很多种病因，作为一个复杂生物网络，其涉及肺泡液清除、炎症、凝血、凋亡、纤维化和修复等复杂途径的调节。随着成人和儿童 ARDS 定义的不断发展，其病理生物学机制知识将有助于改善对该综合征亚型特异性的认知。此外，出生后肺形态发生的调节与 ARDS 的病理生物学的重叠机制表明，对特定肺损伤的反应和转归在不同年龄段会有所不同。

参 考 文 献

[1] Fishman AP. Shock lung: a distinctive nonentity. Circulation. 1973;47(5):921–3.

[2] Ashbaugh DG, et al. Acute respiratory distress in adults. Lancet. 1967;2(7511):319–23.

[3] Petty TL, Ashbaugh DG. The adult respiratory distress syndrome. Clinical features, factors influencing prognosis and principles of management. Chest. 1971;60(3):233–9.

[4] Murray JF, et al. An expanded definition of the adult respiratory distress syndrome. Am Rev Respir Dis. 1988;138(3):720–3.

[5] Bernard GR, et al. The American-European consensus conference on ARDS. Definitions, mechanisms, relevant outcomes, and clinical trial coordination. Am J Respir Crit Care Med. 1994;149:818–24.

[6] Force ADT, et al. Acute respiratory distress syndrome: the Berlin definition. JAMA. 2012;307(23):2526–33.

[7] Khemani RG, et al. Pediatric acute respiratory distress syndrome: definition, incidence, and epidemiology: proceedings from the pediatric acute lung injury consensus conference. Pediatr Crit Care Med. 2015;16(5 Suppl 1):S23–40.

[8] Sapru A, et al. Pathobiology of acute respiratory distress syndrome. Pediatr Crit Care Med. 2015;16(5 Suppl 1):S6–S22.

[9] Bachofen M, Weibel ER. Structural alterations of lung parenchyma in the adult respiratory distress syndrome. Clin Chest Med. 1982;3(1):35–56.

[10] Chesnutt AN, et al. Early detection of type III procollagen peptide in acute lung injury. Pathogenetic and prognostic significance. Am J Respir Crit Care Med. 1997;156(3. Pt 1):840–5.

[11] Marshall RP, et al. Fibroproliferation occurs early in the acute respiratory distress syndrome and impacts on outcome. Am J Respir Crit Care Med. 2000;162(5):1783–8.

[12] Warburton D, et al. Do lung remodeling, repair, and regeneration recapitulate respiratory ontogeny? Am J Respir Crit Care Med. 2001;164(10. Pt 2):S59–62.

[13] Smith LS, Zimmerman JJ, Martin TR. Mechanisms of acute respiratory distress syndrome in children and adults: a review and suggestions for future research. Pediatr Crit Care Med. 2013;14(6):631–43.

[14] Ware LB, Matthay MA. The acute respiratory distress syndrome. N Engl J Med. 2000;342(18):1334–49.

[15] Thompson BT, Chambers RC, Liu KD. Acute respiratory distress syndrome. N Engl J Med. 2017;377(6):562–72.

[16] Bachofen M, Weibel ER. Alterations of the gas exchange apparatus in adult respiratory insufficiency associated with septicemia. Am Rev Respir Dis. 1977;116(4):589–615.

[17] Bellani G, et al. The LUNG SAFE study: a presentation of the prevalence of ARDS according to the Berlin definition! Crit Care. 2016;20(1):1–2.

[18] Khemani RG, et al. Paediatric acute respiratory distress syndrome incidence and epidemiology (PARDIE): an international, observational study. Lancet Respir Med. 2019;7(2):115–28.

[19] Pham T, Rubenfeld GD. Fifty years of research in ARDS. The epidemiology of acute respiratory distress syndrome. A 50th birthday review. Am J Respir Crit Care Med. 2017;195(7):860–70.

[20] Ashida H, et al. Cell death and infection: a doubleedged sword for host and pathogen survival. J Cell Biol. 2011;195(6):931–42.

[21] Michalska M, Wolf P. *Pseudomonas Exotoxin A: optimized by evolution for effective killing*. Front Microbiol. 2015;6:963.

[22] Xia X, et al. What role does pyroptosis play in microbial infection. J Cell Physiol. 2018;16:319.

[23] Manicone AM. Role of the pulmonary epithelium and inflammatory signals in acute lung injury. Expert Rev Clin Immunol. 2009;5(1):63–75.

[24] Bianchi ME. DAMPs, PAMPs and alarmins: all we need to know about danger. J Leukoc Biol. 2006;81(1):1–5.

[25] West AP, Shadel GS. Mitochondrial DNA in innate immune responses and inflammatory pathology. Nat Rev

Immunol. 2017;17(6):363–75.

[26] Potey PMD, et al. Neutrophils in the initiation and resolution of acute pulmonary inflammation: understanding biological function and therapeutic potential. J Pathol. 2018:1–48.

[27] Levine BE. Fifty years of research in ARDS. ARDS: how it all began. Am J Respir Crit Care Med. 2017;196(10):1247–8.

[28] ARDSNet. Ventilation with lower tidal volumes as compared with traditional tidal volumes for acute lung injury and the acute respiratory distress syndrome. N Engl J Med. 2000;342(18):1301–8.

[29] Slutsky AS, History of mechanical ventilation: from Vesalius to ventilator-induced lung injury. Am J Respir Crit Care Med. 2015;191(10):1106–15.

[30] Davis WB, et al. Pulmonary oxygen toxicity. N Engl J Med. 1983;309(15):878–83.

[31] Slutsky AS, Ranieri VM. Ventilator-induced lung injury. N Engl J Med. 2013;369(22):2126–36.

[32] Dreyfuss D, Saumon G. Ventilator-induced lung injury: lessons from experimental studies. Am J Respir Crit Care Med. 1998;157(1):294–323.

[33] Gattinoni L, et al. What has computed tomography taught us about the acute respiratory distress syndrome? Am J Respir Crit Care Med. 2001;164(9):1701–11.

[34] Yen S, et al. The link between regional tidal stretch and lung injury during mechanical ventilation. Am J Respir Cell Mol Biol. 2019;60(5):569–77.

[35] Serpa Neto A, et al. Mechanical power of ventilation is associated with mortality in critically ill patients: an analysis of patients in two observational cohorts. Intensive Care Med. 2018;44(11):1914–22.

[36] Amato MBP, et al. Driving pressure and survival in the acute respiratory distress syndrome. N Engl J Med. 2015;372(8):747–55.

[37] Tonetti T, et al. Driving pressure and mechanical power: new targets for VILI prevention. Ann Transl Med. 2017;5(14):286.

[38] Xin Y, et al. Unstable inflation causing injury. Insight from prone position and paired computed tomography scans. Am J Respir Crit Care Med. 2018;198(2):197–207.

[39] Morais CCA, et al., High positive end-expiratory pressure renders spontaneous effort non-injurious. Am J Respir Crit Care Med. 2018;197(10):1285–96.

[40] Khemani RG, et al. Positive end-expiratory pressure lower than the ARDS Network protocol is associated with higher pediatric acute respiratory distress syndrome mortality. Am J Respir Crit Care Med. 2018;198(1):77–89.

[41] Walkey AJ, et al. Low tidal volume versus nonvolume–limited strategies for patients with acute respiratory distress syndrome. A systematic review and meta-analysis. Ann Am Thorac Soc. 2017;14(Supplement_4):S271–9.

[42] Sahetya SK, Goligher EC, Brower RG. Fifty years of research in ARDS. Setting positive end-expiratory pressure in acute respiratory distress syndrome. Am J Respir Crit Care Med. 2017;195(11):1429–38.

[43] Liu S, et al. Higher frequency ventilation attenuates lung injury during high-frequency oscillatory ventilation in sheep models of acute respiratory distress syndrome. Anesthesiology. 2013;119(2): 398–411.

[44] Sedeek KA, et al. Determinants of tidal volume during high-frequency oscillation. Crit Care Med. 2003;31(1):227–31.

[45] Dreyfuss D, Ricard J-D, Gaudry S. Did studies on HFOV fail to improve ARDS survival because they did not decrease VILI? On the potential validity of a physiological concept enounced several decades ago. Intensive Care Med. 2015;41(12):2076–86.

[46] MacIntyre N. Spontaneous breathing during mechanical ventilation: a two-edged sword. Crit Care Med. 2016; 44(8):1625–6.

[47] O'Croinin D, et al. Bench-to-bedside review: permissive hypercapnia. Crit Care. 2005;9(1):51–9.

[48] Rubenfeld GD, et al. Barriers to providing lungprotective ventilation to patients with acute lung injury. Crit Care Med. 2004;32(6):1289–93.

[49] Yoshida T, et al. Fifty years of research in ARDS. Spontaneous breathing during mechanical ventilation. Risks, mechanisms, and management. Am J Respir Crit Care Med. 2017;195(8):985–92.

[50] Alhazzani W, et al. Neuromuscular blocking agents in acute respiratory distress syndrome: a systematic review and meta-analysis of randomized controlled trials. Crit Care. 2013;17(2):R43.

[51] Papazian L, et al. Neuromuscular blockers in early acute respiratory distress syndrome. N Engl J Med. 2010;363(12):1107–16.

[52] Sottile PD, Albers D, Moss MM. Neuromuscular blockade is associated with the attenuation of biomarkers of epithelial and endothelial injury in patients with moderate-to-severe acute respiratory distress syndrome. Crit Care. 2018;22(1):63.

[53] Lewis RJ, Angus DC. Time for clinicians to embrace their inner Bayesian?: reanalysis of results of a clinical trial of extracorporeal membrane oxygenation. JAMA. 2018;320(21):2208–10.

[54] Combes A, et al. Extracorporeal membrane oxygenation for severe acute respiratory distress syndrome. N Engl J Med. 2018;378(21):1965–75.

[55] Harrington D, Drazen JM. Learning from a trial stopped by a data and safety monitoring board. N Engl J Med. 2018;378(21):2031–2.

[56] Hardin CC, Hibbert K. ECMO for Severe ARDS. N Engl J Med. 2018;378(21):2032–4.

[57] Goligher EC, et al. Extracorporeal membrane oxygenation for severe acute respiratory distress syndrome and posterior probability of mortality benefit in a Post hoc Bayesian analysis of a randomized clinical trial. JAMA. 2018;320(21):2251–9.

[58] Rochwerg B, Alhazzani W, Sevransky JE. Extracorporeal membrane oxygenation in acute respiratory distress syndrome-more research is needed. Crit Care Med. 2019;47(1):118–20.

[59] Bartlett RH. Extracorporeal membrane oxygenation for acute respiratory distress syndrome: EOLIA and beyond. Crit Care Med. 2019;47(1):114–7.

[60] Wang T, et al. Endothelial cell signaling and ventilatorinduced lung injury: molecular mechanisms, genomic analyses, and therapeutic targets. Am J Physiol Lung Cell Mol Physiol. 2017;312(4):L452–76.

[61] Maniatis NA, Orfanos SE. The endothelium in acute lung injury/acute respiratory distress syndrome. Curr Opin Crit Care. 2008;14(1):22–30.

[62] Page AV, Liles WC. Biomarkers of endothelial activation/dysfunction in infectious diseases. Virulence. 2013;4(6):507–16.

[63] Orwoll B, et al. O-080 elevated soluble Thrombomodulin is associated with increased mortality among children with indirect acute respiratory distress syndrome (ARDS). Arch Dis Child. 2014;99(Suppl 2):A54.

[64] Sapru A, et al. Plasma soluble thrombomodulin levels are associated with mortality in the acute respiratory distress syndrome. Intensive Care Med. 2015;41(3):470–8.

[65] Ying L, Alvira CM, Cornfield DN. Developmental differences in focal adhesion kinase expression modulate pulmonary endothelial barrier function in response to inflammation. Am J Physiol Lung Cell Mol Physiol. 2018;315(1):L66–77.

[66] Parikh SM. Angiopoietins and Tie2 in vascular inflammation. Curr Opin Hematol. 2017;24(5):432–8.

[67] Kümpers P, Lukasz A. The curse of angiopoietin-2 in ARDS: on stranger TI(E)des. Crit Care. 2018;22(1):44.

[68] Ong T, et al. Ratio of angiopoietin-2 to angiopoietin-1 as a predictor of mortality in acute lung injury patients. Crit Care Med. 2010;38(9):1845–51.

[69] Kümpers P, et al. Excess circulating angiopoietin-2 is a strong predictor of mortality in critically ill medical patients. Crit Care. 2008;12(6):R147.

[70] Zinter MS, et al. Plasma angiopoietin-2 outperforms other markers of endothelial injury in prognosticating pediatric ARDS mortality. Am J Physiol Lung Cell Mol Physiol. 2016;310(3):L224–31.

[71] Weinbaum S, Tarbell JM, Damiano ER. The structure and function of the endothelial glycocalyx layer. Annu Rev Biomed Eng. 2007;9:121–67.

[72] Ryan US, Ryan JW. The ultrastructural basis of endothelial cell surface functions. Biorheology. 1984;21(1–2):155–70.

[73] Iba T, Levy JH. Derangement of the endothelial glycocalyx in sepsis. J Thromb Haemost. 2019;17(2):283–94.

[74] LaRivière WB, Schmidt EP. The Pulmonary Endothelial Glycocalyx in ARDS: a critical role for heparan sulfate. Curr Top Membr. 2018;82:33–52.

[75] Park I, et al. Intravital imaging of a pulmonary endothelial surface layer in a murine sepsis model. Biomed Opt Express. 2018;9(5):2383–93.

[76] Schmidt EP, et al. The pulmonary endothelial glycocalyx regulates neutrophil adhesion and lung injury during experimental sepsis. Nat Med. 2012;18(8):1217–23.

[77] Henry CB, Duling BR. Permeation of the luminal capillary glycocalyx is determined by hyaluronan. Am J Phys. 1999;277(2):H508–14.

[78] Inagawa R, et al. Ultrastructural alteration of pulmonary capillary endothelial Glycocalyx during Endotoxemia. Chest. 2018;154(2):317–25.

[79] Steppan J, et al. Sepsis and major abdominal surgery lead to flaking of the endothelial glycocalix. J Surg Res. 2011;165(1):136–41.

[80] Schmidt EP, et al. The circulating glycosaminoglycan signature of respiratory failure in critically ill adults. J Biol Chem. 2014;289(12):8194–202.

[81] Guerci P, et al. Glycocalyx degradation is independent of vascular barrier permeability increase in nontraumatic hemorrhagic shock in rats. Anesth Analg. 2018. https://doi.org/10.1213/ANE.0000000000003918.

[82] Orfanos SE, et al. Pulmonary endothelium in acute lung injury: from basic science to the critically ill. Intensive Care Med. 2004;30(9):1702–14.

[83] Imai Y, Kuba K, Penninger JM. Angiotensinconverting enzyme 2 in acute respiratory distress syndrome. Cell Mol Life Sci. 2007;64(15):2006–12.

[84] Qiao RL, Bhattacharya J. Segmental barrier properties of the pulmonary microvascular bed. J Appl Physiol (1985). 1991;71(6):2152–9.

[85] Berthiaume Y, Matthay MA. Alveolar edema fluid clearance and acute lung injury. Respir Physiol Neurobiol. 2007;159(3):350–9.

[86] Bhattacharya J, Matthay MA. Regulation and repair of the alveolar-capillary barrier in acute lung injury. Annu Rev Physiol. 2013;75(1):593–615.

[87] Jacob M, Chappell D. Reappraising Starling: the physiology of the microcirculation. Curr Opin Crit Care. 2013;19(4):282–9.

[88] Zhang X, et al. A 1–D model to explore the effects of tissue loading and tissue concentration gradients in the

revised Starling principle. Am J Physiol Heart Circ Physiol. 2006;291(6):H2950–64.

[89] Woodcock TE, Woodcock TM. Revised Starling equation and the glycocalyx model of transvascular fluid exchange: an improved paradigm for prescribing intravenous fluid therapy. Br J Anaesth. 2012;108(3):384–94.

[90] Ware LB, Matthay MA. Alveolar fluid clearance is impaired in the majority of patients with acute lung injury and the acute respiratory distress syndrome. Am J Respir Crit Care Med. 2001;163(6):1376–83.

[91] National Heart, Lung, and Blood Institute Acute Respiratory Distress Syndrome (ARDS) Clinical Trials Network, et al. Randomized, placebo-controlled clinical trial of an aerosolized β_2–agonist for treatment of acute lung injury. Am J Respir Crit Care Med. 2011;184(5):561–8.

[92] Herrero R, et al. The Fas/FasL pathway impairs the alveolar fluid clearance in mouse lungs. Am J Physiol Lung Cell Mol Physiol. 2013;305(5):L377–88.

[93] Matthay MA, Folkesson HG, Clerici C. Lung epithelial fluid transport and the resolution of pulmonary edema. Physiol Rev. 2002;82(3):569–600.

[94] Sweezey N, et al. Female gender hormones regulate mRNA levels and function of the rat lung epithelial Na channel. Am J Phys. 1998;274(2. Pt 1):C379–86.

[95] Henson PM, Tuder RM. Apoptosis in the lung: induction, clearance and detection. Am J Physiol Lung Cell Mol Physiol. 2008;294(4):L601–11.

[96] Perkins GD, et al. The beta-agonist lung injury trial (BALTI): a randomized placebo-controlled clinical trial. Am J Respir Crit Care Med. 2006;173(3):281–7.

[97] Liu KD, et al. Randomized clinical trial of activated protein C for the treatment of acute lung injury. Am J Respir Crit Care Med. 2008;178(6):618–23.

[98] Ware LB, Matthay MA. Keratinocyte and hepatocyte growth factors in the lung: roles in lung development, inflammation, and repair. Am J Physiol Lung Cell Mol Physiol. 2002;282(5):L924–40.

[99] McAuley DF, et al. Keratinocyte growth factor for the treatment of the acute respiratory distress syndrome (KARE): a randomised, double-blind, placebo-controlled phase 2 trial. Lancet Respir Med. 2017;5(6):484–91.

[100] Whitsett JA, Wert SE, Weaver TE. Alveolar surfactant homeostasis and the pathogenesis of pulmonary disease. Annu Rev Med. 2010;61(1):105–19.

[101] Goerke J. Pulmonary surfactant: functions and molecular composition. Biochim Biophys Acta. 1998;1408(2–3):79–89.

[102] Whitsett JA, Wert SE, Weaver TE. Diseases of pulmonary surfactant homeostasis. Annu Rev Pathol. 2015;10(1):371–93.

[103] Bersani I, Kunzmann S, Speer CP. Immunomodulatory properties of surfactant preparations. Expert Rev Anti-Infect Ther. 2013;11(1):99–110.

[104] Greene KE, et al. Serial changes in surfactantassociated proteins in lung and serum before and after onset of ARDS. Am J Respir Crit Care Med. 1999;160(6):1843–50.

[105] Todd DA, et al. Surfactant phospholipids, surfactant proteins, and inflammatory markers during acute lung injury in children. Pediatr Crit Care Med. 2010;11(1):82–91.

[106] LeVine AM, et al. Surfactant content in children with inflammatory lung disease. Crit Care Med. 1996;24(6):1062–7.

[107] Doyle IR, Bersten AD, Nicholas TE. Surfactant proteins-A and –B are elevated in plasma of patients with acute respiratory failure. Am J Respir Crit Care Med. 1997;156(4. Pt 1):1217–29.

[108] Veldhuizen RA, et al. Pulmonary surfactant subfractions in patients with the acute respiratory distress syndrome. Am J Respir Crit Care Med. 1995;152(6. Pt 1):1867–71.

[109] Gregory TJ, et al. Surfactant chemical composition and biophysical activity in acute respiratory distress syndrome. J Clin Investig. 1991;88(6):1976–81.

[110] Rodríguez-Capote K, et al. Reactive oxygen species inactivation of surfactant involves structural and functional alterations to surfactant proteins SP-B and SP-C. Biophys J. 2006;90(8):2808–21.

[111] Zenri H, et al. Hyperoxia exposure impairs surfactant function and metabolism. Crit Care Med. 2004;32(5):1155–60.

[112] Lin Z, et al. Polymorphisms of human SP-A, SP-B, and SP-D genes: association of SP-B Thr131Ile with ARDS. Clin Genet. 2000;58(3):181–91.

[113] Quasney MW, et al. Association between surfactant protein B + 1580 polymorphism and the risk of respiratory failure in adults with community-acquired pneumonia. Crit Care Med. 2004;32(5):1115–9.

[114] Dahmer MK, et al. The influence of genetic variation in surfactant protein B on severe lung injury in African American children. Crit Care Med. 2011;39(5):1138–44.

[115] Garcia-Laorden MI, et al. Influence of genetic variability at the surfactant proteins a and D in community-acquired pneumonia: a prospective, observational, genetic study. Crit Care. 2011;15(1):R57.

[116] Willson DF, et al. Pediatric Calfactant in acute respiratory distress syndrome trial*. Pediatr Crit Care Med. 2013;14(7):657–65.

[117] Tamburro RF, Kneyber MCJ. Pulmonary specific ancillary treatment for pediatric acute respiratory distress syndrome. Pediatr Crit Care Med. 2015;16:S61–72.

[118] Amigoni A, et al. Surfactants in acute respiratory

distress syndrome in infants and children: past, present and future. Clin Drug Investig. 2017;37(8):729–36.

[119] De Luca D, et al. Secretory phospholipase A2 pathway in various types of lung injury in neonates and infants: a multicentre translational study. BMC Pediatr. 2011;11(1):101.

[120] Hume DA. The many alternative faces of macrophage activation. Front Immunol. 2015;6:370.

[121] Aggarwal NR, King LS, D'Alessio FR. Diverse macrophage populations mediate acute lung inflammation and resolution. Am J Physiol Lung Cell Mol Physiol. 2014;306(8):L709–25.

[122] Fan EKY, Fan J. Regulation of alveolar macrophage death in acute lung inflammation. Respir Res. 2018;19(1):1–13.

[123] He X, et al. TLR4–upregulated IL-1β and IL-1RI promote alveolar macrophage pyroptosis and lung inflammation through an autocrine mechanism. Nat Publ Group. 2016;6(1):31663.

[124] Martin TR. Neutrophils and lung injury: getting it right. J Clin Investig. 2002;110(11):1603–5.

[125] Skerrett SJ, et al. Respiratory epithelial cells regulate lung inflammation in response to inhaled endotoxin. Am J Physiol Lung Cell Mol Physiol. 2004;287(1):L143–52.

[126] Adamzik M, et al. An increased alveolar CD4+ CD25+ Foxp3+ T-regulatory cell ratio in acute respiratory distress syndrome is associated with increased 30–day mortality. Intensive Care Med. 2013;39(10):1743–51.

[127] Yu Z-x, et al. The ratio of Th17/Treg cells as a risk indicator in early acute respiratory distress syndrome. Crit Care. 2015;19:82.

[128] Marki A, et al. Role of the endothelial surface layer in neutrophil recruitment. J Leukoc Biol. 2015;98(4): 503–15.

[129] Grommes J, Soehnlein O. Contribution of neutrophils to acute lung injury. Mol Med (Cambridge, MA). 2011;17(3–4):293–307.

[130] Elmore S. Apoptosis: a review of programmed cell death. Toxicol Pathol. 2007;35(4):495–516.

[131] Song Y, Mao B, Qian G. [The role of apoptosis and Fas/FasL in lung tissue in patients with acute respiratory distress syndrome]. Zhonghua jie he he hu xi za. Chin J Tuberc. Respir. Dis. 1999;22(10):610–612.

[132] Matute-Bello G, et al. Soluble Fas ligand induces epithelial cell apoptosis in humans with acute lung injury (ARDS). J Immun (Baltimore: 1950). 1999;163(4):2217–25.

[133] Bannerman DD, Goldblum SE. Mechanisms of bacterial lipopolysaccharide-induced endothelial apoptosis. Am J Physiol Lung Cell Mol Physiol. 2003;284(6):L899–914.

[134] Duckett CS, Duckett CS. Apoptosis and NF-κB: the

FADD connection. J Clin Investig. 2002;109(5): 579–80.

[135] Undevia NS, et al. Smad and p38–MAPK signaling mediates apoptotic effects of transforming growth factor-beta1 in human airway epithelial cells. Am J Physiol Lung Cell Mol Physiol. 2004;287(3):L515–24.

[136] Fujita M, et al. Endothelial cell apoptosis in lipopolysaccharide-induced lung injury in mice. Int Arch Allergy Immunol. 1998;117(3):202–8.

[137] Martin TR, et al. Apoptosis and epithelial injury in the lungs. Proc Am Thorac Soc. 2005;2(3):214–20.

[138] Neff TA, et al. Relationship of acute lung inflammatory injury to Fas/FasL system. Am J Pathol. 2005;166(3): 685–94.

[139] Galani V, et al. The role of apoptosis in the pathophysiology of acute respiratory distress syndrome (ARDS) an up-to-date cell-specific review. Pathol Res Pract. 2010;206(3):145–50.

[140] Imamura R, et al. Fas ligand induces cell-autonomous NF-kappaB activation and interleukin-8 production by a mechanism distinct from that of tumor necrosis factor-alpha. J Biol Chem. 2004;279(45):46415–23.

[141] Kitamura Y, et al. Fas/FasL-dependent apoptosis of alveolar cells after lipopolysaccharide-induced lung injury in mice. Am J Respir Crit Care Med. 2001;163(3. Pt 1):762–9.

[142] Gill SE, Rohan M, Mehta S. Role of pulmonary microvascular endothelial cell apoptosis in murine sepsis-induced lung injury in vivo. Respir Res. 2015;16(1):109.

[143] Perl M, et al. Epithelial cell apoptosis and neutrophil recruitment in acute lung injury-a unifying hypothesis? What we have learned from small interfering RNAs. Mol Med (Cambridge, MA). 2008;14(7–8):465–75.

[144] Matsuda N, et al. Silencing of Fas-associated death domain protects mice from septic lung inflammation and apoptosis. Am J Respir Crit Care Med. 2009;179(9): 806–15.

[145] Del Riccio V, Van Tuyl M, Post M. Apoptosis in lung development and neonatal lung injury. Pediatr Res. 2004;55(2):183–9.

[146] Schittny JC, et al. Programmed cell death contributes to postnatal lung development. Am J Respir Cell Mol Biol. 1998;18(6):786–93.

[147] Bruce MC, Honaker CE, Cross RJ. Lung fibroblasts undergo apoptosis following alveolarization. Am J Respir Cell Mol Biol. 1999;20(2):228–36.

[148] Bem RA, et al. Lung epithelial cell apoptosis during acute lung injury in infancy. Pediatr Crit Care Med. 2007;8(2):132–7.

[149] De Paepe ME, et al. Fas/FasL-mediated apoptosis in perinatal murine lungs. Am J Physiol Lung Cell Mol

Physiol. 2004;287(4):L730–42.

[150] Mao Q, et al. The Fas system confers protection against alveolar disruption in hyperoxia-exposed newborn mice. Am J Respir Cell Mol Biol. 2008;39(6):717–29.

[151] Upadhyay D, et al. FGF-10 prevents mechanical stretch-induced alveolar epithelial cell DNA damage via MAPK activation. Am J Physiol Lung Cell Mol Physiol. 2003;284(2):L350–9.

[152] Bland RD, et al. Mechanical ventilation uncouples synthesis and assembly of elastin and increases apoptosis in lungs of newborn mice. Am J Physiol Lung Cell Mol Physiol. 2008;294(1):L3–L14.

[153] Levi M, ten Cate H, van der Poll T. Endothelium: interface between coagulation and inflammation. Crit Care Med. 2002;30(5. Suppl):S220–4.

[154] Félétou M, Vanhoutte PM. Endothelial dysfunction: a multifaceted disorder (the Wiggers award lecture). Am J Physiol Heart Circ Physiol. 2006;291(3):H985–1002.

[155] Ikeda M, et al. Circulating syndecan-1 predicts the development of disseminated intravascular coagulation in patients with sepsis. J Crit Care. 2018;43:48–53.

[156] Flori HR, et al. Early elevation of plasma von Willebrand factor antigen in pediatric acute lung injury is associated with an increased risk of death and prolonged mechanical ventilation. Pediatr Crit Care Med. 2007;8(2):96–101.

[157] Ware LB, et al. Significance of von Willebrand factor in septic and nonseptic patients with acute lung injury. Am J Respir Crit Care Med. 2004;170(7):766–72.

[158] Ware LB, et al. *Pathogenetic and prognostic significance of altered coagulation and fibrinolysis in acute lung injury/acute respiratory distress syndrome*. Crit Care Med. 2007;PAP: 1–8.

[159] Sapru A, et al. Elevated PAI-1 is associated with poor clinical outcomes in pediatric patients with acute lung injury. Intensive Care Med. 2010;36(1):157–63.

[160] Bastarache JA, et al. Procoagulant alveolar microparticles in the lungs of patients with acute respiratory distress syndrome. Am J Physiol Lung Cell Mol Physiol. 2009;297(6):L1035–41.

[161] Burnham EL, et al. The fibroproliferative response in acute respiratory distress syndrome: mechanisms and clinical significance. Eur Respir J. 2013;43(1):276–85.

[162] Bitterman PB. Rebuilding the injured lung, vol. 12.(Supplement 1; 2015. p. S64–9.

[163] Levy BD, Serhan CN. Resolution of acute inflammation in the lung. Annu Rev Physiol. 2014;76(1):467–92.

[164] Gill SE, Yamashita CM, Veldhuizen RAW. Lung remodeling associated with recovery from acute lung injury. Cell Tissue Res. 2017;367(3):495–509.

[165] Bitterman PB. Pathogenesis of fibrosis in acute lung injury. Am J Med. 1992;92(6A):39S–43S.

[166] Marinelli WA, et al. Mechanisms of alveolar fibrosis after acute lung injury. Clin Chest Med. 1990;11(4):657–72.

[167] Im D, Shi W, Driscoll B. Pediatric acute respiratory distress syndrome: fibrosis versus repair. Front Pediatr. 2016;4(1):319–0.

[168] Bardales RH, et al. Apoptosis is a major pathway responsible for the resolution of type II pneumocytes in acute lung injury. Am J Pathol. 1996;149(3):845–52.

[169] Mock JR, et al. Foxp3+ regulatory T cells promote lung epithelial proliferation. Mucosal Immunol. 2014;7(6): 1440–51.

[170] Paris AJ, et al. Neutrophils promote alveolar epithelial regeneration by enhancing type II pneumocyte proliferation in a model of acid-induced acute lung injury. Am J Physiol Lung Cell Mol Physiol. 2016;311(6): L1062–75.

[171] Ding Y, et al. ENaCs as both effectors and regulators of MiRNAs in lung epithelial development and regeneration. Cell Physiol Biochem. 2017;44(3): 1120–32.

[172] Hu M, et al. Regulation of polymorphonuclear leukocyte apoptosis: role of lung endothelium-epithelium bilayer transmigration. Am J Physiol Lung Cell Mol Physiol. 2005;288(2):L266–74.

[173] Li X, et al. Apoptosis in lung injury and remodeling. J Appl Physiol (Bethesda: 1985). 2004;97(4):1535–42.

[174] Blázquez-Prieto J, et al. The emerging role of neutrophils in repair after acute lung injury. Am J Respir Cell Mol Biol. 2018;59(3):289–94.

[175] Martin TR, Nakamura M, Matute-Bello G. The role of apoptosis in acute lung injury. Crit Care Med. 2003;31(4 Suppl):S184–8.

[176] Grudzinska FS, Sapey E. Friend or foe? The dual role of neutrophils in lung injury and repair. Thorax. 2018;73(4):305–7.

[177] D'Alessio FR, Tsushima K, Aggarwal NR. CD4+ CD25+ Foxp3+ Tregs resolve experimental lung injury in mice and are present in humans with acute lung injury. J Clin Invest. 2009;119:2898–913.

[178] Aggarwal NR, et al. Immunological priming requires regulatory T cells and IL-10–producing macrophages to accelerate resolution from severe lung inflammation. J Immun (Baltimore: 1950). 2014;192(9):4453–64.

[179] Johnston LK, et al. Pulmonary macrophage subpopulations in the induction and resolution of acute lung injury. Am J Respir Cell Mol Biol. 2012;47(4):417–26.

[180] Tang L, et al. Active players in resolution of shock/ sepsis induced indirect lung injury: immunomodulatory effects of Tregs and PD-1. J Leukoc Biol. 2014;96(5): 809–20.

[181] Eickmeier O, et al. Aspirin-triggered resolvin D1

reduces mucosal inflammation and promotes resolution in a murine model of acute lung injury. Mucosal Immunol. 2013;6(2):256–66.

[182] Hirota JA, et al. Granzyme B deficiency exacerbates lung inflammation in mice after acute lung injury. Am J Respir Cell Mol Biol. 2013;49(3):453–62.

[183] D'Alessio FR, et al. Enhanced resolution of experimental ARDS through IL-4–mediated lung macrophage reprogramming. Am J Physiol Lung Cell Mol Physiol. 2016;310(8):L733–46.

[184] Atkinson JJ, et al. Membrane type 1 matrix metalloproteinase is necessary for distal airway epithelial repair and keratinocyte growth factor receptor expression after acute injury. Am J Physiol Lung Cell Mol Physiol. 2007;293(3):L600–10.

[185] Villar J, Zhang H, Slutsky AS. Lung repair and regeneration in ARDS: role of PECAM1 and Wnt signaling. Chest. 2019;155(3):587–94.

[186] Laffey JG, Matthay MA. Fifty years of research in ARDS. Cell-based therapy for acute respiratory distress syndrome. Biology and potential therapeutic value. Am J Respir Crit Care Med. 2017;196(3):266–73.

[187] Lalu MM, et al. Efficacy and safety of mesenchymal stromal cells in preclinical models of acute lung injury: a systematic review protocol. Syst Rev. 2014;3(1):48.

[188] Walter J, Ware LB, Matthay MA. Mesenchymal stem cells: mechanisms of potential therapeutic benefit in ARDS and sepsis. Lancet Respir Med. 2014;2(12):1016–26.

第4章 儿童急性呼吸窘迫综合征的危险因素和病因

Risk Factors and Etiologies of Pediatric Acute Respiratory Distress Syndrome

Joseph G. Kohne　Heidi R. Flori　著

杜帆帆　译

洪小杨　校

　　1967 年，Ashbaugh 及其同事所描述的"成人型呼吸窘迫综合征"的最初版本中，特别强调了诱发的疾病或损害（如严重创伤、病毒性疾病和急性胰腺炎）和可能的诱因（如低血压、酸中毒、液体超负荷）[1]。值得注意的是，Ashbaugh 及同事在那篇文章中描述的 12 名患者中，有 4 名年龄在 19 岁或以下；放在今天，他们可能在儿童重症监护室进行管理。自那以后，最初的描述后来演变为 1994 年美欧联席会议的定义，然后是目前柏林会议对成人 ARDS 的定义及儿童急性肺损伤共识会议对儿童 ARDS 的定义 [2-4]。在这些迭代过程中，人们关注于了解哪些情况会使患者处于 ARDS 发生的特殊风险，哪些情况会导致 ARDS 临床预后的恶化。确定潜在的可变因素以降低风险，改善对高危患者的监测以防止急剧恶化，并最终确定更个性化和更精确的方法，用来管理有高危因素的患者或已经确诊的 ARDS 患者，是至关重要的。

　　无论是成人还是儿童，不管是传统还是最初意义上，ARDS 相关的危险因素最常与 ARDS 或 PARDS 发展相关的诊断相关。本章对这些诊断进行了很好的讨论。幸运的是，这一领域的研究已经扩展到包括与 ARDS/PARDS 发展和（或）严重程度相关的并发症。因为在过去的 30 年里，人们对 ARDS/PARDS 的病理生物学有了重要的了解（见第 3 章），ARDS/PARDS 的生物标志物和与 ARDS/PARDS 的遗传风险相关的标志物也走进了人们的视野。最后，不可避免要分析讨论关于 ARDS/PARDS 危险因素，包括危险因素是否与 ARDS/PARDS 的发展有关，从而影响哪些有 ARDS/PARDS 发展风险患者，以及影响哪些确诊 ARDS/PARDS 患者的临床预后。

　　最后，这些工作现在要求临床医生和研究人员完善我们的论述，进一步指明，作为一种综合征，一定存在某些患者亚群，通常称为内表型或亚型，其最终可能是先天、更大的疾病风险和（或）具有独特的病理生理反应，这可能会使这些亚群的患者或多或少能够对某些治疗方案做出反应。因此，预后性危险因素描述了与 ARDS/PARDS 内在风险较高的患者亚群相关的因素。然而，预测性危险因素则是根据患者对疾病 / 损伤潜在病理生理反应的内在差异，识别出对某些治疗方案有较大 / 较小反应的患者亚组。

本章旨在讨论前面概述的所有领域。这些方面不可避免地与 3 方面有显著关系：① PARDS 的流行病学；② PARDS 的病理生理学；③ PARDS 患者的预后（包括短期和长期）。本书对于每一方面都有单独的章节介绍。

一、危险患者的识别

识别危险因素并了解哪些患者有发生 ARDS 的风险，对于制定预防性的早期干预措施非常重要。美国危重疾病和损伤试验小组（US Critical Illness and Injury Trials Group, USCIIT）在 2013 年开发了一项肺损伤预测评分（Lung Injury Prediction Score, LIPS）系统，用以确定急性肺损伤的高危患者[5]。USCIIT 的研究人员将易感条件（如高风险创伤、高风险手术、误吸、脓毒症、休克和肺炎），与酗酒、酸中毒、呼吸急促和 $FiO_2 > 0.35$ 等风险因素结合，创建了这个评分系统。以 4 分为界值，该评分系统能够识别有发生 ALI 风险的患者，其阳性（likelihood ratio, LR）为 3.1（95%CI 2.9～3.4），阴性 LR 为 0.4（95%CI 0.3～0.5）。

同样，随着无创机械通气的使用越来越多，临床医生和研究人员都明智地认识到，ARDS 的病理生理学改变可能在有创机械通气开始之前就已经开始了，而在发生严重低氧血症之前识别这些患者与改善存活率有关[6, 7]。因此，PALICC 的作者指出了早期识别儿科患者的重要性，并提出了 PARDS "风险" 患者的定义，即 "已知的临床损害" 后 7 天内胸部 X 线上出现新的肺浸润，并需要不符合 PARDS 的 OI 或

OSI 标准的有创或无创机械通气供氧[8]。这一 "高危" 人群是未来长期的 PARDS 预防和风险调整的研究目标。

二、与 PARDS 发展相关的共病

（一）免疫缺陷

人们很早就知道，患免疫缺陷的成人和儿童患者都有发生 ARDS 的风险，而且患 ARDS 后预后会更差[9]。在最大的成人 ARDS 流行病学研究（LUNG SAFE）中，20.8% 的 ARDS 患者被确定为有某种程度的免疫受损状态[10]。作为 ARDS 的病因，这些患者的感染比例更高，预后更差，包括更高的 ICU 入住率和医院死亡率。在儿科，关于免疫缺陷的大部分早期数据来自人类免疫缺陷病毒（human immunodeficiency virus, HIV）。最近，Kitchin 博士及其同事发表了他们 2008—2009 年在南非 PICU 治疗的 90 名符合 AECC 标准 HIV 儿童的经验，在这些儿童中，作者发现了高比例的机会性感染（33% 的人感染了支气管炎、38% 的人感染了巨细胞病毒）和 30% 的总死亡率[11]。免疫功能障碍的另一个重要人群是癌症或与化疗相关的免疫抑制患者。在儿童急性呼吸窘迫综合征发病率和流行病学研究（Pediatric Acute Respiratory Distress syndrome Incidence and Epidemiology, PARDIE）中，8% 的 PARDS 患者被确认患有癌症，13% 的患者患有免疫抑制[12]。令人沮丧的是，这两组的结果分别为 51% 和 46% 的死亡率。Rowan 博士及同事将重点放在了 ICU 中造血干细胞移植（hematopoietic stem cell transplant, HSCT）患者的治疗效果上（见第 15 章）。他们的研究表明，患有呼吸衰竭的 HSCT 患者通常符合 PARDS 标准（在机械通气的第

1周达到91%），而且他们的疾病通常更严重，通气时间更长，死亡率更高[13, 14]。

（二）体重限值

成人和儿童的急性呼吸窘迫综合征和体重之间似乎有一种有趣的相互作用。2011—2012年全国健康和营养检查调查（National Health and Nutrition Examination Survey，NHANES）的结果显示，美国3.5%的儿童和青少年体重不足，而31.8%的儿童和青少年超重或肥胖[15, 16]。这两种疾病都代表营养不良的状态，并已知与各种共病有关。BMI的增加已被证明与ARDS发病风险的增加独立相关。此外，通常患ARDS体重不足的成年人死亡率很高，但对肥胖患者（特别是那些确诊为ARDS的患者）而言，却需要更长的重症监护（intensive care unit，ICU）和住院时间（hospital stay，LOS），与其他体重类别相比，其住院死亡率风险最低[17]，这被称为"肥胖悖论"。这种"肥胖悖论"在患有脓毒症或ARDS的成人中已有报道[18]。与正常体重的人相比，表现出慢性炎症和内皮细胞活化的肥胖患者，ARDS的全身炎症反应却降低了[19]，提示肥胖对危重疾病的免疫反应可能存在保护性减弱[19]。在330名受试者中，Ward及其同事发现28%的PARDS患者伴肥胖，而肥胖悖论现象在那些由全身性疾病导致PARDS患者中也被观察到[20]。

（三）环境因素

如感染性休克或重大创伤，由于其急性发作，往往是明确的灾难性触发因素。与哮喘或慢性阻塞性肺疾病等疾病过程不同，环境和患者空气质量对ARDS发展的重要性可能被忽视。然而，成人ARDS已被明确证明受吸烟的影响，因此认为环境烟雾暴露可能会影响ARDS并非

没有道理。在成人ARDS人群中，Calfee博士及其同事证明，既往吸烟和吸烟暴露的生物标志物4-（甲基亚硝基）-1-（3-吡啶）-1-丁醇均与脓毒症患者发生ARDS有关[21]。体液清除受损、上皮和内皮效应及免疫调节都可能是这种效应的基础[21]。在一项联合研究中，Reilly及其同事研究了996名危重成人创伤患者，并结合了就诊前6周的空气质量指标。有趣的是，6周内的二氧化氮、二氧化硫和小于2.5μm的颗粒物与ARDS的发生显著相关[22]。对PARDS的进一步调查可能会揭示其他易感环境因素，包括环境烟雾暴露和环境空气污染，这些都是发生或导致更严重PARDS的风险因素[23]。

（四）年龄、性别、种族和民族

众所周知，随着年龄的增长，免疫系统会发展并呈现出更多的复杂性[24-26]。与成人相比，儿童在易感条件、病因和对治疗的反应方面表现出更多的异质性患者群体[27]。年龄对ARDS发生风险和ARDS严重程度的确切影响仍未完全阐明。尽管如此，迄今为止的流行病学研究并不总是支持基于年龄的不同的PARDS转归，一些研究表明年龄越大风险越高，但大多数研究表明年龄与PARDS转归没有相关性[7, 9]。同样，这些研究也没有显示出男性或女性预后更差的风险有显著性差异。

同样，来自不同种族和民族背景的ARDS患者预后的风险因素也没有充分得到研究。成人研究表明，在一些非裔美国人和西班牙裔ARDS队列中，死亡风险增加[28]，对治疗的反应也不同，这在美国国立卫生研究院资助的液体和导管治疗试验中得到了证实[29]。可能是因为研究规模有限，对PARDS患者的儿童研究，也没有始终如一地观察到种族或民族的风险因素的差别。虽然PARDIE的研究结果

没有显示不同种族死亡风险的增加，但西班牙裔患者的死亡率（24.4%）明显高于非西班牙裔患者（14.8%）或其他种族的患者（14.4%，$P=0.013$）[12]。最后，这些研究没有涉及种族或民族对 ARDS 或 PARDS 发展风险的影响，这两种疾病的风险因素可能完全不同，最好能从遗传风险的角度进行研究。例如，Dahmer 及其同事已经确定了在非洲裔美国人和非西班牙裔高加索儿童中，参与剪接的囊性纤维化跨膜调节因子的基因多态性与肺炎相关 PARDS 的发展风险增加有关[30]。同样，这一危险因素可能在未来几年得到更全面的研究。

（五）遗传学因素

侧重于遗传因素对 PARDS 发展的影响的研究本身充满挑战，包括但不限于：①与 PARDS 发展相关的各种疾病状态；②根据定义，PARDS 诊断本身是一种综合征，而不是一个明确定义的实体，具有经过证实的诊断确证试验；③需要大量的患者来完成基因组研究。这就是说，基因组方法提供了识别新的疾病机制途径的机会，这些途径可能在未来提供药理学或其他治疗靶点。当然，随着潜在类别分析策略确定 ARDS 患者的亚表型，这些患者具有不同的治疗反应风险或不同的临床结果，对基因变异的研究可能会在亚表型中提供共同的生物学领域，或者可能发现以前未确定的亚表型。到目前为止，虽然多个单核苷酸多态性（single-nucleotide polymorphism，SNP）已经被确认与 ARDS 风险有一定的关联，但几乎所有的研究都是在成人中进行的。不足为奇的是，重现性一直是个问题。迄今为止发现的最显著功能变异是编码血管紧张素转化酶和表面活性蛋白 B（SFTPB）的变异，其中最具潜在药理靶向性的 SNP 是血管生成素 –2（ANGPT2）和白细胞介素 1 受体拮抗药（IL1RN）[31]。为了证实凝血功能失调在导致 ARDS 较差预后的意义，对参加成人 ARDS 液体和导管治疗试验的患者进行遗传学研究报道表明，血栓调节蛋白和内皮蛋白 C 受体基因的遗传变异与死亡率独立相关，与治疗试验分配无关[32]。IL1RN 编码变异体与成人 ARDS 风险降低相关的发现支持了 IL-1β 和其他 IL-1 途径细胞因子与 ARDS 风险有因果关系的理解[33]。然而，在一项对 549 名患有急性呼吸衰竭的儿童的研究中，Dahmer 及其同事却无法确定 IL-1 途径基因的遗传变异与 PARDS 有关[34]。从 2012 年开始，NHLBI 主持了一个外显子组测序项目，该项目包括对患有 ARDS 的成年人和健康对照的外显子组中的 45 000 个单核苷酸多态性进行调查。通过该项目，发现调节基因芳基硫酸酯酶 D（ASRD）在 22% 的成人 ARDS 患者和 4% 的对照组中，蛋白编码基因 XKR3 存在于 37% 的 ARDS 患者和 4% 的对照组中[35]。未来肯定会有更多的研究。

尽管目前许多研究正在进行中，但关于已发表的 PARDS 患者或 PARDS 风险患者遗传关联的文献要少得多。Wei 及其同事在 216 名 PARDS 患者与 225 名健康对照组中发现，一氧化氮合成酶 –3 基因多态性存在连锁不平衡和不同的等位基因或基因型频率[36]。如前所述，Perez-Marquez、Dahmer 及其同事确定了在社区获得性肺炎的儿童患者中，潜在的种族和民族因素对 PARDS 发展的影响[30]。具体而言，该团队确定了 5 个囊性纤维化跨膜传导调节因子（cystic fibrosis transmembrane conductance regulator，CFTR）剪切因子基因突变，这些突变基因与非裔美国儿童的 PARDS 独立相关，这些儿童没有囊性纤维化，但患有继发于社区获得性肺炎的 PARDS。在同样没有囊性纤维化的非西班牙裔高加索儿童中发现了另一种突变，它与 PARDS 发展的风险因素相关。CFTR 是肺泡上皮细胞中的一种氯离子通道，长期以来一直被认为是维持肺内液体稳态的必需组成成分，在 ARDS 时随着肺泡上皮细胞损伤的加重而受损。

三、与 PARDS 发展相关的病因

不足为奇的是，与儿童相比，更多关于成人 ARDS 相关的危险因素的研究已经完成。成人 ARDS 最常见的病因包括肺炎、肺外脓毒症、误吸、非心源性休克和创伤[37, 38]。对 ARDS 发展的传统理解是如此根深蒂固，以至于最近的研究表明，临床医生可能会在那些没有已知危险因素的患者中"遗漏" ARDS 的诊断[39]。

一种常见的假设是，儿童 ARDS 患者比成人患者更常与直接肺损伤有关。我们可以通过两项大型国际队列研究比较成人 ARDS 和 PARDS 的流行病学来检验这一假设。

在成人中，这项大型观察性研究旨在了解严重呼吸衰竭（肺安全）的全球影响，研究人员从 459 个 ICU 招募了 29 144 名患者，并使用柏林会议定义确定了 3022 名 ARDS 患者[40]。在这些患者中，ARDS 的危险因素中，肺炎占 59.4%，其次是肺外脓毒症（14.2%）、误吸（14.2%）、非心源性休克（7.5%）和创伤（4.2%）。8.3% 的患者未发现危险因素。

在儿科方面，PARDIE 研究是一项国际性的患病率研究，这项研究调查了 23 000 多名 PICU 住院患者和 12 000 名需要机械通气的患者[12]。根据 PALICC 标准，这些患者中，744 例（3.2%）被确认为患 PARDS。在 PARDS 患者中，最常见的危险因素是肺炎或下呼吸道感染（63%），其次是脓毒症（19%）、误吸（8%）、创伤（4%）、其他（3%）、溺水（1%）

和非脓毒性休克（1%）。因此，尽管柏林会议和 PALICC 对 ARDS 的定义不同，但这两项大型流行病学研究的结果强烈表明，PARDS 和 ARDS 的病因可能并不像人们假设的那样悬殊。

大部分情况下将 ARDS 和 PARDS 的病因分为直接原因和间接原因。儿童急危重症医学亚洲网络（Pediatric Acute and Critical Care Medicine Asian Network，PACCMAN）在 2018 年发表了一项比较"肺内"和"肺外" ARDS 的研究[41]。"肺外"组包括脓毒症、大量输血、烧伤、多发伤和失血性休克患者，占 307 例 PARDS 患者中的 13.4%（41 例）。在这个研究中，肺外组的死亡率更高，多器官功能障碍的比例更高，中位氧合指数也更高。一项类似的以 AECC 为标准的成人研究检查了 417 例 ARDS 患者，有 250 例（60%）由肺炎或误吸直接引起 ARDS 的直接组，以及 167 例（40%）由非肺脓毒症或胰腺炎引起 ARDS 的间接组[42]。两组病死率相似（直接组为 28%，间接组为 21%），但直接组肺损伤评分较高（3.0 vs. 2.8），间接组器官功能障碍较多（中位数：2 个器官系统 vs.1 个器官系统）。

四、直接肺损伤

（一）原发性肺部感染

在 PARDIE 的研究中，原发性肺部感染是 PARDS 最常见的原因，占确诊病例的 2/3。与脓毒症和非脓毒性休克等"间接"原因相比，这些"直接"病例的死亡率较低[12]。导致 ARDS 的原发肺部感染可能与病毒病原学、细菌病原学或两者都有关，如流感病毒导致的金黄色葡萄球菌感染。人们非常关注可能导致 ARDS 患者急剧增加的大流行病毒，如流感

（包括 H1N1 病毒、中东呼吸综合征冠状病毒和严重急性呼吸综合征冠状病毒[43]）。有趣的是，现在认为这些冠状病毒感染的极端毒力是免疫介导的，并非早期夸大的补体级联激活[44]。在儿科重症监护室中，导致上呼吸道感染和毛细支气管炎的常见病因是病毒，如呼吸道合胞病毒（respiratory syncytial virus，RSV）、腺病毒、鼻病毒和人类偏肺病毒[43, 45]。同样，引起社区获得性肺炎的常见细菌病原体也是导致 PARDS 的常见病原体，包括肺炎链球菌、流感嗜血杆菌和金黄色葡萄球菌[46]。正如预期的那样，免疫抑制也使患者面临更大的由真菌和寄生虫引起 ARDS 的风险，包括肺孢子虫病[46]。无论 ARDS 的严重程度如何，这些患者的死亡率都较高[10]。最后，由于 PALICC 的定义现在也允许慢性肺病患者被诊断为 PARDS，我们可能很快就会看到技术依赖和长期机械通气患者特有的病原体增加，这些会成为 PARDS 重要的病因。

（二）误吸

在 PARDIE 研究中，误吸被确认为 PARDS 的第三大常见病因，占发病率的 8%。误吸通常被认为是胃内容物的误吸，但也可能是家用化学品、血液和其他物质。吞咽功能障碍或意识改变会使患者误吸胃内容物的风险增加。此外，胃内容物的酸性可直接导致肺上皮损伤和中性粒细胞炎症[47]，通常称为"化学性肺炎"。来自消化道的细菌也会引起继发的吸入性肺炎[47]。

（三）创伤

可能不同于其他导致 ARDS 的机制，创伤后 ARDS 的发生是多因素的。它既可以是直接胸部创伤（包括肺挫伤），也可以继发于严重创伤后的炎症和感染[48]。创伤性 ARDS 的病理生理学机制似乎也不同于其他病因，创伤导致的

ARDS 患者中血管性血友病因子抗原、细胞间黏附分子 –1（ICAM-1）和表面活性蛋白 –D 在内的生物标志物低于其他病因导致的 ARDS[49]。

有趣的是，肺安全和 PARDIE 研究都发现创伤性 ARDS 有着相似的发生率（4%）。现在已经有几项使用美国国家创伤数据库（National Trauma Databank，NTDB）来评估儿童创伤引起的 ARDS 流行病学的研究进行。Killien 及其同事对 460 家一级或二级成人或儿童创伤中心在 2007—2016 年期间收治的 < 18 岁的 146 058 名儿童进行调查。ARDS 在所有儿童创伤患者中的发生率为 1.8%，在机械通气创伤患者中的发生率为 3.8%。损伤严重程度评分（injury severity score，ISS）是 ARDS 的一个强风险因素，整体损伤严重程度比单纯胸部创伤更能预测预后[50]。作者还发现，到达急诊室（emergency department，ED）时格拉斯哥昏迷评分（Glasgow coma scale，GCS）或呼吸频率正常的患者后来很少发展为 ARDS。发生为 ARDS 患者的死亡率为 20%。在 Killien 博士的研究中，机动车碰撞是 ARDS 最常见的病因。在另一项使用 NTDB 的研究中，De Roulet 及其同事发现，在儿童中，非意外伤害和溺水与 ARDS 的发展独立相关[51]。

五、间接肺损伤

（一）脓毒症

脓毒症是继呼吸道感染之后引起 ARDS 的第二大常见病因[12]。严重脓毒症患者的内皮激活、细胞因子介导的炎症、氧自由基和凝血级联紊乱可导致弥漫性肺泡损伤的发生[52]。鉴于脓毒症的炎症反应会触发 ARDS 中的炎症反应和细胞损伤，研究试图针对这一群体进行专门的

抗炎治疗[53, 54]。对脓毒症的详细讨论超出了本章的范围，但是对这两种疾病的病理生理学和疾病共同途径的进一步研究可以得出治疗目标。

（二）输血相关

输血是急性肺损伤和 ARDS 的一个不常见但重要的原因。输血相关急性肺损伤（transfusion-related acute lung injury，TRALI）的共识定义反映了 AECC 和柏林会议的 ARDS 定义，但肺损伤和随后的 ARDS 发生在输血期间或 6h 内[55, 56]。TRALI 可能是一种"双重打击"现象，第一次打击是患者的疾病过程，第二次打击是中性粒细胞活化和毛细血管渗漏[52, 57]。成人和儿童的研究人员都证实，输注多种血液制品，特别是富含蛋白质的血液产品，如新鲜冰冻血浆和血小板，与 ARDS（TRALI）的发生和 ARDS 的不利结果（包括更高的死亡率）有关[58-60]。

（三）非感染性全身炎症反应

任何导致全身炎症反应的疾病都会使患者面临 ARDS 的风险。一个典型的例子是急性胰腺炎引起的肺损伤，Ashbaugh 等在 1967 年也指出了这一点。释放的炎性细胞因子和趋化因子同时会导致血管内皮细胞和肺泡上皮损伤，胰腺酶和受损的肠道屏障可能会加重这种损伤[61]。血管通透性和液体渗漏的共同途径通常是 ARDS 的基础。另一个常见的全身炎症反应机制是先天性心脏病手术修复时体外循环过程中的缺血和再灌注。这可能导致包括 ARDS 在内的多器官功能障碍综合征（multiple organ dysfunction syndrome，MODS）。然而，分流术后 MODS 的预后明显好于其他治疗形式[62]。

（四）治疗可改进的方面

在 ARDS 的所有病因中，也许最有趣和最

有潜在意义的是，我们为急性呼吸衰竭患者提供的医疗中可改进的方面。呼吸支持、药物治疗和医疗服务都是预防高危患者发生 ARDS 的潜在方法。在通气开始时无 ARDS 的危重成人中进行的一项大型实践研究（PRoVENT）试图找出这些因素[63]。这项国际多中心队列研究确定了接受机械通气的患者存在 ARDS 的风险，这些患者的肺损伤预防评分为 4 分或以上。潮气量、呼气末正压和驱动压等呼吸机变量与高危及非高危患者的 ARDS 发展无关，但有趣的是，发生 ARDS 的患者中，FiO_2 更高。这项研究及其他预防 ARDS 的研究都有一个值得注意的局限性，那就是在插管时有大量的患者已经出现 ARDS[64]。Raymondos 及其同事研究了在德国大学医院和非大学医院治疗的 ARDS 患者的预后是否有所不同，发现在大学医院接受治疗的患者有生存优势[65]。在研究期间，非大学医院在使用较高的 FiO_2、较低的 PEEP 和较高的驱动压。有趣的是，这一发现与 2011 年 Noah 等的研究相吻合，即使患者当时没有因 ECMO 插管，转移到 ECMO 中心也能为那些患有 H1N1 病毒相关 ARDS 的成人带来生存优势[66]。虽然这些数据没有指出生存率提高的明确原因，但它们表明，我们对有 ARDS 风险患者的常规和支持性护理的差异可以影响疾病的发展。

再加上人们认识到，完全康复的最佳机会取决于更早开始适当的治疗，这些研究都表明有必要在病程的早期识别患者。为了进一步研究，研究人员可能会在儿童重症监护病房以外的地方招募患者，包括急诊科、手术室和急性护理医院病房。美国国立卫生研究院资助的 PETAL 网络（急性肺损伤的预防和早期治疗，http://petalnet.org）包括与急救中心合作进行早期诊断和启动支持治疗。在儿科方面，2015 年，PALICC 做出了国际公认的全面 PARDS 定

义，包含 PARDS 高危人群，如慢性肺病和先天性心脏病的患者。高危人群现在被定义为经鼻非侵入性正压治疗的患者，或者通过传统或加温的高流量鼻导管吸氧的患者，这些患者有特定的氧合障碍 [8]。在建立了这些儿科专用定义之后，PARDIE 研究者最近完成了一项关于 PARDS 和 PARDS 高危人群的国际观察性研究。传统 PARDS 研究的初步结果已经公布，同时与高危人群有关的结果，包括潜在的可改进的医疗方面的数据即将公布 [12]。

（五）急性呼吸窘迫综合征不常见的病因

病例报道和病例系列描述了 ARDS 在引起局部或全身炎症后的发展，包括肺空气栓塞 [67]、脂肪栓塞 [68]、斯蒂尔病 [69] 和疟疾 [70, 71]。神经源性肺水肿已被描述为严重神经损伤，可能与损伤后的大量交感神经激增有关 [72]。

六、与 PARDS 发病和 PARDS 发展危险相关的生物标志物

显然，炎症、血管内皮损伤、肺泡上皮损伤、纤维化和高凝状态等病理生理过程可能早在患者入住重症监护室之前就被触发和启动 [73]。在儿童和成人中进行的生物标志物研究中，高达 25% 的病例即使在低氧血症最初几天有创机械通气开始之前就已经确定了肺损伤的证据 [37, 74]。

一些研究人员已经观察到在 PARDS 诊断开始时血管内皮损伤标志物的升高。Flori 及其同事发现，在 PARDS 病程早期测量到了最高水平的血管性血友病因子抗原 [75]。Yehya 等报道了血管生成素 –2、ANG2 相似的发现 [76]，这两者都是血管内皮损伤标志物。肺泡上皮损伤特异性标志物在血浆中更难检测。Flori 及其同事发现早期可溶性细胞间黏附分子 –1

（sICAM-1）升高，这也是巨噬细胞活化的标志 [77]，而 Yehya 在 PARDS 诊断时观察到糖基化终产物可溶性受体（sRAGE）水平在晚期升高 [76]。Sapru 及其同事发现了炎症和凝血级联反应的多种标志物早期激活 [78, 79]。Zinter 等观察到基质金属蛋白酶释放到血浆中的早期证据，这是早发性纤维化的一个指标，同样发生在 PARDS 发生时。最后，ARDS 的发病机制被认为是由病原体相关分子模式和损伤相关分子模式介导的，这两种生物分子可以维持炎症反应。循环中的核小体在细胞损伤后释放到血流中，起到阻抑的作用，并影响 ARDS 的严重程度。Yehya 等测量了 PARDS 患者的循环核小体，发现其与死亡率、非肺器官衰竭和氧合障碍的严重程度有显著的独立相关性 [80]。这些研究中大多数不仅包括接受有创机械通气的 PARDS 患者，而且还包括那些符合 PARDS 标准的接受无创通气的患者，这表明在这些级联反应中，病理生理学可以被更早地识别出来。

这些研究都反映了与 PARDS 发病相关的生物标志物。如前所述，下一阶段的研究必须努力在高危患者发展为 PARDS 之前进行识别。识别这些危险因素有助于临床医生在患者病程早期调整监测和（或）启动肺保护策略，以预防 PARDS 的发展。同样，更好地识别那些有发生 PARDS 风险的患者可能使研究人员能够使用新的治疗方法，这些疗法可以在患者病程的早期启动，并可能使用非侵入性方式（即吸入治疗，非侵入性呼吸支持的替代方式）。

PARDS 的镇静治疗恢复试验纳入了继发于原发性肺部或呼吸道疾病的需要有创机械通气的急性呼吸衰竭患者 [81]。尽管如此，RESTORE 研究已经可以在 PARDS 发病之前对患有急性呼吸衰竭的儿童进行潜在的识别。急性肺损伤儿童的遗传变异和生物标志物（BALI，

R01HL095410）是一项前瞻性研究，呼吸衰竭镇静滴定的随机评估（RESTORE，U01 HL086622）是一项临床试验。BALI 试验旨在检测可能患有急性呼吸衰竭儿童中特异性血浆蛋白和遗传生物标志物与 PARDS 的关系。参与 RESTORE 的 31 个 PICU 中有 22 个自愿参加了这项研究。共有 69% 的患者（n=378）符合 PARDS 标准，83% 的 PARDS 患儿（n=312）在插管当天（研究第 0 天）符合标准；另有 11%（n=42）在研究第 1 天符合标准，其余 6% 在研究第 2～5 天符合标准。与无 PARDS 的患者相比，PARDS 患者在插管后第 3 天血浆 IL-1ra 水平显著升高（$P < 0.0001$）。此外，对天数进行的多变量回归分析证明了 IL-1ra（OR=1.30，95%CI 1.10～1.52，P=0.002）和 PARDS 的天数显著相关（$P < 0.05$），与年龄和 PRISM-Ⅲ 无关。来自 BALI 试验的关于其他炎症标志物、血浆表面活性蛋白测量和凝血功能紊乱标志物的其他数据即将公布。尽管进行了这些工作，以及 RESTORE 研究了急性呼吸衰竭患者，他们包含 4 项 PARDS 的风险因素和病因，但是约 90% 的患者在 RESTORE 研究的第 1 天就达到了 PARDS 的标准，从而再次限制了找到可在 PARDS 发病之前和允许临床医生使用这些标志物测量来启动预防性治疗时间范围内的生物标志物的机会。这些数据很好地佐证了来自肺安全研究的成人数据，在该研究中，只有 7% 的成人最终发展为 ARDS，这些患者是在急性低氧性呼吸衰竭第 2 天之后发生的[40]。

七、ARDS 和 PARDS 亚型潜在分类的分析与识别

到目前为止，还没有任何药物治疗被最终证明能有效降低成人或儿童 ARDS 的死亡率或发病率[82, 83]。到目前为止所测试的药物治疗失败的部分原因是 ARDS 患者的异质性。Iwashyna 博士及其同事证明急性呼吸衰竭患者的异质性可以通过以下方式显著影响临床试验结果：①虽然高危亚组（亚表型）患者实际上可能从治疗中受益，但对整个研究没有益处，从而导致阴性试验；②尽管患者的亚组（亚表型）可能会因治疗而受到损害，但对整个研究显示益处，导致阳性试验结果[84]。最近该领域的共识是，旨在识别高危患者和根据潜在病理差异选择可能对治疗有反应的患者的预测策略应该用于 ARDS 患者的研究，以识别更有可能降低发病率和死亡率的靶向治疗。

最近，Calfee 和 Delucci 博士使用潜伏期分类分析（latent class analysis，LCA）在成人 ARDS 患者中确定了两种新的亚型，它们具有不同的生物标志物特征、临床和生物学特征、临床结果和治疗反应[85-87]。之后，他们的团队使用来自 NHLBI 资助的其他成人 ARDS 试验的数据，独立地复制了相同的两个 ARDS 亚型（表 4-1）。高炎症性 ARDS 亚型的部分特征是血浆炎症生物标志物〔IL-6、IL-8、可溶性肿瘤坏死因子受体 -1（sTNFr-1）、纤溶酶原激活物抑制因子 -1（PAI-1）、血管生成素 -2（Ang-2）、晚期糖基化终产物受体（RAGE）和蛋白 C〕降低，死亡率增加 20%～30%，机械通气时间延长约 10 天。高炎症性患者可优先受益于较高的 PEEP 和限制性液体治疗。这两个亚型似乎在达到 ARDS 标准后病情至少稳定到 3 天。目前还没有研究确定儿童的 PARDS 亚型，主要是因为直到最近还没有大规模的 PARDS 儿童研究。再次强调，对于这些患者群体来说，这肯定是"下一步"研究方向。

表 4-1 ARDS 亚型对治疗的不同反应

	干预后低炎症亚型的死亡率	干预后高炎症亚型的死亡率	对照低炎症亚型的死亡率	控制高炎症亚型的死亡率
ALVEOLI [a]	24%	42%	16%	51%
FACCT [a]	26%	40%	18%	50%
HARP [b]	17%	32%	16%	45%

ALVEOLI. 低潮气量和呼气末容积升高消除肺损伤试验；FACCT. 液体和管路治疗试验；HARP. 他汀类治疗急性肺损伤试验

a. 90 天死亡率；b. 28 天死亡率

参 考 文 献

[1] Ashbaugh D, Boyd Bigelow D, Petty T, Levine B. Acute respiratory distress in adults. Lancet. 1967 Aug 12;290(7511):319–23.

[2] Bernard GR, Artigas A, Brigham KL, Cat-let J, Falke K, Hudson L, et al. Report of the American–European consensus conference on acute respiratory distress syndrome: definitions, mechanisms, relevant outcomes, and clinical trial coordination. Consensus Committee. J Crit Care. 1994 Mar;9(1):72–81.

[3] Ranieri VM, Rubenfeld GD, Thompson BT, Ferguson ND, Caldwell E, Fan E, et al. Acute respiratory distress syndrome: the Berlin definition. JAMA. 2012 Jun 20;307(23):2526–33.

[4] Pediatric Acute Lung Injury Consensus Conference Group TPALICC. Pediatric acute respiratory distress syndrome: consensus recommendations from the pediatric Acute lung injury consensus conference. Pediatr Crit Care Med. 2015 Jun;16(5):428–39.

[5] Gajic O, Dabbagh O, Park PK, Adesanya A, Chang SY, Hou P, et al. Early identification of patients at risk of acute lung injury: evaluation of lung injury prediction score in a multicenter cohort study. Am J Respir Crit Care Med. 2011;183(4):462–70.

[6] Zinter MS, Orwoll BE, Spicer AC, Alkhouli MF, Calfee CS, Matthay MA, et al. Incorporating inflammation into mortality risk in pediatric acute respiratory distress syndrome. Crit Care Med. 2017 May;45(5):858–66.

[7] Flori HR, Glidden DV, Rutherford GW, Matthay MA. Pediatric acute lung injury: prospective evaluation of risk factors associated with mortality. Am J Respir Crit Care Med. 2005 May 1;171(9):995–1001.

[8] Jouvet P, Thomas NJ, Willson DF, Erickson S, Khemani R, Smith L, et al. Pediatric acute respiratory distress syndrome: consensus recommendations from the pediatric acute lung injury consensus conference. Pediatr Crit Care Med. 2015;16:428–39.

[9] Erickson S, Schibler A, Numa A, Nuthall G, Yung M, Pascoe E, et al. Acute lung injury in pediatric intensive care in Australia and New Zealand – a prospective, multicenter, observational study. Pediatr Crit Care Med. 2007 Jul;8(4):317–23.

[10] Cortegiani A, Madotto F, Gregoretti C, Bellani G, Laffey JG, Pham T, et al. Immunocompromised patients with acute respiratory distress syndrome: secondary analysis of the LUNG SAFE database. Crit Care. 2018 Jun 12;22(1):157.

[11] Kitchin OP, Masekela R, Becker P, Moodley T, Risenga SM, Green RJ. Outcome of human immunodeficiency virus-exposed and –infected children admitted to a pediatric intensive care unit for respiratory failure*. Pediatr Crit Care Med. 2012 Sep;13(5):516–9.

[12] Khemani RG, Smith L, Lopez-Fernandez YM, Kwok J, Morzov R, Klein MJ, et al. Paediatric acute respiratory distress syndrome incidence and epidemiology (PARDIE): an international, observational study. Lancet Respir Med. 2018;2600(18):1–14.

[13] Rowan CM, Smith LS, Loomis A, McArthur J, Gertz SJ, Fitzgerald JC, et al. Pediatric Acute respiratory distress syndrome in pediatric allogeneic hematopoietic stem cell transplants: a multicenter study. Pediatr Crit Care Med. 2017;18(4):304–9.

[14] Rowan CM, Gertz SJ, McArthur J, Fitzgerald JC, Nitu ME, Loomis A, et al. Invasive mechanical ventilation and mortality in pediatric hematopoietic stem cell transplantation: a multicenter study. Pediatr Crit Care Med. 2016;17(4):294–302.

[15] Ogden CL, Carroll MD, Kit BK, Flegal KM. Prevalence of childhood and adult obesity in the United States, 2011–2012. JAMA. 2014 Feb 26;311(8):806–14.

[16] Fryar CD, Carroll MD, Ogden CL. Prevalence of underweight among children and adolescents Aged 2–19 Years: United States, 1963–1965 Through 2013–2014

[Internet]. CDC; 2018; Available from: https://www.cdc.gov/nchs/data/hestat/underweight_child_15_16/underweight_child_15_16.htm.

[17] Gong MN, Bajwa EK, Thompson BT, Christiani DC. Body mass index is associated with the development of acute respiratory distress syndrome. Thorax. 2010;65(1):44–50.

[18] Zhi G, Xin W, Ying W, Guohong X, Shuying L. "Obesity paradox" in acute respiratory distress syndrome: asystematic review and meta-analysis, Zhao YY, editor. PLoS One. 2016 Sep 29;11(9):e0163677.

[19] Stapleton RD, Dixon AE, Parsons PE, Ware LB, Suratt BT. The association between BMI and plasma cytokine levels in patients with acute lung injury. Chest. 2010 Sep;138(3):568–77.

[20] Ward SL, Gildengorin V, Valentine SL, Sapru A, Curley MAQ, Thomas N, et al. Impact of weight extremes on clinical outcomes in pediatric Acute respiratory distress syndrome. Crit Care Med. 2016;44(11):2052–9.

[21] Calfee CS, Matthay MA, Kangelaris KN, Siew ED, Janz DR, Bernard GR, et al. Cigarette smoke exposure and the acute respiratory distress syndrome. Crit Care Med. 2015 Sep;43(9):1790–7.

[22] Reilly JP, Zhao Z, Shashaty MGS, Koyama T, Christie JD, Lanken PN, et al. Low to moderate air pollutant exposure and acute respiratory distress syndrome after severe trauma. Am J Respir Crit Care Med. 2018;6:rccm.201803–0435OC.

[23] Lin H, Tao J, Kan H, Qian Z, Chen A, Du Y, et al. Ambient particulate matter air pollution associated with acute respiratory distress syndrome in Guangzhou, China. J Expo Sci Environ Epidemiol. 2018;28(4):392–9.

[24] Temming P, Schultz C, Muller-Steinhardt M, Adam N, Hartel C, Strunk T. Cytokine responses correlate differentially with age in infancy and early childhood. Clin Exp Immunol. 2005 Dec 29;142(3):50929083117001.

[25] Shearer WT, Rosenblatt HM, Gelman RS, Oyomopito R, Plaeger S, Stiehm ER, et al. Lymphocyte subsets in healthy children from birth through 18 years of age: the pediatric AIDS Clinical Trials Group P1009 study. J Allergy Clin Immunol. 2003 Nov;112(5):973–80.

[26] Shahabuddin S, al Ayed IH, El-Rad MO, Qureshi MI. Lymphocyte subset reference ranges in healthy Saudi Arabian children. Pediatr Allergy Immunol. 1998 Feb;9(1):44–8.

[27] Thomas NJ, Jouvet P, Willson D. Acute lung injury in children – kids really aren't just "little Adults". Pediatr Crit Care Med. 2013 May;14(4):429–32.

[28] Erickson SE, Shlipak MG, Martin GS, Wheeler AP, Ancukiewicz M, Matthay MA, et al. Racial and ethnic disparities in mortality from acute lung injury. Crit Care Med. 2009 Jan;37(1):1–6.

[29] Jolley SE, Hough CL, Clermont G, Hayden D, Hou S, Schoenfeld D, et al. Relationship between race and the effect of fluids on long-term mortality after Acute respiratory distress syndrome. Secondary analysis of the National Heart, Lung, and Blood Institute fluid and catheter treatment trial. Ann Am Thorac Soc. 2017 Sep;14(9):1443–9.

[30] Perez-Marques F, Simpson P, Yan K, Quasney MW, Halligan N, Merchant D, et al. Association of polymorphisms in genes of factors involved in regulation of splicing of cystic fibrosis transmembrane conductance regulator mRNA with acute respiratory distress syndrome in children with pneumonia. Crit Care. 2016 Dec 5;20(1):281.

[31] Reilly JP, Christie JD, Meyer NJ. Fifty years of research in ARDS. Genomic contributions and opportunities. Am J Respir Crit Care Med. 2017 Nov 1;196(9): 1113–21.

[32] Sapru A, Liu KD, Wiemels J, Hansen H, Pawlikowska L, Poon A, et al. Association of common genetic variation in the protein C pathway genes with clinical outcomes in acute respiratory distress syndrome. Crit Care. 2016 Dec 23;20(1):151.

[33] Meyer NJ, Feng R, Li M, Zhao Y, Sheu CC, Tejera P, et al. IL 1RN coding variant is associated with lower risk of acute respiratory distress syndrome and increased plasma IL-1 receptor antagonist. Am J Respir Crit Care Med. 2013;187(9):950–9.

[34] Dahmer MK, Quasney MW, Sapru A, Gildengorin G, Curley MAQ, Matthay MA, et al. Interleukin-1 receptor antagonist is associated with pediatric acute respiratory distress syndrome and worse outcomes in children with acute respiratory failure*. Pediatr Crit Care Med. 2018;19(10):930–8.

[35] Shortt K, Chaudhary S, Grigoryev D, Heruth DP, Venkitachalam L, Zhang LQ, et al. Identification of novel single nucleotide polymorphisms associated with acute respiratory distress syndrome by exome-seq. Zhao YY, editor. PLoS One 2014 Nov 5;9(11):e111953.

[36] Wei L, An Y, Wang J. Association between functional polymorphisms in the nitric oxide synthase 3 gene and pediatric acute respiratory distress syndrome. Genet Mol Res. 2016;15(3):17–8.

[37] Bellani G, Laffey JG, Pham T, Fan E. The LUNG SAFE study: a presentation of the prevalence of ARDS according to the Berlin definition! Crit Care. 2016;20(1):268.

[38] Eworuke E, Major JM, Gilbert McClain LI. National incidence rates for Acute respiratory distress syndrome (ARDS) and ARDS cause-specific factors in the United States (2006–2014). J Crit Care. 2018 Oct;47:192–7.

[39] Sjoding MW, Hofer TP, Co I, McSparron JI, Iwashyna TJ. Differences between patients in whom physicians

agree and disagree about the diagnosis of Acute Respiratory Distress Syndrome. Ann Am Thorac Soc. 2019;16(2):258–64. https://www.atsjournals. org/doi/10.1513/AnnalsATS.201806–434OC.

[40]　Bellani G, Laffey JG, Pham T, Fan E, Brochard L, Esteban A, et al. Epidemiology, patterns of care, and mortality for patients with acute respiratory distress syndrome in intensive care units in 50 countries. JAMA. 2016;315(8):788–800.

[41]　Kallet RH, Zhuo H, Ho K, Lipnick MS, Gomez A, Matthay MA. Lung injury etiology and other factors influencing the relationship between deadspace fraction and mortality in ARDS. Respir Care. 2017;62(10)0:1241–8.

[42]　Luo L, Shaver CM, Zhao Z, Koyama T, Calfee CS, Bastarache JA, et al. Clinical predictors of hospital mortality differ between direct and indirect ARDS. Chest. 2017;151(4):755–63.

[43]　Shah RD, Wunderink RG. Viral pneumonia and acute respiratory distress syndrome. Clin Chest Med. 2017;38(1):113–25.

[44]　Gralinski LE, Sheahan TP, Morrison TE, Menachery VD, Jensen K, Leist SR, et al. Complement activation contributes to severe acute respiratory syndrome coronavirus pathogenesis. Subbarao K, editor. MBio 2018 Oct 9;9(5) e01753–18.

[45]　Timmons O. Infection in pediatric Acute respiratory distress syndrome. Semin Pediatr Infect Dis. 2006; 17(2):65–71.

[46]　Papazian L, Calfee CS, Chiumello D, Luyt CE, Meyer NJ, Sekiguchi H, et al. Diagnostic workup for ARDS patients. Intensive Care Med. 2016;42(5):674–85.

[47]　Raghavendran K, Nemzek J, Napolitano LM, Knight PR. Aspiration-induced lung injury. Crit Care Med. 2011;39(4):818–26.

[48]　Pfeifer R, Heussen N, Michalewicz E, Hilgers RD, Pape HC. Incidence of adult respiratory distress syndrome in trauma patients: a systematic review and meta-analysis over a period of three decades. J Trauma Acute Care Surg. 2017;83(3):496–506.

[49]　Calfee CS, Eisner MD, Ware LB, Thompson BT, Parsons PE, Wheeler AP, et al. Trauma-associated lung injury differs clinically and biologically from acute lung injury due to other clinical disorders. Crit Care Med. 2007;35(10):2243–50.

[50]　Killien EY, Mills B, Watson RS, Vavilala MS, Rivara FP. Risk factors on hospital arrival for acute respiratory distress syndrome following pediatric trauma. Crit Care Med. 2018;46(12):e1088–96.

[51]　de Roulet A, Burke RV, Lim J, Papillon S, Bliss DW, Ford HR, et al. Pediatric trauma-associated acute respiratory distress syndrome: Incidence, risk factors, and outcomes [Internet]. J Pediatr Surg. 2018; https://doi.org/10.1016/j.jpedsurg.2018.07.005.

[52]　Ware LB. Pathophysiology of acute lung injury and the acute respiratory distress syndrome. Semin Respir Crit Care Med. 2006 Aug;27(4):337–49.

[53]　National Heart, Lung and BIACTN, Truwit JD, Bernard GR, Steingrub J, Matthay MA, Liu KD, et al. Rosuvastatin for sepsis-associated acute respiratory distress syndrome. N Engl J Med. 2014 Jun 5;370(23):2191–200.

[54]　Mckown AC, Mcguinn EM, Ware LB, Wang L, Janz DR, Rice TW, et al. Preadmission oral corticosteroids are associated with reduced risk of acute respiratory distress syndrome in critically Ill adults with sepsis. Crit Care Med. 2017;45(5):774–80.

[55]　Lieberman L, Petraszko T, Yi QL, Hannach B, Skeate R. Transfusion-related lung injury in children: a case series and review of the literature. Transfusion. 2014;54(1):57–64.

[56]　Mulder HD, Augustijn QJJ, van Woensel JB, Bos AP, Juffermans NP, Wösten-van Asperen RM. Incidence, risk factors, and outcome of transfusion-related acute lung injury in critically ill children: a retrospective study. J Crit Care. 2015;30(1):55–9.

[57]　Caudrillier A, Looney MR. Platelet-neutrophil interactions as a target for prevention and treatment of transfusion-related acute lung injury. Curr Pharm Des. 2012;18(22):3260–6.

[58]　Khan H, Belsher J, Yilmaz M, Afessa B, Winters JL, Moore SB, et al. Fresh-frozen plasma and platelet transfusions are associated with development of Acute lung injury in critically ill medical patients. Chest. 2007 May;131(5):1308–14.

[59]　Labarinas S, Arni D, Karam O. Plasma in the PICU: why and when should we transfuse? Ann Intensive Care. 2013 Jun 2;3(1):16.

[60]　Church GD, Matthay MA, Liu K, Milet M, Flori HR. Blood product transfusions and clinical outcomes in pediatric patients with acute lung injury*. Pediatr Crit Care Med. 2009 May;10(3):297–302.

[61]　Zhou MT, Chen CS, Chen BC, Zhang QY, Andersson R. Acute lung injury and ARDS in acute pancreatitis: mechanisms and potential intervention. World J Gastroenterol. 2010;16(17):2094–9.

[62]　Upperman JS, Bucuvalas JC, Williams FN, Cairns BA, Cox CS, Doctor A, et al. Specific etiologies associated with the multiple organ dysfunction syndrome in children: part 2. Pediatr Crit Care Med. 2017;18(3):S58–66.

[63]　Neto AS, Barbas CSV, Simonis FD, Artigas-Raventós A, Canet J, Determann RM, et al. Epidemiological characteristics, practice of ventilation, and clinical outcome in patients at risk of acute respiratory distress syndrome in intensive care units from 16 countries (PRoVENT): an international, multicentre, prospective study. Lancet Respir Med. 2016;4(11):882–93.

[64]　Matthay MA. Challenges in predicting which patients will

develop ARDS. Lancet Respir Med. 2016 Nov;4(11):847–8.

[65] Raymondos K, Dirks T, Quintel M, Molitoris U, Ahrens J, Dieck T, et al. Outcome of acute respiratory distress syndrome in university and non-university hospitals in Germany. Crit Care. 2017 Dec 30;21(1):122.

[66] Noah MA, Peek GJ, Finney SJ, Griffiths MJ, Harrison DA, Grieve R, et al. Referral to an extracorporeal membrane oxygenation center and mortality among patients with severe 2009 influenza A(H1N1). JAMA. 2011 Oct 19;306(15):1659–68.

[67] Einecke G, Beutel G, Hoeper MM, Kielstein JT. The answer is blowing in the wind: an uncommon cause for severe ARDS accompanied by circulatory insufficiency requiring extracorporeal membrane oxygenation. BMJ Case Rep. 2017;2017:1–5.

[68] Chen HI. From neurogenic pulmonary edema to fat embolism syndrome: a brief review of experimental and clinical investigations of acute lung injury and acute respiratory distress syndrome. Chin J Physiol. 2009 Nov 30;52(5 Suppl):339–44.

[69] Iglesias J, Sathiraju S, Marik PE. Severe systemic inflammatory response syndrome with shock and ARDS resulting from Still's disease: clinical response with high-dose pulse methylprednisolone therapy. Chest. 1999;115(6):1738–40.

[70] Price L, Planche T, Rayner C, Krishna S. Acute respiratory distress syndrome in Plasmodium vivax malaria: case report and review of the literature. Trans R Soc Trop Med Hyg. 2007;101(7):655–9.

[71] Rahman AKA, Sulaiman FN. Plasmodium vivax malaria presenting as acute respiratory distress syndrome: a case report. Trop Dr. 2013 Apr 24;43(2):83–5.

[72] Sedý J, Zicha J, Kunes J, Jendelová P, Syková E. Mechanisms of neurogenic pulmonary edema development. Physiol Res. 2008;57(4):499–506.

[73] Orwoll BE, Sapru A. Biomarkers in pediatric ARDS: future directions. Front Pediatr. 2016 Jun 1;4:55.

[74] Sapru A, Flori H, Quasney MW, Dahmer MK. Pathobiology of acute respiratory distress syndrome. Pediatr Crit Care Med. 2015;16(5):S6–22.

[75] Flori HR, Ware LB, Milet M, Matthay MA. Early elevation of plasma von Willebrand factor antigen in pediatric acute lung injury is associated with an increased risk of death and prolonged mechanical ventilation. Pediatr Crit Care Med. 2007 Mar;8(2):96–101.

[76] Yehya N, Thomas NJ, Meyer NJ, Christie JD, Berg RA, Margulies SS. Circulating markers of endothelial and alveolar epithelial dysfunction are associated with mortality in pediatric acute respiratory distress syndrome. Intensive Care Med. 2016;42:1137–45.

[77] Flori HR, Ware LB, Glidden D, Matthay MA. Early elevation of plasma soluble intercellular adhesion molecule-1 in pediatric acute lung injury identifies patients at increased risk of death and prolonged mechanical ventilation. Pediatr Crit Care Med. 2003 Jul;4(3):315–21.

[78] Orwoll BE, Spicer AC, Zinter MS, Alkhouli MF, Khemani RG, Flori HR, et al. Elevated soluble thrombomodulin is associated with organ failure and mortality in children with acute respiratory distress syndrome (ARDS): a prospective observational cohort study. Crit Care. 2015;19:435.

[79] Sapru A, Curley MAQ, Brady S, Matthay MA, Flori H. Elevated PAI-1 is associated with poor clinical outcomes in pediatric patients with acute lung injury. Intensive Care Med. 2010 Jan;36(1):157–63.

[80] Yehya N, Thomas NJ, Margulies SS. Circulating nucleosomes are associated with mortality in pediatric acute respiratory distress syndrome. Am J Physiol Lung Cell Mol Physiol. 2016;310(11):L1177–84.

[81] Curley MAQ, Wypij D, Watson RS, Grant MJC, Asaro LA, Cheifetz IM, et al. Protocolized sedation vs usual care in pediatric patients mechanically ventilated for acute respiratory failure: a randomized clinical trial. JAMA. 2015 Jan 27;313(4):379–89.

[82] Frank AJ, Thompson BT. Pharmacological treatments for acute respiratory distress syndrome. Curr Opin Crit Care. 2010 Feb;16(1):62–8.

[83] Prescott HC, Calfee CS, Thompson BT, Angus DC, Liu VX. Toward smarter lumping and smarter splitting: rethinking strategies for sepsis and acute respiratory distress syndrome clinical trial design. Am J Respir Crit Care Med. 2016 Jul 15;194(2):147–55.

[84] Iwashyna TJ, Burke JF, Sussman JB, Prescott HC, Hayward RA, Angus DC. Implications of heterogeneity of treatment effect for reporting and analysis of randomized trials in critical care. Am J Respir Crit Care Med. 2015 Nov 1;192(9):1045–51.

[85] Famous KR, Delucchi K, Ware LB, Kangelaris KN, Liu KD, Thompson BT, et al. Acute respiratory distress syndrome subphenotypes respond differently to randomized fluid management strategy. Am J Respir Crit Care Med. 2017;195(3):331–8.

[86] Calfee CS, Delucchi K, Parsons PE, Thompson BT, Ware LB, Matthay MA. Subphenotypes in acute respiratory distress syndrome: latent class analysis of data from two randomised controlled trials. Lancet Respir Med. 2014;2(8):611–20.

[87] Delucchi K, Famous KR, Ware LB, Parsons PE, Thompson BT, Calfee CS, et al. Stability of ARDS subphenotypes over time in two randomised controlled trials. Thorax. 2018 May;73(5):439–45.

第 5 章　儿童急性呼吸窘迫综合征的影像学和监测

Imaging and Monitoring in Pediatric Acute Respiratory Distress Syndrome

Atsushi Kawaguchi　Philippe Jouvet　著

靳　垚　译

程东良　校

缩略语

AVDSf	alveolar dead space fraction	肺泡无效腔分数
CT	computed tomography	CT 检查
EA_{di}	electrical activity of diaphragm	膈肌电活动
EIT	electric impedance tomography	电阻抗断层成像
FiO_2	fraction of inspired oxygen	吸入氧浓度
FRC	functional residual capacity	功能残气量
LIS	lung injury score	肺损伤评分
NVE	neuroventilatory efficiency	神经通气效率
OI	oxygen index	氧合指数
OSI	oxygen saturation index	氧饱和度指数
PF	PaO_2/FiO_2	PaO_2 与 FiO_2 的比值
PaO_2	partial pressure of oxygen	氧分压
Paw	mean airway pressure	平均气道压
P_{di}	transdiaphragmatic pressure	跨膈压
P_{dimax}	maximum inspiratory transdiaphragmatic pressure	最大吸气跨膈压
PE_{max}	expiratory muscle strength	最大呼气压
P_{es}	esophageal pressure	食管内压
PET	positron emission tomography	正电子发射断层扫描
P_{ga}	gastric pressure	胃内压
PI_{max}	global inspiratory	最大吸气压
PRP	pressure–rate product	压力 – 倍率积

RIP	respiratory inductive plethysmography	呼吸感应体积描记术
SF	SpO_2/FiO_2	SpO_2 与 FiO_2 的比值
SpO_2	oxygen saturation	经皮氧饱和度
T_i	inspiratory time	吸气时间
TTI	tension–time index	张力时间指数
TT_{mus}	noninvasive TTI	无创张力时间指数
T_{tot}	total respiratory cycle time	总呼吸周期时间
X-ray	radiograph	X 线

一、影像学

检查和正确理解胸部影像学对于 PARDS 的诊断和治疗至关重要。在本节中，我们将从对 PARDS 的评估、诊断及其作为评估（PARDS）治疗效果工具的角度，总结每种影像学方式的作用（表 5–1）。

（一）胸部 X 线

1 概述

胸部 X 线对 PARDS 的诊断和治疗至关重要，自 ARDS 最初被定义以来，其就在诊断中发挥了关键作用[1–3]。它也被认为是确定和检查医疗置管的正确位置及监测气胸等并发症的重要方式。然而，其诊断敏感性差。常规胸部 X 线合适的频率及不同观察者的主观性一直是争论的话题。

2. 诊断

20 多年来，对 ARDS 肺阴影范围和分布的评估仅限于胸部 X 线[1]。在柏林会议的 ARDS 定义中，放射学标准更为明确，限定它应包括双侧浸润，无法用胸腔积液、肺不张或结节完全解释[2]。在成人 ARDS 中，当严格采用先前的 ARDS 定义中放射学标准（胸部 X 线示双侧浸润）时，敏感性较好，但特异性较低。ARDS 在组织学上不一定会转化为

弥漫性肺泡损伤。将双侧肺部浸润纳入 ARDS 定义的主要论点是考虑到其可以区分局部病变（如大叶性肺炎）和弥漫性炎症过程[1]。然而，胸部 X 线检测肺实质炎症和水肿的敏感性较低，再加上观察者的不同，进一步降低了胸部 X 线在 PARDS 诊断和管理中的价值[4, 5]。出于这个原因和其他原因考虑，新的 PARDS 标准主张从定义中删除对双侧肺部浸润的要求[6]。

3. 在管理中使用

通常，需定期复查胸部 X 线以监测疾病的进展、有无并发症的出现及检查气管和置管是否在正确位置。PARDS 患儿检查胸部 X 线的最佳频率尚未确定。尽管一些成人研究报道了按需行胸部 X 线检查的策略可能存在益处，即在不影响医疗质量或安全性的情况下减少了其在机械通气患者中的使用，但最近的一项系统评价得到的结论是 ICU 患者放弃常规胸部 X 线检查的安全性仍不确定[7, 8]。在儿科群体中，常规（每天 1 次）胸部 X 线检查与治疗方案的变更或干预可能存在更高的相关性。然而，鉴于超声等其他更少侵袭性诊断成像技术的进步，应考虑常规和按需完善胸部 X 线检查的必要性[9]。

4. 影像诊断自动化

尽管胸部 X 线有局限性，但其操作简单、成本相对较低且可广泛使用，仍然是管

表 5-1　胸部影像学在 PARDS 的诊断和管理中的作用

图　像	临床和生理信息	优　点	劣　势	风险与未知
X 线	• 病因诊断 • PEEP 调整 • 并发症的检测	• 可在床旁使用	• 敏感性和特异性较差 • 主观性大	• 辐射暴露 • 按需或常规
CT	• 病因诊断 • PEEP 调整 • （同质性、可复张性）	• 灵敏性更高	• 对及时采取后续行动方面的挑战 • 对分辨率的依赖性	• 辐射暴露 • 转运风险
超声	• 病因诊断 • PEEP 调整（同质性、可复张性） • 识别新的并发症 • 心肺相互作用 • 膈肌功能评估	• 可重复性 • 无辐射	• 技术难度大 • 量化挑战	• 耐受性 • 并发感染
EIT	• PEEP 调整（同质性、可复张性） • 肺灌注	• 实时监控 • 直观的视觉辅助 • 无辐射	• 技术难度大 • 受胸廓影响	• 皮肤损伤或不适
PET	• 区域肺灌注 • 肺血管通透性 • 肺内炎性细胞的代谢活性	• 可与其他成像结合 • 无辐射	• 技术难度大 • 操作时间长	• 转运风险

理 PARDS 的重要工具。最近的一项大型国际流行病学研究表明，双侧浸润的患者比例随着 PARDS 严重程度的增加而增加，与单侧浸润相比，双侧浸润的这些患者死亡率更高[3]。人工智能已被用来协助标准化胸部 X 线的应用，并且可能在 PARDS 中发挥作用[10]。

（二）胸部计算机断层扫描

1 概述

胸部计算机断层扫描（computed tomography, CT）在 PARDS 的诊断和管理中起着重要作用。胸部 CT 可以更好地了解 PARDS 通气不良肺区的分布，以及重力对疾病分布的影响。

2. 诊断

胸部 CT 通过单个像素中 Hounsfield 单位的直接视觉分析或定量测量，可以精确评估肺通气、实变或过度扩张[11]。可以通过分析肺特定区域的影像学表现来识别不同肺区的通气程度，从完全不通气到过度通气的组织[12, 13]。现代多层螺旋 CT 扫描仪具有更好的灵敏度，可能会让我们对 PARDS 有更多了解[11]。

3. 在管理中的应用

在成人中，胸部 CT 作为指导呼吸机设置和评估肺可复张性监测工具的作用已经得到了充分的研究[11, 12, 14-16]。通过对肺复张和过度充气的评估来设置 PEEP 和 VT 已被认为是金标准。与单层 CT 相比，现代多层螺旋 CT 扫描有助于评估各种复张方案的效果，并提供更精确的诊断信息[11, 17, 18]。在儿科人群中，只有一个病例队列研究探讨了在复张方案实施后通过胸部 CT 评估肺通气的可行性[19]。因此，胸部 CT 对 PARDS 中肺通气评估的临床影响仍不清楚。由于胸部 CT 存在辐射暴露相关的高风险，并且需要将危重患者转运到 CT 检查室[20-23]，因此 PARDS 患者并不常规进行胸部 CT 检查。

（三）超声

1 概述

因肺部超声简单、可重复和无辐射的优点，目前已广泛用于儿科临床。它可将 PARDS 与其他疾病区分开来，并用于评估治疗效果。然而，就其有效性和技术标准化而言，PARDS 中的超声证据仍然很少。

2. 诊断

充满气体的解剖结构不传输超声波。因此，我们只能从完整的肺或被胸腔积液包围的肺中获得真实的结构图像。肺中的空气可以产生各种模式的"伪影"，这可以帮助我们了解某些病理生理条件。正常健康或过度充气的肺会产生平行于胸膜线的水平伪影图案，称为"A 线"，而部分通气缺失导致纵向激光图案的伪影，称为"B 线"。B 线的空间分布模式和数量可用于评估充气等级。特别是，我们可以在 ARDS 肺中看到多条 B 线，具有异质性和非重力依赖性分布、胸膜增厚和肺滑动减少[13, 24, 25]。超声图像可以使用四种超声检查结果进行半定量评估，如正常模式、多间隔 B 线、合并 B 线和实变[25]。

3. 在管理中的应用

肺部超声可用于监测通气变化和包括肺复张策略在内的治疗效果。在成人患者中，肺部超声已被充分验证，可发现胸腔积液、心源性肺水肿、肺泡间质综合征、呼吸机相关性肺炎、胸腔积液和气胸等疾病，并且在危重患者中的应用优于胸部 X 线，特别是对于气胸和胸腔积液，具有非常高的诊断准确性[13, 24-29]。它还可用于评估心肺交互作用，包括心腔的右向左分流，以指导对 ARDS 患者的治疗干预。尽管如此，在儿科人群中常规使用肺部超声的证据仍然有限[30, 31]。

可以通过追踪超声检查结果的变化（包括对肺复张策略的反应）来评估肺通气的情况。例如，与局灶性通气功能丧失的患者相比，弥漫性通气功能丧失的 ARDS 患者需更高水平的 PEEP 来使肺复张。A 线表示肺正常通气或过度通气，间隔均匀的 B 线表示肺通气中度降低，融合的 B 线表示肺通气严重降低，弥漫性 B 线表示肺通气功能完全丧失。

肺部超声可以在床旁进行，从而避免了转运危重儿童可能带来的风险。它还能减少胸部 X 线和 CT 扫描次数，从而减少辐射暴露。肺过度充气、皮下肺气肿的技术困难、大型胸部敷料的存在（如胸部创伤或烧伤后的患者）或明显肥胖会限制肺部超声的性能。需要适当的培训才能正确地操作和解读肺部超声的结果。与其他成像方式（如 X 线）相比，肺超声通常需要更长的时间来完成，这可能会受限于一些病情较重 PARDS 患者的耐受能力。

4. 膈肌超声

通过超声评估膈肌最近已成为 PICU 中常见的检测手段。在膈神经损伤或 PARDS 机械通气时间延长等情况下，可以观察到异常的膈肌成像（即厚度和运动）[32]。

（四）电阻抗断层成像

1 概述

电阻抗断层扫描成像（electric impedance tomography，EIT）是一种无创的床旁监测技术，可以动态实时评估肺容量和局部肺变化。EIT 量化了肺局部阻抗的相对变化。因此，正常或病理稳定的结构（如胸腔积液）在功能上是无声、不可见的。换句话说，肺是 EIT 的一个很好的筛查对象，因为肺阻抗与肺充气的程度密切相关。在儿童中，典型的胸部 EIT 可以通过在第 3 肋和第 6 肋间隙的胸部周围放置电极带来进行，所得到的图像代表了胸部横截面的阻抗变化[33-35]。

2. 在 PARDS 中的应用

EIT 可以检测机械通气和肺复张操作期间区域通气的异质性。EIT 模式的变化可以区分复张和未复张的肺部区域。在 PARDS 的进展过程中，EIT 可观察到依赖区域的肺通气减少和非依赖区域的代偿性过度扩张。EIT 也可评估肺灌注的区域分布及其与肺通气的关系[36-39]。与评估肺容积的其他成像技术相比，EIT 在成人受试者中得到了很好的验证。然而，有几个因素可能会影响其输出和分辨率，如电极位置、胸壁和隔膜的构象变化。专注于改进图像重建算法、为特定临床应用创建专用算法、改进其与现代机械呼吸机（包括无创呼吸机）的连接性及开发减少因胸廓形状变化而引起伪影的方法研究正在进行中[40]。

3. 正电子发射断层扫描

正电子发射断层扫描（positron emission tomography，PET）是一种功能性成像技术，其基础是使用标记有放射性同位素的分子，该分子会随着正电子的发射而衰减。PET 用途广泛，它可以量化区域灌注、肺血管通透性、通气、换气、炎症细胞的代谢活性、酶活性和肺基因表达。结合 PET 对肺部复张和分流的测量，可以确定复张区域和未复张区域的再分配是导致氧合恶化的机制，这种情况有时会通过复张操作或应用 PEEP 时观察到。如果复张分布未知，则应谨慎使用 PaO_2 作为 PARDS 严重程度或对复张策略反应的指标[41-43]。

虽然对 PARDS 患者进行常规 PET 扫描是不可行的，但在特定病例中 PET 可用于检测 PARDS 的早期发展，或监测抗炎治疗的疗效。PET 与其他成像方式［如 CT 扫描或磁共振成像（magnetic resonance imaging，MRI）］相结合，可以使多模态成像成为进一步了解 PARDS 有价值的工具。

二、非影像学的监测

PARDS 患儿应至少持续监测心率、呼吸频率、脉搏血氧饱和度和血压。这些监测参数可用于诊断 PARDS，并在治疗过程中评估其严重程度和进展。在本节中，我们描述和总结了与 PARDS 管理相关的呼吸系统变量，这些变量来自非气道回路中的测量，包括氧气和呼吸参数及严重程度评分（表 5-2）。

（一）来自额外监测的呼吸变量

1 肺顺应性

作为潮气量和吸气正压的补充，肺顺应性在呼吸机上被连续监测；这种监测有助于评估

表 5-2　急性呼吸窘迫综合征患儿管理中监测的参数（不包括血流动力学监测）

监测和测量	临床适应证和信息	所需设备	具体考虑
附加监测的呼吸系统变量			
肺顺应性	严重程度评估	呼吸机上的压力和潮气量	动态顺应性平台压力测量
食管压	• 测量跨肺压 • PEEP 调整 • 预防呼吸机所致的肺损伤	• 食管球囊 • 压力监测器或呼吸机	• 技术难度
呼吸功，压力 – 速率乘积	• 支持 PEEP 调整的充分性	• 食管球囊 • 压力监测器或呼吸机	• 技术难度

（续表）

监测和测量	临床适应证和信息	所需设备	具体考虑
校正后分钟通气量	• 严重程度评估	• 呼吸机 ABG 或 CBG	• 儿童标准化分钟通气量：约 150ml/ $(kg \cdot min)$ • 主要是一种研究工具
功能残气量	• 严重性评估 • PEEP 调整	• 具有特殊功能或专用装置的呼吸机	• 需要简单和自动化的床边技术
无效腔 / 潮气量比（V_D/V_T）	• 严重程度评估和疾病进展 • 撤机是否成功的预测指标	• 容积二氧化碳图 ABG 或 CBG	• 当校正方法得到验证时，呼气末 CO_2 应用作动脉或毛细血管 CO_2 的可靠替代指标 • 外周静脉血气也不能准确预测动脉血气
肺泡无效腔分数	• 严重程度评估和疾病进展	• 体积或基于时间的二氧化碳图 ABG 或 CBG	
呼吸电感体积描记器	• 估计呼吸机容量和呼吸功 • 呼吸暂停检测	• 呼吸电感体积描记术	• 双带和单带技术 • 难以控制未镇静患者的伪影
3D 计算机成像系统	• 估计呼吸机容量和呼吸功 • 呼吸暂停检测	• 特别配备的床头摄像机	• 非接触式自动化技术

氧合和通气参数及严重程度评估

监测和测量	临床适应证和信息	所需设备	具体考虑
PF 比值和 OI	• 严重程度评估 • 诊断和预后评估	• 动脉血气 • 呼吸机	• 需要动脉血气采样 • 患者需要使用呼吸机治疗（OI）
SF 比值和 OSI	• 严重性评估 • 诊断和预后评估	• 呼吸机	• 患者需要使用呼吸机（OSI）
肺损伤评分	• 严重程度评估	• 胸部 X 线 ABG • 依从性	• 使用氧饱和度测量 PaO_2 的无创评分
换气指数	• 严重程度评估	• ABG 或 CBG	• 需要动脉血气，患者需要使用呼吸机
连续动脉血压监测	• 呼吸机设置和调整	• 特殊动脉导管	• 没有广泛使用的设备
连续二氧化碳监测	• 支撑精度	• 呼吸机、监护仪或特定分析仪	• 可以使用二氧化碳图或经皮监测仪

呼吸肌活动

监测和测量	临床适应证和信息	所需设备	具体考虑
$P_{0.1}$	• 呼吸驱动 • 拔管准备	• 具有特定功能的呼吸机	• 需要进行机械通气来测量无创 $P_{0.1}$
张力时间指数（TTI）	• 呼吸驱动撤机策略	• 食管和胃压力导管	• 需要进行机械通气来测量无创 TTI
PE_{max}、PI_{max} Sniff P_{di}、Gilbert 指标	• 呼吸肌训练的反应	• 呼吸机 • 压力测量装置	• 最大 P_{di} 的自愿测量：嗅探程序 • Gilbert 指数：膈肌对吸气的相对贡献
膈肌电活动	• 呼吸驱动（阶段性活动） • 同步 PEEP 调整 强直活动)	• 具有特定功能的呼吸机 • 专用鼻胃管	• V_T/EA_{di}：神经通气效率（NVE）
膈神经刺激	• 膈肌功能	• 针和植入线刺激（侵入性，不推荐） • 经皮电刺激 • 磁刺激	

PARDS 的进展。在临床实践中，动态顺应性测量［Vt（ml/kg 理想体重）/（PIP-PEEP（cmH₂O））］［正常范围 1.5～2ml/(kg·cmH₂O)］优于更难获得的静态或准静态顺应性测量值。值得注意的是，尽管 PIP 可用于计算接受压力控制通气的患者的顺应性，但在接受容量控制通气的患者中，平台压力（Pplat）是优选的。Pplat 应在吸气末暂停和无自主呼吸的情况下测量[44]。

2. 跨肺压

在机械通气期间，可以估算跨肺压测量值，即气道压力（Paw）（肺泡压的替代值）减去食管压（Pes）（胸膜压的替代值）。跨肺压，即引起肺通气的跨肺压力，对于我们理解呼吸力学和在临床决策中对 PARDS 患儿的 PEEP 调整至关重要。

虽然跨肺压在成年人群中得到了很好的研究，但在 PARDS 患儿中的证据有限[45-50]。我们可以通过使用坎贝尔图或压力 – 速率乘积（PRP，食管压力变化 × 呼吸频率）或压力 – 时间乘积[51]计算内源性 PEEP 或任何导致呼吸系统顺应性降低的原因所做的呼吸功。在 PARDS 中，考虑到不同水平的 PEEP 和潮气量，这些变量对分区呼吸力学、应力（即吸气结束时的跨肺压）和应变（体积与功能剩余容量的变化）的作用尚不清楚。

3. 功能残气量

PARDS 患者由于较小的肺弹性回缩力和较低的舒张容积而更容易发生气道塌陷，因此优化功能残气量（functional residual capacity，FRC）在 PARDS 患儿的管理中至关重要。FRC 会受到呼吸机模式和设置的影响，如 PEEP、呼吸频率和吸呼比等[52, 53]。尽管评估和理解 FRC 可能产生符合生理学的 PARDS 管理策略，但由于缺乏可靠和直接的床边测量技术，其适用性受到限制[54]。

4. 无效腔 / 潮气量比，肺泡无效腔分数

生理无效腔是解剖无效腔（不参与气体交换的传导气道的体积）和肺泡无效腔（不参与气体交换的呼吸区的气体体积）的总和。肺血流异常和微循环损伤是 PARDS 的特征。因此，生理无效腔会增加[55-61]。二氧化碳测量可以计算无效腔与潮气量之比、呼气末肺泡无效腔分数（AVDSf）和通气指数[62]。无效腔与潮气量的比值可以通过容积二氧化碳描记图和恰当时间的血样中的 $PaCO_2$ 来测量。它可以使用如玻尔方程的 Enghoff 修正来计算[63]。使用呼气末 AVDSf 可以获得类似的信息，其中呼气末 CO_2 代替混合呼出的 CO_2，尽管在某些情况下 AVDSf 可能不是 V_D/V_T 的良好替代物，如在低气道阻塞的患者中。

5. 呼吸感应体积描记技术

定时呼吸力学的呼吸感应体积描记（respiratory inductive plethysmography，RIP）测量，包括潮气流速容积曲线测定和胸腹不同步，反映呼吸系统阻力和顺应性。RIP 操作相对简单，只需要在胸部和腹部周围放置两条松紧带（即双带测量）。尽管 RIP 不是作为监测器设计的，并且可能存在一些缺点（如因为放置探头造成不适），但它可以为清醒患者提供有用的呼吸测量，尤其是那些进行无创通气的患者（如高流量鼻插管），否则这类患者将无法测量潮气量[64-68]。

6. 3D 计算成像系统

虽然对于插管患者来说，机械呼吸机可以很容易地测量呼吸频率和呼吸机潮气量，但是评估自主呼吸患者的每分通气量和呼吸功仍存在困难。目前已经报道了许多无创呼吸监测技术，但由于机器的尺寸或患者耐受性差，其中的大多数技术不适用于临床[69]。一种新颖的非侵入式非接触式三维成像系统已经开发出来，

该系统可以捕获躯干前表面和外侧表面的运动数据，并能够测量呼吸变量，包括自主呼吸的潮气量[70]。

7. 氧合、通气参数及严重程度评分

(1) PF 比值和 SF 比值、氧合和氧饱和度指数：PARDS 患儿初始的低氧程度与其预后密切相关。研究评估了评价 PARDS 缺氧程度的几个指标，如 PF 比值（PaO_2/FiO_2）、氧合指数（$FiO_2 \times Paw/PaO_2$）和氧饱和度指数（$FiO_2 \times Paw/SpO_2$）

(2) PaO_2/FiO_2：氧分压（PaO_2）/ 吸入氧浓度（FiO_2）比值已广泛用于 PARDS 的诊断和管理[71]。考虑到在幼儿中留置动脉针较为困难，特别是当患者没有镇静或机械通气时，不能常规和实际行 PaO_2 测量。因此，儿童 PF 比值的实用性受到质疑，尤其是其作为疾病预测指标或影响预后的因素[59, 72-74]。

(3) 氧合指数：在 PARDS 研究中，OI 已被用作入组标准和风险分层。与 PF 比值相比，OI 具有内在优势，因为它包含 Paw（呼吸支持的一种测量方法），并且可能比 PF 比值与儿童死亡率具有更好的相关性[72, 75-77]。一项单中心队列研究表明，OI 可以反映急性低氧性呼吸衰竭实时氧合衰竭的严重程度，并且对机械通气的时长和死亡率有影响。在最近的一项国际流行病学研究中，PALICC 使用 OI 值而非 PF 比值为 PARDS 严重程度分级已被证明具有很好的预后相关性，高 OI 的患者风险更高[3]。

(4) SpO_2/FiO_2 和氧饱和度指数：经皮血氧饱和度（测量）现已广泛用于 PICU，这使外周动脉导管（外周动脉针）使用频率降低[75, 78]。尤其是在轻度或中度 PARDS 患儿中。在没有动脉针的患儿中，PaO_2 不容易测量，因此无法计算 PF 比值和 OI 值。换而言之，这可能使符合柏林标准的轻度至中度低氧血症儿童因缺少

合格的 PaO_2 而没有接受 PARDS 筛查。

由于当 SpO_2 为 80%～97% 时，氧合血红蛋白解离曲线几乎呈线性，因此已建议 SpO_2 替代 PARDS 中的 PaO_2。一项针对成人 ARDS 的前瞻性研究表明，当 $SpO_2 \leqslant 97\%$ 时，SpO_2/FiO_2（SF）比值可以作为 PF 比值的可靠替代指标[79]。一项 PARDS 回顾性研究显示了类似的结果，表明其与死亡率呈正相关[76]。该研究还表明，OSI（在 OI 公式中用 SpO_2 代替 PaO_2）是 PARDS 中 PF 比值的可接受替代指标，具有相当好的敏感性和特异性，并且与死亡率具有良好的相关性[76]。

(5) 肺损伤评分和换气指数：已经提出和评估了各种生理测量和评分系统，用于对 PARDS 的疾病严重程度进行分级和预测死亡率。Murray 等提出的肺损伤评分（lung injury score，LIS）在成人 ARDS 研究中已被广泛用于评估疾病的严重程度，也在 PARDS 中得到验证[76, 77]。LIS 越高，就越需要挽救性治疗，LIS 随时间的变化也被用作研究某些干预措施的疗效[80, 81]。一项针对成人 ARDS 的大型队列研究报道称，LIS 和柏林会议定义的严重程度类别均与院内发病率和死亡率增加有关。然而，这两个分数的预测效能都很有限，并且 LIS 没有比柏林标准具备更高预测价值[81]。无创 LIS 应用、SF 比值、PF 比值也已在 PARDS 中得到验证[77]。通气指数（ventilation index，VI）［$PaCO_2$（mmHg）× 气道峰压（cmH_2O）× 呼吸频率（呼吸次数 / 分）/1000］已被证明对 PARDS 具有预测价值[62, 82]。一项小型单中心研究报道说，较高的 VI（> 65）可能是 PARDS 的可靠预后指标。

(6) 连续动脉血压监测：外周血气不能准确反应动脉血气。考虑到医源性贫血的风险，尤其是小婴儿，频繁的血气采样可能具有挑战

性。使用特殊的动脉导管可以连续监测动脉血气，并且已经在研究领域进行了研究[83-89]。尽管一些对新生儿的前瞻性研究证明了动脉内连续监测装置（Paratrend7，Diametrics Medical Inc.，United Kingdom）的准确性和可重复性，但它随后退出了市场，至今没有类似的设备出现[83, 85, 89]。

（7）连续二氧化碳监测：当患者进行常规机械通气时，可以通过二氧化碳测定仪无创监测二氧化碳。呼气末二氧化碳监测可以提供有用的预测信息，包括无效腔评估。然而，在高频振荡通气时并非如此。尽管在 PARDS 中还没有得到很好的研究，但经皮 CO_2 连续监测可以替代动脉 CO_2 或混合静脉 CO_2 监测[90-96]。

（8）呼吸肌功能：众所周知，机械通气患者会出现呼吸肌功能障碍。为此，有些人主张在机械通气期间保持患者的呼吸做功。然而，由于 PARDS 呼吸肌功能监测工具的可用性和相关知识有限，关于这种策略的临床效果和益处的证据仍然较少。

（9）呼吸中枢驱动（$P_{0.1}$）：呼吸驱动压测量可用于评估拔管准备情况。在吸气的前 100ms（$P_{0.1}$）中产生的气道压力（Paw）已被用作呼吸中枢驱动的指标。这种延迟可防止患者对通气阻断做出任何反应。它可以在大多数传统的机械呼吸机中进行测量，并已成功用于使用重症呼吸机的儿童。然而，虽然 $P_{0.1}$ 在预测拔管情况方面的价值已有报道，但结果相互矛盾[97-100]。

（10）张力 – 时间指数：在预测拔管准备情况时，了解呼吸做功和呼吸肌肌肉负荷的有效性是至关重要的。膈肌张力时间指数（tension–time index，TTI）（TT_{di}）是通过将每次呼吸的平均跨膈压（P_{di}）与最大吸气跨膈压（P_{dimax}），以及吸气时间（T_i）与总呼吸周期时间（T_{tot}）相关联而得出的[101-103]。它是膈肌在收缩期间

所做的最大做功的一小部分。食管压（P_{es}）和胃内压（P_{ga}）的差值用于计算 P_{di}。TT_{di} 的测量需要使用球囊导管。基于气道压力的无创 TTI 测量（TT_{mus}）已在儿童中进行了研究[104, 105]。TT_{mus} 的优点之一是它反映了所有吸气肌的做功，而不是只针对于膈肌。TT_{mus} 的测量多种情况下都有用，如选择长期机械通气的撤机策略。

（11）压力和流量记录：可以从机械通气患者中获得最大静态吸气和呼气动作，以评估整体吸气（PI_{max}）和呼气（PE_{max}）肌力。PI_{max} 和 PE_{max} 可用作呼吸肌功能的测量指标，并可能用于监测呼吸肌训练的反应。在短暂断开连接过程中，也可以使用手持式压力监测设备进行测量，这需要患者的耐心配合[106]。

通过让患者对着封闭的气道尽可能用力地吸气或让患者用力地嗅吸，可以获得最大 P_{di} 的主动测量值。吸鼻 P_{di} 似乎比最大吸气 P_{di} 更具可重复性[107]。吉尔伯特指数可用于确定膈肌对吸气的相对贡献[28]。指数越高，膈肌对总吸气做功的贡献越大。必须记住，当膈肌瘫痪时，该指数可能为负值。膈肌的能量消耗、膈肌的 TTI 和压力时间乘积可以使用 P_{di} 计算。这些指标经常用于研究目的，但如果没有专门的软件，它们在常规临床使用中是不切实际的。然而，要记住的是 P_{di} 受机械呼吸机正压的影响，因此，应在自主呼吸期间测量 P_{di} 是理想的。

（12）膈肌电活动：膈肌电活动（EA_{di}）是一种监测呼吸肌负荷和患者 – 呼吸机同步性的方法。EA_{di} 已经在临床实践中得到验证，使用的技术是为神经调节辅助通气（neurally adjusted ventilator assist，NAVA）模式开发的[108-115]。EA_{di} 反映呼吸驱动，并与其他指标（如 $P_{0.1}$）相关。EA_{di} 在 PARDS 管理中有着广泛的应用。使用 EA_{di} 对流量和压力波形进行目视检查可用于检

测患者与呼吸机的不同步。呼气期间 EA_{di} 值的增加可能表明要更大的呼气末肺容积[108, 116, 117]。EA_{di} 还有助于监测重症患者的呼吸肌负荷、人机同步和呼吸效率。在 20s 吸气闭塞期间观察到的实际 EA_{di} 与峰值 EA_{di} 的比值是衡量患者呼吸做功的一个指标。较小的比值表明过度的通气支持，而较大的比值表明呼吸肌的负荷不足。VT 和 EA_{di} 的比值也代表膈肌的神经通气效率（neuroventilatory efficiency，NVE）。改善的 NVE 可以表明患者在 EA_{di} 水平较低的情况下产生足够的 VT，而 EA_{di} 值较高则表明相反。NVE 受膈肌功能变化和患者呼吸负荷的影响。P_{di} 和 EA_{di} 的比值降低（即神经机械效率）表明膈肌无力，比值增加表明恢复。

(13) 膈神经刺激：膈神经刺激可以提供有关膈肌机械功能及其收缩力如何转化为压力的宝贵信息。已经开发的四种技术，针刺激和植入式线刺激都是侵入性的，目前不推荐使用；经皮电刺激和磁刺激已经得到广泛的研究，并且报道的不良反应最小[118, 119]。膈神经响应刺激的完整性可用于计算膈神经传导时间，这有助于检测膈神经损伤，目前广泛用于研究领域[118–121]。

三、结论

目前，胸部 X 线是诊断 PARDS 和 PARDS 并发症（如气胸或置管移位）必须做的检查，但是不同观察者的同质性较差。在 PARDS 研究中，各种其他成像技术正在被研究，但是没有被常规进行。生命体征和呼吸机参数（包括氧合和减少二氧化碳潴留）的监测对于评估 PARDS 的严重程度和指导管理很重要。各种呼吸系统参数的监测需要持续发展才能对儿童有用，还需要进一步研究以评估它们对 PARDS 患者的潜在影响。

参考文献

[1] Pelosi P, D'Andrea L, Vitale G, Pesenti A, Gattinoni L. Vertical gradient of regional lung inflation in adult respiratory distress syndrome. Am J Respir Crit Care Med. 1994;149(1):8–13.

[2] Ferguson ND, Fan E, Camporota L, Antonelli M, Anzueto A, Beale R, et al. The Berlin definition of ARDS: an expanded rationale, justification, and supplementary material. Intensive Care Med. 2012;38(10):1573–82.

[3] Khemani RG, Smith L, Lopez-Fernandez YM, Kwok J, Morzov R, Klein MJ, et al. Paediatric acute respiratory distress syndrome incidence and epidemiology (PARDIE): an international, observational study. Lancet Respir Med. 2019;7(2):115–28.

[4] Angoulvant F, Llor J, Alberti C, Kheniche A, Zaccaria I, Garel C, et al. Inter-observer variability in chest radiograph reading for diagnosing acute lung injury in children. Pediatr Pulmonol. 2008;43(10):987–91.

[5] Rubenfeld GD, Caldwell E, Granton J, Hudson LD, Matthay MA. Interobserver variability in applying a radiographic definition for ARDS. Chest. 1999;116(5):1347–53.

[6] Khemani RG, Smith LS, Zimmerman JJ, Erickson S. Pediatric acute lung injury consensus conference G. pediatric acute respiratory distress syndrome: definition, incidence, and epidemiology: proceedings from the pediatric acute lung injury consensus conference. Pediatr Crit Care Med. 2015;16(5 Suppl 1):S23–40.

[7] Ganapathy A, Adhikari NK, Spiegelman J, Scales DC. Routine chest x-rays in intensive care units: a systematic review and meta-analysis. Crit Care. 2012;16(2):R68.

[8] Hejblum G, Chalumeau-Lemoine L, Ioos V, Boelle PY, Salomon L, Simon T, et al. Comparison of routine and on-demand prescription of chest radiographs in mechanically ventilated adults: a multicentre, cluster-randomised, two-period crossover study. Lancet. 2009;374(9702):1687–93.

[9] Quasney MW, Goodman DM, Billow M, Chiu H, Easterling L, Frankel L, et al. Routine chest radiographs in pediatric intensive care units. Pediatrics. 2001;107(2):241–8.

[10] Zaglam N, Jouvet P, Flechelles O, Emeriaud G, Cheriet F. Computer-aided diagnosis system for the acute respiratory distress syndrome from chest radiographs. Comput Biol Med. 2014;52:41–8.

[11] Henzler D, Mahnken AH, Wildberger JE, Rossaint R, Gunther RW, Kuhlen R. Multislice spiral computed tomography to determine the effects of a recruitment maneuver in experimental lung injury. Eur Radiol. 2006;16(6):1351–9.

[12] Luecke T, Corradi F, Pelosi P. Lung imaging for titration of mechanical ventilation. Curr Opin Anaesthesiol. 2012;25(2):131–40.

[13] Pesenti A, Musch G, Lichtenstein D, Mojoli F, Amato MBP, Cinnella G, et al. Imaging in acute respiratory distress syndrome. Intensive Care Med. 2016;42(5): 686–98.

[14] Pelosi P, Rocco PR, de Abreu MG. Use of computed tomography scanning to guide lung recruitment and adjust positive-end expiratory pressure. Curr Opin Crit Care. 2011;17(3):268–74.

[15] Bruhn A, Bugedo D, Riquelme F, Varas J, Retamal J, Besa C, et al. Tidal volume is a major determinant of cyclic recruitment-derecruitment in acute respiratory distress syndrome. Minerva Anestesiol. 2011;77(4): 418–26.

[16] Bugedo G, Bruhn A, Hernandez G, Rojas G, Varela C, Tapia JC, et al. Lung computed tomography during a lung recruitment maneuver in patients with acute lung injury. Intensive Care Med. 2003;29(2):218–25.

[17] Burnham EL, Hyzy RC, Paine R 3rd, Kelly AM, Quint LE, Lynch D, et al. Detection of fibroproliferation by chest high-resolution CT scan in resolving ARDS. Chest. 2014;146(5):1196–204.

[18] Ichikado K, Muranaka H, Gushima Y, Kotani T, Nader HM, Fujimoto K, et al. Fibroproliferative changes on high-resolution CT in the acute respiratory distress syndrome predict mortality and ventilator dependency: a prospective observational cohort study. BMJ Open. 2012;2(2):e000545.

[19] Boriosi JP, Cohen RA, Summers E, Sapru A, Hanson JH, Gildengorin G, et al. Lung aeration changes after lung recruitment in children with acute lung injury: a feasibility study. Pediatr Pulmonol. 2012;47(8):771–9.

[20] Solth A, Mukerji N, Strachan R. Reducing the radiation exposure from CT scanning in children with shunts: a nationwide survey and a departmental CT protocol. Br J Neurosurg. 2018;32(5):558–62.

[21] Brenner DJ, Hall EJ. Computed tomography-an increasing source of radiation exposure. N Engl J Med. 2007;357(22):2277–84.

[22] Pearce MS, Salotti JA, Little MP, McHugh K, Lee C, Kim KP, et al. Radiation exposure from CT scans in childhood and subsequent risk of leukaemia and brain tumours: a retrospective cohort study. Lancet. 2012;380(9840):499–505.

[23] Mathews JD, Forsythe AV, Brady Z, Butler MW, Goergen SK, Byrnes GB, et al. Cancer risk in 680,000 people exposed to computed tomography scans in childhood or adolescence: data linkage study of 11 million Australians. BMJ. 2013;346:f2360.

[24] Constantin JM, Futier E. Lung imaging in patients with acute respiratory distress syndrome: from an understanding of pathophysiology to bedside monitoring. Minerva Anestesiol. 2013;79(2):176–84.

[25] Gardelli G, Feletti F, Nanni A, Mughetti M, Piraccini A, Zompatori M. Chest ultrasonography in the ICU. Respir Care. 2012;57(5):773–81.

[26] Zompatori M, Ciccarese F, Fasano L. Overview of current lung imaging in acute respiratory distress syndrome. Eur Respir Rev. 2014;23(134):519–30.

[27] Volpicelli G, Elbarbary M, Blaivas M, Lichtenstein DA, Mathis G, Kirkpatrick AW, et al. International evidence-based recommendations for point-of-care lung ultrasound. Intensive Care Med. 2012;38(4):577–91.

[28] Xirouchaki N, Magkanas E, Vaporidi K, Kondili E, Plataki M, Patrianakos A, et al. Lung ultrasound in critically ill patients: comparison with bedside chest radiography. Intensive Care Med. 2011;37(9):1488–93.

[29] Copetti R, Soldati G, Copetti P. Chest sonography: a useful tool to differentiate acute cardiogenic pulmonary edema from acute respiratory distress syndrome. Cardiovasc Ultrasound. 2008;6:16.

[30] Santuz P, Bonetti P, Serra A, Biban P. Ultrasoundguided lung recruitment in a young infant with ARDS. Paediatr Anaesth. 2010;20(9):895–6.

[31] Kobr J, Fremuth J, Pizingerova K, Sasek L, Jehlicka P, Fikrlova S, et al. Repeated bedside echocardiography in children with respiratory failure. Cardiovasc Ultrasound. 2011;9:14.

[32] Matamis D, Soilemezi E, Tsagourias M, Akoumianaki E, Dimassi S, Boroli F, et al. Sonographic evaluation of the diaphragm in critically ill patients. Technique and clinical applications. Intensive Care Med. 2013;39(5):801–10.

[33] Hinz J, Neumann P, Dudykevych T, Andersson LG, Wrigge H, Burchardi H, et al. Regional ventilation by electrical impedance tomography: a comparison with ventilation scintigraphy in pigs. Chest. 2003;124(1): 314–22.

[34] Bayford RH. Bioimpedance tomography (electrical impedance tomography). Annu Rev Biomed Eng. 2006;8:63–91.

[35] Muders T, Luepschen H, Putensen C. Impedance tomography as a new monitoring technique. Curr Opin Crit Care. 2010;16(3):269–75.

[36] Wolf GK, Gomez-Laberge C, Rettig JS, Vargas SO, Smallwood CD, Prabhu SP, et al. Mechanical ventilation guided by electrical impedance tomography in experimental acute lung injury*. Crit Care Med. 2013;41(5):1296–304.

[37] Leonhardt S, Lachmann B. Electrical impedance tomography: the holy grail of ventilation and perfusion monitoring? Intensive Care Med. 2012;38(12):1917–29.

[38] Lowhagen K, Lundin S, Stenqvist O. Regional intratidal gas distribution in acute lung injury and acute respiratory distress syndrome assessed by electric impedance tomography. Minerva Anestesiol. 2010;76(12):1024–35.

[39] Domenighetti G, Maggiorini M. Electrical impedance tomography to guide ventilation in ALI-ARDS patients: a research tool for zealous physiologists or an imminent support for the real world intensivist? Minerva Anestesiol. 2010;76(12):986–8.

[40] Lundin S, Stenqvist O. Electrical impedance tomography: potentials and pitfalls. Curr Opin Crit Care. 2012;18(1): 35–41.

[41] Rodrigues RS, Miller PR, Bozza FA, Marchiori E, Zimmerman GA, Hoffman JM, et al. FDG-PET in patients at risk for acute respiratory distress syndrome: a preliminary report. Intensive Care Med. 2008;34(12):2273–8.

[42] Bellani G, Amigoni M, Pesenti A. Positron emission tomography in ARDS: a new look at an old syndrome. Minerva Anestesiol. 2011;77(4):439–47.

[43] Musch G. Positron emission tomography: a tool for better understanding of ventilator-induced and acute lung injury. Curr Opin Crit Care. 2011;17(1):7–12.

[44] Emeriaud G, Newth CJ. Pediatric acute lung injury consensus conference G. monitoring of children with pediatric acute respiratory distress syndrome: proceedings from the pediatric acute lung injury consensus conference. Pediatr Crit Care Med. 2015;16(5 Suppl 1):S86–101.

[45] Chiumello D, Chidini G, Calderini E, Colombo A, Crimella F, Brioni M. Respiratory mechanics and lung stress/strain in children with acute respiratory distress syndrome. Ann Intensive Care. 2016;6(1):11.

[46] Sivieri EM, Wolfson MR, Abbasi S. Pulmonary mechanics measurements by respiratory inductive plethysmography and esophageal manometry: methodology for infants on non-invasive respiratory support. J Neonatal Perinatal Med. 2019. [Epub ahead of print]

[47] Loring SH, Topulos GP, Hubmayr RD. Transpulmonary pressure: the importance of precise definitions and limiting assumptions. Am J Respir Crit Care Med. 2016;194(12):1452–7.

[48] Chiumello D, Cressoni M, Colombo A, Babini G, Brioni M, Crimella F, et al. The assessment of transpulmonary pressure in mechanically ventilated ARDS patients. Intensive Care Med. 2014;40(11):1670–8.

[49] Talmor D, Sarge T, Malhotra A, O'Donnell CR, Ritz R, Lisbon A, et al. Mechanical ventilation guided by esophageal pressure in acute lung injury. N Engl J Med. 2008;359(20):2095–104.

[50] Takeuchi M, Imanaka H, Miyano H, Kumon K, Nishimura M. Effect of patient-triggered ventilation on respiratory workload in infants after cardiac surgery. Anesthesiology. 2000;93(5):1238–44; discussion 5A.

[51] Willis BC, Graham AS, Yoon E, Wetzel RC, Newth CJ. Pressure-rate products and phase angles in children on minimal support ventilation and after extubation. Intensive Care Med. 2005;31(12):1700–5.

[52] von Ungern-Sternberg BS, Hammer J, Schibler A, Frei FJ, Erb TO. Decrease of functional residual capacity and ventilation homogeneity after neuromuscular blockade in anesthetized young infants and preschool children. Anesthesiology. 2006;105(4):670–5.

[53] Edberg KE, Sandberg K, Silberberg A, Ekstrom-Jodal B, Hjalmarson O. Lung volume, gas mixing, and mechanics of breathing in mechanically ventilated very low birth weight infants with idiopathic respiratory distress syndrome. Pediatr Res. 1991;30(5):496–500.

[54] Sivan Y, Deakers TW, Newth CJ. An automated bedside method for measuring functional residual capacity by N2 washout in mechanically ventilated children. Pediatr Res. 1990;28(5):446–50.

[55] Yehya N, Bhalla AK, Thomas NJ, Khemani RG. Alveolar dead space fraction discriminates mortality in pediatric acute respiratory distress syndrome. Pediatr Crit Care Med. 2016;17(2):101–9.

[56] Ghuman AK, Newth CJ, Khemani RG. The association between the end tidal alveolar dead space fraction and mortality in pediatric acute hypoxemic respiratory failure. Pediatr Crit Care Med. 2012;13(1):11–5.

[57] Riou Y, Leclerc F, Neve V, Dupuy L, Noizet O, Leteurtre S, et al. Reproducibility of the respiratory dead space measurements in mechanically ventilated children using the CO2SMO monitor. Intensive Care Med. 2004;30(7):1461–7.

[58] Nuckton TJ, Goldreich D, Rogaski KD, Lessani TM, Higgins PJ, Claman DM. Hypothermia from prolonged immersion: biophysical parameters of a survivor. J Emerg Med. 2002;22(4):371–4.

[59] Nuckton TJ, Alonso JA, Kallet RH, Daniel BM, Pittet JF, Eisner MD, et al. Pulmonary dead-space fraction as a risk factor for death in the acute respiratory distress syndrome. N Engl J Med. 2002;346(17):1281–6.

[60] Hubble CL, Gentile MA, Tripp DS, Craig DM, Meliones JN, Cheifetz IM. Deadspace to tidal volume ratio predicts

successful extubation in infants and children. Crit Care Med. 2000;28(6):2034–40.

[61] Lum L, Saville A, Venkataraman ST. Accuracy of physiologic deadspace measurement in intubated pediatric patients using a metabolic monitor: comparison with the Douglas bag method. Crit Care Med. 1998; 26(4):760–4.

[62] Paret G, Ziv T, Barzilai A, Ben-Abraham R, Vardi A, Manisterski Y, et al. Ventilation index and outcome in children with acute respiratory distress syndrome. Pediatr Pulmonol. 1998;26(2):125–8.

[63] Bourgoin P, Baudin F, Brossier D, Emeriaud G, Wysocki M, Jouvet P. Assessment of Bohr and Enghoff dead space equations in mechanically ventilated children. Respir Care. 2017;62(4):468–74.

[64] Kogan D, Jain A, Kimbro S, Gutierrez G, Jain V. Respiratory inductance plethysmography improved diagnostic sensitivity and specificity of obstructive sleep apnea. Respir Care. 2016;61(8):1033–7.

[65] Miller KM, Kim AY, Yaster M, Kudchadkar SR, White E, Fackler J, et al. Long-term tolerability of capnography and respiratory inductance plethysmography for respiratory monitoring in pediatric patients treated with patient-controlled analgesia. Paediatr Anaesth. 2015;25(10):1054–9.

[66] Mayer OH, Clayton RG Sr, Jawad AF, McDonough JM, Allen JL. Respiratory inductance plethysmography in healthy 3– to 5–year-old children. Chest. 2003;124(5):1812–9.

[67] Tobin MJ, Jenouri G, Lind B, Watson H, Schneider A, Sackner MA. Validation of respiratory inductive plethysmography in patients with pulmonary disease. Chest. 1983;83(4):615–20.

[68] Konno K, Mead J. Measurement of the separate volume changes of rib cage and abdomen during breathing. J Appl Physiol. 1967;22(3):407–22.

[69] Al-Khalidi FQ, Saatchi R, Burke D, Elphick H, Tan S. Respiration rate monitoring methods: a review. Pediatr Pulmonol. 2011;46(6):523–9.

[70] Rehouma H, Noumeir R, Bouachir W, Jouvet P, Essouri S. 3D imaging system for respiratory monitoring in pediatric intensive care environment. Comput Med Imaging Graph. 2018;70:17–28.

[71] Bernard GR, Artigas A, Brigham KL, Carlet J, Falke K, Hudson L, et al. The American-European consensus conference on ARDS. Definitions, mechanisms, relevant outcomes, and clinical trial coordination. Am J Respir Crit Care Med. 1994;149(3 Pt 1):818–24.

[72] Flori HR, Glidden DV, Rutherford GW, Matthay MA. Pediatric acute lung injury: prospective evaluation of risk factors associated with mortality. Am J Respir Crit Care Med. 2005;171(9):995–1001.

[73] Doyle RL, Szaflarski N, Modin GW, Wiener-Kronish JP, Matthay MA. Identification of patients with acute lung injury. Predictors of mortality. Am J Respir Crit Care Med. 1995;152(6 Pt 1):1818–24.

[74] Khemani RG, Conti D, Alonzo TA, Bart RD 3rd, Newth CJ. Effect of tidal volume in children with acute hypoxemic respiratory failure. Intensive Care Med. 2009;35(8):1428–37.

[75] Thomas NJ, Shaffer ML, Willson DF, Shih MC, Curley MA. Defining acute lung disease in children with the oxygenation saturation index. Pediatr Crit Care Med. 2010;11(1):12–7.

[76] Khemani RG, Patel NR, Bart RD 3rd, Newth CJL. Comparison of the pulse oximetric saturation/fraction of inspired oxygen ratio and the PaO$_2$/ fraction of inspired oxygen ratio in children. Chest. 2009;135(3):662–8.

[77] Khemani RG, Thomas NJ, Venkatachalam V, Scimeme JP, Berutti T, Schneider JB, et al. Comparison of SpO$_2$ to PaO$_2$ based markers of lung disease severity for children with acute lung injury. Crit Care Med. 2012;40(4): 1309–16.

[78] Curley MA, Hibberd PL, Fineman LD, Wypij D, Shih MC, Thompson JE, et al. Effect of prone positioning on clinical outcomes in children with acute lung injury: a randomized controlled trial. JAMA. 2005;294(2):229–37.

[79] Rice TW, Wheeler AP, Bernard GR, Hayden DL, Schoenfeld DA, Ware LB, et al. Comparison of the SpO$_2$/FiO$_2$ ratio and the PaO$_2$/FiO$_2$ ratio in patients with acute lung injury or ARDS. Chest. 2007;132(2):410–7.

[80] Murray JF, Matthay MA, Luce JM, Flick MR. An expanded definition of the adult respiratory distress syndrome. Am Rev Respir Dis. 1988;138(3):720–3.

[81] Kangelaris KN, Calfee CS, May AK, Zhuo H, Matthay MA, Ware LB. Is there still a role for the lung injury score in the era of the Berlin definition ARDS? Ann Intensive Care. 2014;4(1):4.

[82] Bohn D, Tamura M, Perrin D, Barker G, Rabinovitch M. Ventilatory predictors of pulmonary hypoplasia in congenital diaphragmatic hernia, confirmed by morphologic assessment. J Pediatr. 1987;111(3):423–31.

[83] Rais-Bahrami K, Rivera O, Mikesell GT, Short BL. Continuous blood gas monitoring using an indwelling optode method: comparison to intermittent arterial blood gas sampling in ECMO patients. J Perinatol. 2002;22(6):472–4.

[84] Easley RB, Johnson TR, Tobias JD. Continuous pH monitoring using the Paratrend 7 inserted into a peripheral vein in a patient with shock and congenital lactic acidosis. Clin Pediatr (Phila). 2002;41(5):351–5.

[85] Coule LW, Truemper EJ, Steinhart CM, Lutin WA. Accuracy and utility of a continuous intra-arterial blood gas monitoring system in pediatric patients. Crit Care

Med. 2001;29(2):420–6.

[86] Tobias JD, Connors D, Strauser L, Johnson T. Continuous pH and PCO$_2$ monitoring during respiratory failure in children with the Paratrend 7 inserted into the peripheral venous system. J Pediatr. 2000;136(5):623–7.

[87] Tobias JD, Meyer DJ, Helikson MA. Monitoring of pH and PCO$_2$ in children using the Paratrend 7 in a peripheral vein. Can J Anaesth. 1998;45(1):81.

[88] Hatherill M, Tibby SM, Durward A, Rajah V, Murdoch IA. Continuous intra-arterial blood-gas monitoring in infants and children with cyanotic heart disease. Br J Anaesth. 1997;79(5):665–7.

[89] Weiss IK, Fink S, Edmunds S, Harrison R, Donnelly K. Continuous arterial gas monitoring: initial experience with the Paratrend 7 in children. Intensive Care Med. 1996;22(12):1414–7.

[90] Berkenbosch JW, Tobias JD. Transcutaneous carbon dioxide monitoring during high-frequency oscillatory ventilation in infants and children. Crit Care Med. 2002;30(5):1024–7.

[91] Bhalla AK, Khemani RG, Hotz JC, Morzov RP, Newth CJ. Accuracy of transcutaneous carbon dioxide levels in comparison to arterial carbon dioxide levels in critically ill children. Respir Care. 2019;64(2):201–8.

[92] Uslu S, Bulbul A, Dursun M, Zubarioglu U, Turkoglu E, Guran O. Agreement of mixed venous carbon dioxide tension (PvCO$_2$) and transcutaneous carbon dioxide (PtCO$_2$) measurements in ventilated infants. Iran J Pediatr. 2015;25(1):e184.

[93] Tobias JD. Transcutaneous carbon dioxide monitoring in infants and children. Paediatr Anaesth. 2009;19(5):434–44.

[94] Berkenbosch JW, Lam J, Burd RS, Tobias JD. Noninvasive monitoring of carbon dioxide during mechanical ventilation in older children: end-tidal versus transcutaneous techniques. Anesth Analg. 2001;92(6):1427–31.

[95] Khemani RG, Celikkaya EB, Shelton CR, Kale D, Ross PA, Wetzel RC, et al. Algorithms to estimate PaCO$_2$ and pH using noninvasive parameters for children with hypoxemic respiratory failure. Respir Care. 2014;59(8):1248–57.

[96] Sivan Y, Eldadah MK, Cheah TE, Newth CJ. Estimation of arterial carbon dioxide by end-tidal and transcutaneous PCO$_2$ measurements in ventilated children. Pediatr Pulmonol. 1992;12(3):153–7.

[97] Harikumar G, Egberongbe Y, Nadel S, Wheatley E, Moxham J, Greenough A, et al. Tension-time index as a predictor of extubation outcome in ventilated children. Am J Respir Crit Care Med. 2009;180(10):982–8.

[98] Doorduin J, van Hees HW, van der Hoeven JG, Heunks LM. Monitoring of the respiratory muscles in the critically ill. Am J Respir Crit Care Med. 2013;187(1):20–7.

[99] Manczur TI, Greenough A, Pryor D, Rafferty GF. Assessment of respiratory drive and muscle function in the pediatric intensive care unit and prediction of extubation failure. Pediatr Crit Care Med. 2000;1(2):124–6.

[100] Whitelaw WA, Derenne JP. Airway occlusion pressure. J Appl Physiol (1985). 1993;74(4):1475–83.

[101] Bellemare F, Grassino A. Evaluation of human diaphragm fatigue. J Appl Physiol Respir Environ Exerc Physiol. 1982;53(5):1196–206.

[102] Bellemare F, Grassino A. Effect of pressure and timing of contraction on human diaphragm fatigue. J Appl Physiol Respir Environ Exerc Physiol. 1982;53(5):1190–5.

[103] Hayot M, Guillaumont S, Ramonatxo M, Voisin M, Prefaut C. Determinants of the tension-time index of inspiratory muscles in children with cystic fibrosis. Pediatr Pulmonol. 1997;23(5):336–43.

[104] Mulreany LT, Weiner DJ, McDonough JM, Panitch HB, Allen JL. Noninvasive measurement of the tension-time index in children with neuromuscular disease. J Appl Physiol (1985). 2003;95(3):931–7.

[105] Ramonatxo M, Boulard P, Prefaut C. Validation of a noninvasive tension-time index of inspiratory muscles. J Appl Physiol (1985). 1995;78(2):646–53.

[106] Tobin MJ, Laghi F, Brochard L. Role of the respiratory muscles in acute respiratory failure of COPD: lessons from weaning failure. J Appl Physiol (1985). 2009;107(3):962–70.

[107] Fauroux B, Aubertin G. Measurement of maximal pressures and the sniff manoeuvre in children. Paediatr Respir Rev. 2007;8(1):90–3.

[108] Mortamet G, Larouche A, Ducharme-Crevier L, Flechelles O, Constantin G, Essouri S, et al. Patientventilator asynchrony during conventional mechanical ventilation in children. Ann Intensive Care. 2017;7(1):122.

[109] de Waal CG, Hutten GJ, Kraaijenga JV, de Jongh FH, van Kaam AH. Electrical activity of the diaphragm during nCPAP and high flow nasal cannula. Arch Dis Child Fetal Neonatal Ed. 2017;102(5):F434–F8.

[110] Pham TM, O'Malley L, Mayfield S, Martin S, Schibler A. The effect of high flow nasal cannula therapy on the work of breathing in infants with bronchiolitis. Pediatr Pulmonol. 2015;50(7):713–20.

[111] Nasef N, El-Gouhary E, Schurr P, Reilly M, Beck J, Dunn M, et al. High-flow nasal cannulae are associated with increased diaphragm activation compared with nasal continuous positive airway pressure in preterm infants. Acta Paediatr. 2015;104(8):e337–43.

[112] Larouche A, Massicotte E, Constantin G, Ducharme-Crevier L, Essouri S, Sinderby C, et al. Tonic diaphragmatic activity in critically ill children with and without ventilatory support. Pediatr Pulmonol. 2015;50(12):1304–12.

[113] Goligher EC, Fan E, Herridge MS, Murray A, Vorona S, Brace D, et al. Evolution of diaphragm thickness during mechanical ventilation. Impact of inspiratory effort. Am J Respir Crit Care Med. 2015;192(9):1080–8.

[114] Ducharme-Crevier L, Du Pont-Thibodeau G, Emeriaud G. Interest of monitoring diaphragmatic electrical activity in the pediatric intensive care unit. Crit Care Res Pract. 2013;2013:384210.

[115] Liu L, Liu H, Yang Y, Huang Y, Liu S, Beck J, et al. Neuroventilatory efficiency and extubation readiness in critically ill patients. Crit Care. 2012;16(4):R143.

[116] Ducharme-Crevier L, Beck J, Essouri S, Jouvet P, Emeriaud G. Neurally adjusted ventilatory assist (NAVA) allows patient-ventilator synchrony during pediatric noninvasive ventilation: a crossover physiological study. Crit Care. 2015;19:44.

[117] Baudin F, Pouyau R, Cour-Andlauer F, Berthiller J, Robert D, Javouhey E. Neurally adjusted ventilator assist (NAVA) reduces asynchrony during noninvasive ventilation for severe bronchiolitis. Pediatr Pulmonol. 2015;50(12):1320–7.

[118] Skalsky AJ, Lesser DJ, McDonald CM. Evaluation of phrenic nerve and diaphragm function with peripheral nerve stimulation and M-mode ultrasonography in potential pediatric phrenic nerve or diaphragm pacing candidates. Phys Med Rehabil Clin N Am. 2015;26(1):133–43.

[119] Rafferty GF, Greenough A, Manczur T, Polkey MI, Harris ML, Heaton ND, et al. Magnetic phrenic nerve stimulation to assess diaphragm function in children following liver transplantation. Pediatr Crit Care Med. 2001;2(2):122–6.

[120] Russell RI, Helps BA, Elliot MJ, Helms PJ. Phrenic nerve stimulation at the bedside in children; equipment and validation. Eur Respir J. 1993;6(9):1332–5.

[121] Garrido H, Mazaira J, Gutierrez P, Gonzalez E, Rivas J, Madrazo J. Continuous respiratory support in quadriplegic children by bilateral phrenic nerve stimulation. Thorax. 1987;42(8):573–7.

第6章 儿童急性呼吸窘迫综合征的常规机械通气治疗

Conventional Mechanical Ventilation in Pediatric Acute Respiratory Distress Syndrome

Aditya Badheka   Veerajalandhar Allareddy   Ira Cheifetz   著

王 玉 译

邢 燕 校

一、概述

儿童急性呼吸窘迫综合征虽然仅在少数重症监护病房（pediatric intensive care unit，PICU）住院儿童中发生，但它却是重症疾病治疗中最有挑战性的病种之一，常规机械通气（mechanical ventilation，MV）常常被用于PARDS儿童的呼吸支持治疗。本章主要阐述了临床医生使用机械通气治疗PARDS儿童的关键原则，其他无创通气、非传统MV（如高频振荡通气）、辅助治疗（如表面活性剂）、撤离MV等会在本书其他章节中介绍。

二、PARDS的病理生理学和处理原则

对于临床医生来说，兼顾儿童呼吸系统特点（表6-1）和PARDS的病理生理学非常重要。肺泡相互依赖性的排列可以平衡邻近肺泡间的压力，减少肺泡坍塌和过度膨胀[1]。急性呼吸窘迫综合征可以通过诱导肺泡水肿和表面活性剂失活，破坏肺泡间的依赖性，而使肺泡组织受损，肺泡壁受压变形及通气不均匀。MV所施加的力（即潮气量和峰值吸气压力）可以使肺组织内受力不均，从而导致肺泡变形，这也是产生呼吸机相关性肺损伤（ventilator-induced lung injury，VILI）的主要原因[2-5]。既要使支持性治疗与充足的氧合和通气相适应，同时还要避免发生继发性肺损伤，这是PARDS[6]治疗的主要方面。一个基本原则应该始终是调节氧合和通气，以尽量减小呼吸机[7]造成的伤害，达到潜在效益最大优化。急性呼吸窘迫综合征

表6-1 小儿和成人肺解剖生理的差异

特 征	小 儿	成 人
气道半径减小对气道阻力的影响（如气道水肿）	更大	较小
胸壁顺应性	顺应性较大	顺应性减小
功能残气量	较低	较高
呼吸肌肉储备	膈肌依赖性大	膈肌依赖性小
代谢需求	较高	较低

中 MV 的目的是将不均匀肺通气转化为均匀肺通气，以减少 VILI。

由 8 个国家的 27 位专家参加的儿科急性肺损伤共识会议在历经 2 年会议过程及 3 次面对面讨论[8]后发布了 PARDS 的管理建议。该小组对 151 项建议中的 132 项达成了强烈一致。但是由于在 PARDS 的几个领域中没有确切的数据，有些建议是专家们根据已有的成人或新生儿数据而提出的。儿科数据的匮乏主要因为 PARDS 病理生理学异质性，发生率相对较低，以及以前在 PARDS 定义方面存在不足导致进行随机对照试验十分具有挑战性。2017 年，欧洲儿科和新生儿重症监护协会通过儿科机械通气共识会议（Paediatric Mechanical Ventilation Consensus Conference，PEMVECC）做出了类似的共识，该会议由 15 名欧洲国际专家组成，他们在儿科机械通气的各个方面提供了建议[9]。

三、机械通气方式

本章并未对传统 MV 的所有模式进行全面回顾，在一项国际多中心研究中，儿童 ARDS 最常用的三种通气模式包括压力控制通气（pressure-controlled ventilation，PCV）、容量控制通气（volume-controlled ventilation，VCV）和压力调节容量控制通气（pressure-regulated volume control，PRVC）。在这三种通气模式下，临床医生可以对呼吸频率、呼气末正压、吸入氧浓度和压力支持进行调节。这三种模式的主要区别在于，是压力控制还是容量控制，是减速气流还是恒定气流。值得注意的是，没有一种常规通气模式被证明在改善儿科预后方面具有绝对的优势[8, 10]。

(1) 压力控制通气：在 PCV 中，临床医生会先设定吸气峰压（peak inspiratory pressure，PIP），

使每次呼吸都在预设的吸气时间（inspiratory time，IT）内进行。因此其潮气量是可变的，这主要与患者的呼吸力学特点有关。为了快速实现 PIP，呼吸机最初给予的气体流速很高，然后流速减慢以在呼吸期间保持 PIP。与 VCV 相比，PCV 有几个潜在的优势。有研究表明，PCV 可导致较高的平均气道压，从而改善氧合[11, 12]。在设定潮气量的情况下，PCV 的 PIP 更低，从而降低发生 VILI[13]的风险。此外，PCV 还会使患者感觉更舒适，减少呼吸做工，避免人机不同步[14, 15]。PCV 的局限性主要是潮气量及分钟通气量不固定造成的，因为它们可以随着患者呼吸力学的变化而变化。如果不注意实际潮气量，患者肺顺应性恶化会导致通气量不足，或随着患者呼吸力学的好转导致通气量过大。

(2) 容量控制通气：使用 VCV 时，临床医生会在呼吸机上预先设定好潮气量，使呼吸机按照固定的潮气量和 IT 来输送气流。气流在每次呼吸周期内是恒定的，有时被称为"方波"的气流模式。虽然两次呼吸的潮气量保持一致，但 PIP 会随肺力学的变化而变化。VCV 的缺点正好与 PCV 优点相反：较低的平均气道压会导致氧合恶化，而较高的 PIP 会导致 VILI，降低患者舒适度。然而 VCV 使小潮气量通气成为可能，当某些疾病（如颅高压、肺动脉高压、单心室等）需要严格控制动脉二氧化碳分压时，这一措施特别重要。

(3) 双向调节通气（如 PRVC）：PRVC 旨在提供两种通气模式的最佳效果，既可以减慢气流速度，又可以保证分钟通气量。在 PRVC 中，临床医生预先设置潮气量（如 VCV），但每次呼吸都以减速的气流模式进行（如 PCV）。因此每次呼吸时，呼吸机都会调节吸气流量以达到预设的潮气量。如果输出的潮气量很低，呼吸机就会在随后的呼吸中增加吸气压力。这

样 PRVC 可以保证输送有效的潮气量，同时还能控制 PIP 以适应患者不断变化的呼吸力学。对于许多临床医生来说，PRVC 已经成为所有机械通气儿童的默认模式，包括 PARDS 患者。

四、氧合和通气目标

特定的氧合和通气目标因人而异，即使是同一患者也会不同。PARDS 的病理生理过程中的差异性很大，同一患者也会随着病情的变化而变化。需要强调的是，临床医生需要考虑实现最佳氧合的好处，以减轻干预措施导致肺损伤的风险。一些成人和儿童的研究显示，增加全身氧饱和度与改善预后并没有相关性[7, 16, 17]。值得注意的是，在 ARDS 多中心小潮气量临床试验中，虽然 12ml/kg 潮气量（tidal volume，VT）组的全身氧饱和度高于 6ml/kg VT 组，但低 VT 组患儿的临床预后更好。此外，最近在 434 名重症成人中进行的一项试验显示，SpO_2 水平较低患者[18]（94%～98% vs. 97%～100%）的死亡率（11.6% vs. 20.2%）和发病率都较低。可能的解释包括高氧的免疫调节作用，自由基诱导的肺损伤，以及更高的全身氧饱和度需要增加呼吸机设置。PALICC 推荐的方法是根据 PARDS 的严重程度，采取允许性低氧血症[19, 20]。当 ARDS[8] 恶化时，PALICC 推荐较高的呼气末正压和较低的全身氧合目标。在 PALICC 指南中，轻度 ARDS 的呼气末正压推荐值为 < $10cmH_2O$，目标全身氧饱和度为 92%～97%。专家进一步建议，对于更严重的急性呼吸窘迫综合征[8]，应考虑将目标氧饱和度降低为 88%～92%。允许性低氧血症的概念很有吸引力，因为它可以降低 VILI 的风险，但临床医生必须权衡利弊以为组织提供足够的氧气。因此，PALICC 建议监测中心静脉饱和度

和供氧标志物，以指导制定最佳个体化氧合目标[8, 10]。鉴于允许性低氧血症的长期影响尚无定论，临床医生必须考虑长期低氧损伤对终末器官的潜在风险，以及限制呼吸机支持（包括 FiO_2）的潜在好处后，才能实施个体化允许性低氧血症，这种方法应用于怀孕或有肺动脉高压或急性颅内病变的患者中时要特别谨慎。

PALICC 建议允许性高碳酸血症用于中度至重度 ARDS，以减少 VILI[8, 10]。成人数据强烈支持允许性高碳酸血症、低 VT 和压力限制性通气可改善 ARDS 预后[21, 22]。PALICC 建议 pH 范围为 7.15～7.30。与氧饱和度相类似的是，他们还没有足够的数据来确定 pH 的安全下限。PALICC 警告孕妇和那些有颅内高压、严重肺动脉高压、某些先天性心脏病和血流动力学显著异常的心室功能障碍的患者不要实施允许性高碳酸血症。同样，临床医生应该仔细评估每个方案，以实施最佳的通气管理策略。

五、潮气量

与成人患者不同的是，暂未发现在儿童人群中针对 ARDS 潮气量的随机对照试验。儿科医生必须依靠已有数据或成人推荐潮气量（6ml/kg）[7]进行推断。在一项前瞻性多中心观察性研究中，Erickson 等[23] 研究了 103 名 16 岁以下儿童，根据美欧联席会议，他们均被诊断为急性呼吸窘迫综合征。这些患者在住院期间的总死亡率为 35%。有趣的是，当调整疾病严重程度后，较大潮气量与较好的临床预后显著相关。当患者的平均 VT 为 9.3ml/kg 时（IQR：7.8～11.6ml/kg），潮气量越大，死亡率越低（$P=0.03$），而当患者的平均 VT 为 8.0ml/kg 时（6.4～9.0ml/kg），潮气量越大，死亡率也呈较低趋势（$P=0.08$）。Khemani 等在一项回顾性

单中心研究中也发现了类似的结果[24]。这项研究由 198 名 18 岁以下儿童参与，总死亡率为 20%，90% 以上的患者均为压力控制通气，VT 为 6～10ml/kg。在机械通气治疗的前 3 天，存活和死亡患者的平均潮气量无明显差异，而且对疾病类型、年龄、呼气末正压和肺部疾病严重程度等因素进行矫正后，VT 与死亡率并无相关性。但是根据动态顺应性评估，在肺部疾病较轻的儿童中，较高的 VT 与更长的无呼吸机天数显著相关。de Jager 等在[25] 最近一项包括 8 项研究，1756 例患者的 Meta 分析中指出，不同文献中患者的死亡率为 13%～42%，当 VT 分别处于 7ml/kg、8ml/kg、10ml/kg 或 12ml/kg 水平时，并未发现 VT 与死亡率的密切关系，但是这些纳入文献的差异性较大可能会对结果造成一定影响。其他一些观察性研究也报道了 5～8ml/kg 以上潮气量对改善临床预后的效果[23, 24, 26, 27]，其中一项研究显示 VT 处于 8ml/kg 与 VT 处于 10ml/kg[28] 相比，其死亡率明显下降。在最近一项针对中国 23 个 PICU 的前瞻性多中心观察性研究中，345 名婴幼儿被诊断为美欧联席会议定义的 PARDS，总死亡率为 32.8%。前 7 天内患儿的 VT 水平与死亡率无关，而且在 VT < 6ml/kg、6～8ml/kg、8～10ml/kg 和 > 10ml/kg 这四个水平上，均未发现潮气量与前 3 天的死亡率具有显著相关性。此外高氧指数（OI）和 PRISM Ⅲ 评分结果表明，疾病越重其死亡率越高。

这些儿科观察性研究似乎与成人的 VT 6ml/kg 的推荐标准[7] 相矛盾。然而在解释观察性研究时应保持谨慎。值得注意的是，由于大多数儿科患者采用压力限制通气模式，因此肺部疾病较严重（即肺顺应性较差）的患儿，与肺部疾病较轻的患儿相比，其肺部损伤较轻，所以 PALICC 建议应根据病情严重程度使用个体化的 VT。对于呼吸系统顺应性差的患者，VT 应为 3～6ml/kg（预测体重），而对于呼吸系统顺应性较好的患者，VT 应接近 5～8ml/kg 的生理范围[8, 10]。对此 PEMVECC 专家一致认为，建议采用 5～8ml/kg 生理范围内的 VT，而避免使 VT 超过 10ml/kg（理想体重）[9]。

值得注意的是，PALICC 和 PEMVECC 建议使用理想 / 预测体重来确定最佳 VT[9, 10]，即使用预测体重来计算 VT，这样不仅可以向患者提供适当的 VT 并且对肺造成的容积损伤最小。Martin 等提出了男女适用的计算方法来预测儿科患者[29] 的理想体重，美国疾病控制和预防中心（Center of Disease Control and Prevention，CDC）也发布了基于性别和年龄的生长图表，可用于估算理想体重。一旦测量了患者的身高 / 长度，与身高 / 长度百分位数对应的预期理想体重就可以很容易确定下来[30]。

六、气道峰压和平台压

急性呼吸窘迫综合征多中心临床试验显示，在较低 VT 的患者中，气道峰压和平台压力显著降低 [（25 ± 6）cmH$_2$O vs.（33 ± 8）cmH$_2$O，$P < 0.001$]，死亡率与气道峰压[7] 存在明显的线性相关。最近一项针对成人前瞻性、观察性研究显示，较高 PIP 与 ARDS 从轻度发展为中度的恶化发生率显著相关[31]，而且儿科数据与成人文献一致。Khemani 等和 Erickson 等的研究也表明，PIP 与死亡率存在明显正相关[23, 24]。因此 PALICC 建议平台压力应限制在 28cmH$_2$O 以下为宜，但是允许肺顺应性降低患者的平台压可轻微升高至 29～32cmH$_2$O[8]。在儿科，使用可变气流通气和无气囊插管时，可以用平台压替代 PIP。当平台压力始终与 PIP 相同或低于 PIP 时，就可以达到肺保护的目的，这也取

决于吸气时的气道阻力。

七、呼气末正压

最佳呼气末正压可以防止肺泡塌陷，同时避免肺泡过度膨胀，而肺泡过度膨胀会导致 VILI，减少右心室充盈，使心排血量下降。换句话说，适当的呼气末正压可以用来预防急性呼吸窘迫综合征中的肺不张。在由 549 名成年患者参与的随机对照试验中，Brower 等发现当目标平台压力（< 30cmH$_2$O）和 VT（6ml/kg 预期体重）保持在推荐范围内时，高 PEEP［（13.2 ± 3.5）cmH$_2$O］相对于低 PEEP［（8.3 ± 3.2）cmH$_2$O］，其临床结局并未显示出优势。Meade 等和 Mercat 等在随后的随机试验中也有类似的发现[33, 34]。值得注意的是，这些试验均采用了 ARDS 多中心临床研究建议的由呼气末正压/FiO$_2$ 表来确定呼气末正压水平的方法，但没有分析呼气末正压与肺泡塌陷[32] 的关系。有趣的是，最近一项 Meta 分析显示，在重度急性呼吸窘迫综合征（PaO$_2$/FiO$_2$ ≤ 200mmHg）中，呼气末正压水平越高，死亡率越低[35, 36]，然而在轻度 ARDS 中却没有类似发现，目前我们仍缺乏关于急性呼吸窘迫综合征患者 PEEP 管理的前瞻性试验。

PALICC 建议，在缺乏明确儿科资料的情况下，对于重度 PARDS 患者，应将中度 PEEP（10～15cmH$_2$O）滴定到目测氧合和血流动力学有改善反应[8]。然而在严重 PARDS 中，如果峰值和平台压力可以保持在以上范围，还可将 PEEP 进一步升至 15cmH$_2$O 以上[8]。PALICC 强调随着呼气末正压的增加或减少，应注意监测氧输送、肺顺应性和血流动力学指标，但是 PEMVECC 没有给出建议呼气末正压的具体数值。PEMVECC 专家一致认为，在严重疾病中需要不断调节呼气末正压水平，以保持血流动

力学和氧合的平衡。但是，目前还没有确切的方法来设置最佳 PEEP[9]。虽然对呼气末正压滴定方法没有达到共识，但现有研究多使用了 ARDS 多中心临床试验推荐的 PEEP/FiO$_2$ 滴定表[7, 32, 34]。有趣的是，儿科和成人的研究数据都表明，临床医生经常使用低于 ARDS 推荐水平的呼气末正压[8, 7, 37]。在 ARDS 治疗中，儿科重症医生倾向于使用高 FiO$_2$ 而不是高 PEEP 来治疗低氧血症，儿科研究证实 ARDS 多中心临床试验推荐的 PEEP/FiO$_2$ 表并不常用[38-40]。一般来说，儿科临床医生似乎不愿意将呼气末正压增加至 10cmH$_2$O 以上，尤其是对于小年龄组儿童[41, 38-40]。最近一项对 1134 名 PARDS 患者进行的多中心回顾性试验显示，与 ARDS 协作组织制定的标准相比，采用相对于 FiO$_2$ 较低水平的 PEEP 后，患者的死亡率明显增加[42]。综上所述，目前尚无数据表明如何确定治疗 PARDS 最佳 PEEP 水平的方法，但是当呼气末正压增高时，我们应密切监测氧输送、呼吸系统顺应性和心血管状况等标志物。

八、驱动压力

在较低的流速及平台压和较高的呼气末正压之间，三者的相对重要性尚不确定，但是急性呼吸窘迫综合征患者的呼吸顺应性是决定残余肺容积的重要因素。驱动压力（ΔP）是一个较新的概念，定义为 VT/ 呼吸系统顺应性（或平台压减去 PEEP），而 VT 在本质上可视为功能肺活量的大小（而不是健康人的预测肺大小）。近期的一项成人研究数据（n=3562）显示，与单纯 PIP、PEEP 或 VT 相比，驱动压力与 ARDS 死亡率的关系更为密切[43]。驱动压力增加 1 个 SD（约 7cmH$_2$O），其死亡率可相应增加（RR=1.41，95%CI 1.31～1.51，P < 0.001）。

在这种情况下，患者即使接受了推荐的平台压和VT，其死亡风险性仍然很高（RR=1.36，95%CI 1.17～1.56，$P < 0.001$），然而在儿科人群中未发现有相应的数据或建议。

九、肺复张

是否采用肺复张策略取决于多种因素，包括呼吸系统顺应性、肺疾病类型（局灶性肺泡病变与弥漫性肺泡病变）和肺部疾病的病程[44]。肺顺应性降低的患者与胸壁顺应性降低的患者相比，其对肺复张的反应相对较差。成人数据显示，在尚可维持胸壁顺应性[45]的患者中，予以肺复张可改善氧合。然而，最近一项肺复张策略联合调节 PEEP 的试验显示，该方法应用于成人 ARDS 后可使患者的死亡率明显增加[46]。

由于成人及儿童研究的数据有限，关于肺复张的应用及其最佳实施方案仍存在着巨大的争议。PALICC 建议可以通过缓慢升高或降低呼气末正压，谨慎地进行肺复张，而不建议采取持续性的肺复张操作。

十、人机同步

最佳的人机同步对于接受机械通气的患者至关重要，实现最佳人机同步可以降低气道峰压，降低 VILI 的风险。人机不同步则可导致患者不适、呼吸困难，进而发生呼吸肌疲劳并增加能量消耗及呼吸肌做功[47]。此外，在评估呼吸频率和撤机准备状态时[48]，人机不同步可导

致测量误差、脱机困难、延长机械通气及 ICU 住院时间、增加气管切开术概率，甚至使死亡率增加[47, 49, 50]。重要的是，临床医生应密切关注呼吸机设置，无论何种通气方式，都应根据患者的病情发展来调节参数，以优化人机同步。机械通气患者镇静的目的是在维持安全的同时达到患者的舒适，而不应将其作为促进人机同步的主要方法。过度镇静可延长机械通气患者的通气时间，增加并发症发生的风险[51, 52]。人机同步应通过密切监测呼吸力学和气道压的波形，适当调整呼吸机参数（包括吸气触发和呼吸周期）来实现。

十一、总结

尽管经过了多年的临床研究和经验总结，我们仍然缺乏有关 PARDS 管理的明确的儿科数据，因此实践中的不同结果可能来自于个体差异，也可能来自于临床医生和机构的差异。值得注意的是，无论选择何种治疗策略，随着 PARDS 病理生理的发展，临床医生必须经常评估呼吸机的参数设置，现有文献并不支持任何一种通气模式优于其他模式。尽管 PALICC 已经为儿科患者提供了年龄特异性的 PARDS 定义，但儿科重症监护病房仍然需要根据标准，将严重程度分类与预后联系起来，评估常规和可替代的通气策略。在未获得明确的儿科数据之前，大多数建议仍将继续来自于专家意见及成人数据的推断。

参考文献

[1] Mead J, Takishima T, Leith D. Stress distribution in lungs: a model of pulmonary elasticity. J Appl Physiol.

1970;28(5):596–608.

[2] Cressoni M, Cadringher P, Chiurazzi C, et al. Lung

inhomogeneity in patients with acute respiratory distress syndrome. Am J Respir Crit Care Med. 2014;189(2): 149–58.

[3] Kacmarek RM, Villar J, Sulemanji D, et al. Open lung approach for the acute respiratory distress syndrome: a pilot, randomized controlled trial. Crit Care Med. 2016;44(1):32–42.

[4] Perlman CE, Lederer DJ, Bhattacharya J. Micromechanics of alveolar edema. Am J Respir Cell Mol Biol. 2011;44(1): 34–9.

[5] Retamal J, Bergamini BC, Carvalho AR, et al. Nonlobar atelectasis generates inflammation and structural alveolar injury in the surrounding healthy tissue during mechanical ventilation. Crit Care. 2014;18(5):505.

[6] Guerin C, Reignier J, Richard JC, et al. Prone positioning in severe acute respiratory distress syndrome. N Engl J Med. 2013;368(23):2159–68.

[7] Acute Respiratory Distress Syndrome Network, Brower RG, Matthay MA, et al. Ventilation with lower tidal volumes as compared with traditional tidal volumes for acute lung injury and the acute respiratory distress syndrome. N Engl J Med. 2000;342(18):1301–8.

[8] The Pediatric Acute Lung Injury Consensus Conference Group. Pediatric acute respiratory distress syndrome: consensus recommendations from the pediatric acute lung injury consensus conference. Pediatr Crit Care Med. 2015;16(5):428–39.

[9] Kneyber MCJ, de Luca D, Calderini E, et al. Recommendations for mechanical ventilation of critically ill children from the paediatric mechanical ventilation consensus conference (PEMVECC). Intensive Care Med. 2017;43(12):1764–80.

[10] Rimensberger PC, Cheifetz IM. Pediatric acute lung injury consensus conference G. Ventilatory support in children with pediatric acute respiratory distress syndrome: proceedings from the pediatric acute lung injury consensus conference. Pediatr Crit Care Med. 2015;16(5 Suppl 1):S51–60.

[11] Al-Saady N, Bennett E. Decelerating inspiratory flow waveform improves lung mechanics and gas exchange in patients on intermittent positive-pressure ventilation. Intensive Care Med. 1985;11:68.

[12] Davis K, Branson RD, Campbell RS, Porembka DT. Comparison of volume control and pressure control ventilation: is flow waveform the difference? J Trauma Acute Care Surg. 1996;41(5):808–14.

[13] Prella M, Domenighetti G. Effects of short-term pressure-controlled ventilation on gas exchange, airway pressures, and gas distribution in patients with acute lung injury/ ARDS: comparison with volumecontrolled ventilation. Chest. 2002;122(4):1382–8.

[14] MacIntyre NR, Sessler CN. Are there benefits or harm from pressure targeting during lung-protective ventilation? Respir Care. 2010;55(2):175–83.

[15] Rittayamai N, Katsios CM, Beloncle F, Friedrich JO, Mancebo J, Brochard L. Pressure-controlled vs volume-controlled ventilation in acute respiratory failure: a physiology-based narrative and systematic review. Chest. 2015;148(2):340–55.

[16] Curley MA, Hibberd PL, Fineman LD, et al. Effect of prone positioning on clinical outcomes in children with acute lung injury: a randomized controlled trial. JAMA. 2005;294(2):229–37.

[17] Dobyns EL, Anas NG, Fortenberry JD, et al. Interactive effects of high-frequency oscillatory ventilation and inhaled nitric oxide in acute hypoxemic respiratory failure in pediatrics. Crit Care Med. 2002;30(11):2425–9.

[18] Girardis M, Busani S, Damiani E, Donati A, Rinaldi L, Marudi A, et al. Effect of conservative vs conventional oxygen therapy on mortality among patients in an intensive care unit: the oxygen-ICU randomized clinical trial. JAMA. 2016;316(15):1583–9.

[19] Abdelsalam M, Cheifetz IM. Goal-directed therapy for severely hypoxic patients with acute respiratory distress syndrome: permissive hypoxemia. Respir Care. 2010;55(11):1483–90.

[20] Randolph AG. Management of acute lung injury and acute respiratory distress syndrome in children. Crit Care Med. 2009;37(8):2448–54.

[21] Hickling KG, Walsh J, Henderson S, Jackson R. Low mortality rate in adult respiratory distress syndrome using low-volume, pressure-limited ventilation with permissive hypercapnia: a prospective study. Crit Care Med. 1994;22(10):1568–78.

[22] Milberg JA, Davis DR, Steinberg KP, Hudson LD. Improved survival of patients with acute respiratory distress syndrome (ARDS): 1983–1993. JAMA. 1995; 273(4):306–9.

[23] Erickson S, Schibler A, Numa A, et al. Acute lung injury in pediatric intensive care in Australia and New Zealand: a prospective, multicenter, observational study. Pediatr Crit Care Med. 2007;8(4):317–23.

[24] Khemani RG, Conti D, Alonzo TA, Bart RD 3rd, Newth CJ. Effect of tidal volume in children with acute hypoxemic respiratory failure. Intensive Care Med. 2009;35(8): 1428–37.

[25] de Jager P, Burgerhof JG, van Heerde M, Albers MJ, Markhorst DG, Kneyber MC. Tidal volume and mortality in mechanically ventilated children: a systematic review and meta-analysis of observational studies*. Crit Care Med. 2014;42(12):2461–72.

[26] Yu WL, Lu ZJ, Wang Y, et al. The epidemiology of acute respiratory distress syndrome in pediatric intensive care units in China. Intensive Care Med. 2009;35(1):136–43.

[27] Zhu YF, Xu F, Lu XL, et al. Mortality and morbidity of acute hypoxemic respiratory failure and acute respiratory distress syndrome in infants and young children. Chin Med J. 2012;125(13):2265–71.

[28] Albuali WH, Singh RN, Fraser DD, et al. Have changes in ventilation practice improved outcome in children with acute lung injury? Pediatr Crit Care Med. 2007;8(4):324–30.

[29] Martin DC, Richards GN. Predicted body weight relationships for protective ventilation–unisex proposals from pre-term through to adult. BMC Pulm Med. 2017;17(1):85.

[30] Cheifetz IM. Pediatric acute respiratory distress syndrome. Respir Care. 2011;56(10):1589–99.

[31] Pham T, Serpa Neto A, Pelosi P, et al. Outcomes of patients presenting with mild acute respiratory distress syndrome: insights from the LUNG SAFE study. Anesthesiology. 2019;130(2):263–83.

[32] Brower RG, Lanken PN, MacIntyre N, et al. Higher versus lower positive end-expiratory pressures in patients with the acute respiratory distress syndrome. N Engl J Med. 2004;351(4):327–36.

[33] Meade MO, Cook DJ, Guyatt GH, et al. Ventilation strategy using low tidal volumes, recruitment maneuvers, and high positive end-expiratory pressure for acute lung injury and acute respiratory distress syndrome: a randomized controlled trial. JAMA. 2008;299(6):637–45.

[34] Mercat A, Richard JC, Vielle B, et al. Positive end–expiratory pressure setting in adults with acute lung injury and acute respiratory distress syndrome: a randomized controlled trial. JAMA. 2008;299(6):646–55.

[35] Briel M, Meade M, Mercat A, et al. Higher vs lower positive end-expiratory pressure in patients with acute lung injury and acute respiratory distress syndrome: systematic review and meta-analysis. JAMA. 2010;303(9):865–73.

[36] Phoenix SI, Paravastu S, Columb M, Vincent JL, Nirmalan M. Does a higher positive end expiratory pressure decrease mortality in acute respiratory distress syndrome? A systematic review and meta-analysis. Anesthesiology. 2009;110(5):1098–105.

[37] Bellani G, Laffey JG, Pham T, et al. Epidemiology, patterns of care, and mortality for patients with acute respiratory distress syndrome in intensive care units in 50 countries. JAMA. 2016;315(8):788–800.

[38] Khemani RG, Sward K, Morris A, Dean JM, Newth CJ, Network NCPCCR. Variability in usual care mechanical ventilation for pediatric acute lung injury: the potential benefit of a lung protective computer protocol. Intensive Care Med. 2011;37(11):1840–8.

[39] Newth CJL, Sward KA, Khemani RG, et al. Variability in usual care mechanical ventilation for pediatric acute respiratory distress syndrome: time for a decision support protocol? Pediatr Crit Care Med. 2017;18(11):e521–9.

[40] Santschi M, Jouvet P, Leclerc F, et al. Acute lung injury in children: therapeutic practice and feasibility of international clinical trials. Pediatr Crit Care Med. 2010;11(6):681–9.

[41] Thomas NJ, Jouvet P, Willson D. Acute lung injury in children–kids really aren't just "little adults". Pediatr Crit Care Med. 2013;14(4):429–32.

[42] Khemani RG, Parvathaneni K, Yehya N, Bhalla AK, Thomas NJ, Newth CJL. Positive end-expiratory pressure lower than the ARDS Network protocol is associated with higher pediatric acute respiratory distress syndrome mortality. Am J Respir Crit Care Med. 2018;198(1):77–89.

[43] Amato MB, Meade MO, Slutsky AS, et al. Driving pressure and survival in the acute respiratory distress syndrome. N Engl J Med. 2015;372(8):747–55.

[44] Pelosi P, D'Onofrio D, Chiumello D, et al. Pulmonary and extrapulmonary acute respiratory distress syndrome are different. Eur Respir J Suppl. 2003;42:48s–56s.

[45] Grasso S, Mascia L, Del Turco M, et al. Effects of recruiting maneuvers in patients with acute respiratory distress syndrome ventilated with protective ventilatory strategy. Anesthesiology. 2002;96(4):795–802.

[46] Cavalcanti AB, Suzumura ÉA, Laranjeira LN, de Moraes Paisani D, Damiani LP, Guimarães HP, et al. Effect of lung recruitment and titrated positive end-expiratory pressure (PEEP) vs low PEEP on mortality in patients with acute respiratory distress syndrome: a randomized clinical trial. JAMA. 2017;318(14):1335–45.

[47] Slutsky AS. Neuromuscular blocking agents in ARDS. N Engl J Med. 2010;363(12):1176–80.

[48] Grawe ES, Bennett S, Hurford WE. Early paralysis for the management of ARDS. Respir Care. 2016;61(6):830–8.

[49] Blanch L, Villagra A, Sales B, et al. Asynchronies during mechanical ventilation are associated with mortality. Intensive Care Med. 2015;41(4):633–41.

[50] de Wit M, Miller KB, Green DA, Ostman HE, Gennings C, Epstein SK. Ineffective triggering predicts increased duration of mechanical ventilation. Crit Care Med. 2009;37(10):2740–5.

[51] Forel JM, Roch A, Marin V, et al. Neuromuscular blocking agents decrease inflammatory response in patients presenting with acute respiratory distress syndrome. Crit Care Med. 2006;34(11):2749–57.

[52] Jiang J, Yang B, Han G, Yang M, Li S. Early administration of cisatracurium attenuates sepsis-induced diaphragm dysfunction in rats. Inflammation. 2015;38(1):305–11.

第7章 儿童急性呼吸窘迫综合征的非常规机械通气治疗

Nonconventional Mechanical Ventilation for Pediatric Acute Respiratory Distress Syndrome: High-Frequency Oscillatory Ventilation and Airway Pressure Release Ventilation

Pauline de Jager　Robert G. T. Blokpoel　Martin C. J. Kneyber　著

靳　垚　译

邢　燕　校

一、概述

儿童急性呼吸窘迫综合征是一种表现为严重危及生命的肺部损伤疾病[1, 2]。在入住儿童重症监护病房的所有儿童中，PARDS 的患病率可能高达 10%，一些严重程度较高的患儿死亡率高达 40%～50%[3]。机械通气与 PICU 收治的重症儿童日常医疗密切相关，并显著提高了（这些患儿的）生存率。然而，许多实验研究也表明，MV 会诱发肺部炎症（生物创伤），这可能会加重先前存在的肺损伤（双重打击）。这被称为呼吸机诱发的肺损伤[4, 5]。此外，由此产生的炎症不仅局限于肺部，炎症介质可以进入全身循环并导致器官衰竭。因此，患儿不是死于肺损伤，而是死于与 VILI 相关的多系统器官衰竭[6]。有两种主要机制被认为在 VILI 中起作用：过度潮气量的输送（称为容积伤）及肺泡的反复打开和关闭（称为压力伤）[7]。

目前，对于 VILI 没有有效的治疗方法。事实上，在过去 10 年中，对通气患者的管理已经转向"减少干预"的理念，这包括降低潮气量以保护肺免受 VILI 影响，而不是增加通气以使血气水平正常化，这个概念被称为肺保护性通气（lung-protective ventilation，LPV）。LPV 建立在输送小 VT 以避免容积伤和一定水平的呼气末正压以防止周期性肺泡塌陷的基础上。急性呼吸窘迫综合征网络（ARDS Network）在成人重症急性呼吸窘迫综合征患者中的里程碑式研究强调了容积伤的重要性，表明与传统的 VT 和无压力限制（即 12ml/kg 理想体重和平台压力 $\leq$ 50cmH$_2$O）[8] 通气相比，低 VT 和压力限制（即 6ml/kg 理想体重和平台压力 $\leq$ 32cmH$_2$O）的通气导致明显较低的死亡率[12]。随后的研究表明，与使用较低水平的 PEEP 相比，使用较高水平的 PEEP 来预防肺泡塌陷会导致更好的结果，尤其是在更严重的 ARDS 患者中[9]。然而，某些患者可能需要更低的 VT 以防止局部潮气过度充气，而最佳 PEEP 水平尚不清楚[10]。

VILI 在危重儿童中的临床相关性尚不清

楚[11]。迄今为止，ARDS 网络试验的儿科对应试验从未（并且极不可能）进行，这让 PICU 从业人员对什么是最适合他们的个体患者的 VT 一无所知[12]。然而，PICU 医师可能已经找到了针对 PARDS 最佳 VT 的解决方案。与成人重症监护不同，PICU 医生倾向于使用压力控制（pressure-controlled，PC）通气而不是容量控制（volume-controlled，VC）通气[13]。输送的 VT 取决于呼吸系统的顺应性（Crs），并反映了可输送入肺内的（婴儿肺）容量[14]。使用这些模式作为 LPV 的一部分是有意义的，因为 PARDS 的儿科研究建立了吸气压力和死亡率之间的直接关系，但不是 VT 和死亡率之间的直接关系[15-17]。或者，至少在理论上，高频振荡通气（high-frequency oscillatory ventilation，HFOV）和气道压力释放通气（airway pressure release ventilation，APRV）是用于 LPV 的合理模式，因为它们靶向 VILI 的两个主要决定因素。有趣的是，这两种模式通常都被称为非常规模式，因为它们更常用于在难治性低氧血症和（或）高碳酸血症的情况下进行抢救。然而，人们可以反驳说这些模式没有什么不寻常的，它们应该被视为只是危重病学专家的另外一种工具。本章重点介绍 HFOV 和 APRV 的理论和实践方面，并讨论支持它们在 PARDS 中使用的临床证据。

二、高频振荡通气

（一）HFOV 的描述

HFOV 最初是为治疗新生儿呼吸窘迫综合征而开发的[18]。该装置通过将偏流引入回路产生持续膨胀压（continuous distending pressure，CDP），通常称为平均气道压力（mean airway pressure，mPaw）。这种 CDP 产生并维持呼气末

肺容积（end-expiratory lung volume，EELV），减轻肺不张。压力振荡通过电磁驱动的活塞膜装置以 3～15Hz 的频率（frequency，F）叠加在 CDP 上。振荡压力振幅（ΔP）在气管插管和气道上高度衰减，导致输送的 VT 非常小，通常低于解剖无效腔（1～2ml/kg）[19]。因此，HFOV 至少在理论上是 ARDS 中 LPV 的理想工具。

HFOV 允许氧合和通气的解耦。为此，操作员必须设置 CDP、频率、功率、吸气与呼气比（I∶E）、FiO2 和回路偏流。简单地说，氧合取决于 EELV（由 CDP 控制）和 FiO2。活塞膜的功率设置为产生压力振荡（在设备上显示为 ΔP），以确定输送的 VT；CO2 清除率（VCO2）与肺容量相对无关，但受 F 和 VT 的平方（$VCO_2 = F \times VT^2$）的影响。I∶E 比例通常设置为 1∶2。

（二）生理益处

动物研究表明，HFOV 可能优于 CMV，因为其即使输送的压力高于 CMV 期间可接受的平台压力（Pplat），但对改善氧合、肺顺应性、减轻肺部炎症和组织损伤及更好的肺泡稳定性有更好的效果[20-22]。HFOV 的其他好处包括：与 CMV 相比，由于吸气时间较短而产生的通气分布更好，并且由于负压的产生导致主动呼气相，从而防止气体陷闭和动态过度膨胀[23]。然而，在动物模型中，当对照组实施目前用于日常临床实践更多的 LPV 策略时，HFOV 的有益作用不太明确[24]。

HFOV 过程中气体交换的机制是复杂的，尚未被完全理解。这些机制包括摆动呼吸（即具有不同时间常数的肺部区域之间的气体运动）、对流气体输送（即氧气被毛细血管吸收后辅助气体进入肺泡的运输）、泰勒弥散（即含氧气体从快速中央射流进入更深的支气管树）、湍

流导致的肺泡毛细血管膜附近的分子扩散增强及大气道的混合气流增强（图 7-1）[25]。摆动呼吸对于具有长时间常数的肺单位和 VT 无法到达的肺泡非常重要，而对流气体输送在较大的气道中起着重要作用。

（三）儿童临床证据

尽管缺乏可靠的科学证据，PICU 医师仍将 HFOV 作为抢救干预措施。迄今为止，只有一项随机对照试验（randomized controlled trial, RCT）报道了 HFOV 对死亡率的影响（表 7-1）[26]。这项随机对照试验是 25 年前在 5 个中心进行的，历时 3 年半。在这项交叉研究中，58 名患者（其中 55% 是根据 AECC 定义的 PARDS，氧合指数在 6h 内连续两次测量显示 > 13 被随机分为 HFOV 组（n=29，策略是通过 CDP 的急剧增加目标达到 SpO₂ ≥ 90%，FiO₂ ≤ 0.6），或 CMV 组（n=29，使用 PEEP 和限制性吸气压力策略）。予以排除阻塞性气道疾病、顽固性败血症或心源性休克或非肺病终末诊断的患者。每组的目标血气值相同。意向性治疗分析表明，与 CMV 相比，HFOV 并未提高生存率（HFOV 66% vs. 59%）或总无呼吸机天数（HFOV 20 ± 27 vs. 22 ± 17）。然而，HFOV 组 30 天时需要辅助供氧的幸存者的百分比明显较低（21% vs. 59%，P=0.039）。这表明肺损伤较少。此外，仅接受 HFOV 治疗的患者死亡率仅为 6%（n=1/17），而 CMV 治疗失败并转为 HFOV 的患者死亡率为 42%（n=8/19），完全接受 CMV 治疗的患者死亡率为 40%（n=4/10），尽管入组量太小，无法得出任何确切的结论。

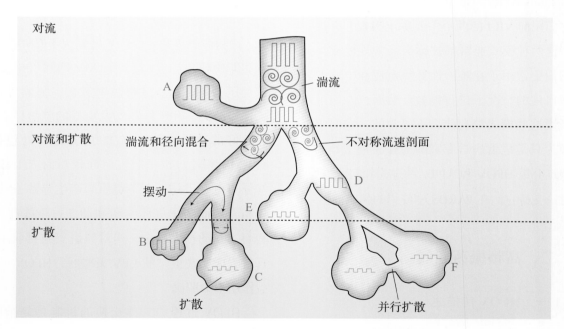

▲ 图 7-1　高频振荡通气过程中的气体交换和压力传输机制

机制包括摆动（即具有不同时间常数的肺区域之间的气体运动）、对流气体运输（即氧气被毛细血管吸收后辅助气体进入肺泡的运输）、泰勒弥散（即含氧气体从快速中央射流进入较深的支气管树）、湍流增强了肺泡毛细血管膜附近的分子扩散和大气道内的混合。在气道开口施加的振荡压力被气管插管和中央气道的阻力和惰性所抑制。近端肺泡（A）承受与中心气道相同的振荡压力，但距离气道开口越远，振荡压力越低，尤其是顺应性好的肺泡（C），而在顺应性差或未完全复张的肺泡（B），振荡压力更小。外周气道阻力的增加导致更高的压力传递到更近的肺泡（E），但在气道阻力（F）远端的肺泡的压力振幅较低

第 7 章　儿童急性呼吸窘迫综合征的非常规机械通气治疗

Nonconventional Mechanical Ventilation for Pediatric Acute Respiratory Distress Syndrome: High-Frequency Oscillatory Ventilation and Airway Pressure Release Ventilation

表 7-1　评价高频振荡通气或气道压力释放通气治疗不同程度儿童急性呼吸窘迫综合征危重患儿预后的随机对照试验或观察性病例对照研究综述

第一作者	研究设计	研究周期（年）	样本量	PARDS 百分占比	主要研究成果	注　释
高频振荡通气						
Arnold[25]	随机对照试验五个中心	3.5	58	55（AECC）	HFOV（66%）和 CMV（59%）的存活率相似 HFOV 组 30 天时需要辅助供氧的幸存者的百分比明显较低（21% vs. 59%，P=0.039）	在 ARDS 前网络试验时代异质研究人群进行的交叉试验
Samrans-amruajkit[26]	随机对照试验单中心	2	16	100（AECC）	HFOV（1%）的存活率较高，然后是 CMV（44%）	研究并非旨在探讨对患者预后的影响而设计
Samrans-amruajkit[27]	随机对照试验单中心	1	18	100（Berlin）	HFOV 和 CMV 的死亡人数相似（两组 n=1）	研究并非旨在探讨对患者预后的影响而设计
Gupta[28]	回顾性病例对照研究85 个中心	2	9177	未知	在配对分析中，HFOV 组的死亡率显著高于 CMV 组（17% vs. 8%，$P < 0.001$），早期 HFOV 组的死亡率显著高于 CMV 组（即插管 < 24h，18% vs. 8%，$P < 0.001$），且 HFOV 组的机械通气时长和 PICU 停留时间明显长于 CMV 组	通过克服 HFOV 适应证相关混淆达到倾向性匹配，即不以与实施 HFOV 决策常用变量为依据进行倾向性匹配（未提到 HFOV 和 CMV 策略具体内容）
Bateman[29]	事后病例控制	4	2449	90（PALICC）	最有可能接受早期 HFOV 的儿童中，早期 HFOV（插管后 < 48h）与 CMV/ 晚期 HFOV 的死亡率没有差别（25% vs. 17%，P=0.09） 与 CMV/ 晚期 HFOV 相比，早期 HFOV 的 MV 和 PICU 停留时间明显更长	未提到 HFOV 或 CMV 策略具体内容 不明确有多少患者真正患有 PARDS（分组仅依据 OI）
气道压力释放通气						
Lalgudi Ganesen[30]	随机对照试验单中心	1.5	52	100（Berlin）	试验因使用 APRV 增加伤害而早期停止（53.8% vs. 26.9% 对照，P=0.089） APRV 组与对照组有类似的无呼吸机日（VFD） APRV 组与对照组有类似的氧合	计划样本量为每组 52 个 对照组为基于儿童俯卧位研究的 CMV 方案

AECC. 美欧联席会议；APRV. 气道压力释放通气；CMV. 常规机械通气；HFOV. 高频振荡通气；PARDS. 儿童急性呼吸窘迫综合征

　　Samransamruajkit 等报道了一项小型单中心研究的结果，该研究比较了 HFOV 组（n=7 名患者）和 CMV 组（n=9 名患者）治疗 AECC 定义的 ARDS 患者在 2 年研究周期内的结果[26]。尽管他们的研究并没有进行特别设计，只是发现 HFOV 组的存活率（71%）高于 CMV 组（44%），可以通过血浆可溶性细胞间黏附分子 1 的水平进行预测。同一组研究人员根据柏林标准随机将 18 名患有严重 PARDS 的儿童分到 HFOV 组或 CMV 组，并进行肺容积优化策略[28]。他们观察到随机接受 HFOV 治疗的患者在氧合方面有明显的改善，但他们的研究在检测对患者预后的影响方面仍然不足（事实上，只有 2 名患者死亡）。

两项病例对照研究进一步加剧了围绕 HFOV 的争议。Gupta 等在分析来自虚拟 PICU（vPICU）数据库的数据时报道，与 CMV 相比，使用 HFOV 治疗的患者死亡率和发病率增加[29]。本研究包括来自 98 家机构的 1 月龄—18 岁的 9177 名患者，他们从 2009 年 1 月 1 日—2011 年 12 月 31 日在虚拟 PICU 系统数据库中接受了 MV 治疗。为了进行分析，患者按通气类型（HFOV 与 CMV）进行分层；使用振荡器治疗的患者按 HFOV 早期（即插管后 24h 内）和晚期（即插管后 24h）进行分层。通过克服适应证混淆的倾向匹配（即病情最严重的患者最有可能接受干预）进行配对。对匹配患者的比较显示死亡率存在显著差异（HFOV 和 CMV 的总体死亡率分别为 17% 和 8%，$P < 0.01$；早期 HFOV 与 CMV 的比为 18% vs. 8%，$P < 0.01$），HFOV 患者使用呼吸机的时间明显更长，这对 HFOV 的使用提出了挑战。

Bateman 及其同事对呼吸衰竭镇静滴定随机评估（randomized evaluation of sedation titration for respiratory failure，RESTORE）研究的数据进行了事后分析，并对早期比较的疾病严重程度进行了倾向匹配，比较了早期 HFOV（即插管后 24～48h 内）与只接受 CMV 治疗的儿童或接受 CMV 和晚期 HFOV 治疗的儿童（CMV/ 晚期 HFOV）的不同[31]。出于分析目的，他们根据倾向性评分分析了 n=213 名早期 HFOV 可能性最高的儿童。HFOV 组和 CMV/ 晚期 HFOV 组在第 90 天的住院死亡率没有差异（25% vs. 17%，P=0.09），但两组使用振荡器的患者使用呼吸机的时间均明显延长，早期 HFOV 组更甚。

综上所述，已发表的儿科临床数据不支持 HFOV。但是，在解释这些数据时需要考虑以下方面。Arnold 试验是在 CMV 实施不能反映当代操作方案的时代进行的，并且

Samransamruajkit 等的第一项研究没有报道他们的 CMV 策略[26]。只有在他们的第二项研究中，才提到 CMV 肺保护策略[28]。Gupta 研究难以解释，由于影响启动 HFOV 决定的重要临床变量，如氧合指标和呼吸机设置，无法用于倾向匹配，因此对本研究真正相关性和临床影响提出了挑战[32-34]。最后，Bateman 等使用的 RESTORE 研究数据受到以下事实的影响：在该试验中，关于 MV 模式和呼吸机撤机策略的决定由主治医师自行决定[31]。

（四）成人临床证据

在 21 世纪初，三项比较 HFOV 作为一线策略与 CMV 治疗成人 ARDS 患者的随机对照试验报道，在随机接受 HFOV 治疗的患者中，氧合得到改善，尽管不显著，但死亡率较低[35-37]。随后对所有可用的成人和儿童随机对照试验进行 Meta 分析证实了 HFOV 在死亡率方面的潜在益处，尽管可以说对照组的通气管理与目前被认为的 LPV 不兼容[38]。然而，在两项大型随机对照试验的结果之后，在成人中继续使用 HFOV 引起了高度争议。在急性呼吸窘迫综合征振荡试验（oscillate for acute respiratory distress syndrome，OSCAR）中未观察到对患者结局的益处，该试验在 795 名住进几乎没有 HFOV 经验的中心的患者中，比较了使用新设备的 HFOV 和非规范使用的 CMV 的疗效[39]。然而，更令人担忧的是急性呼吸窘迫综合征的早期振荡治疗（oscillation for acute respiratory distress syndrome treated early，OSCILLATE）的预后。由于 HFOV 组的死亡率增加（47% vs. 35%，P=0.005）和次级结局更差，在计划纳入 1200 名患者中的 548 名后，该研究终止。与 OSCAR 不同的是，OSCILLATE 是在具有 HFOV 经验的中心进行的，并严格规范的使

用了 CMV 控制策略。这包括两个后来试验的结果，一项最新的 Meta 分析证实，HFOV 与 CMV 相比对预后没有益处，这对在患有中重度 ARDS 的成人中常规使用 HFOV 是一个挑战[41, 42]。

（五）HFOV 未能改善预后的原因

问题是儿科和成人 RCT 的结果是否证实 HFOV 没有益处，或者患者的预后是否取决于振荡器的使用方式[43, 44]。因此，人们可能会质疑 HFOV 是否以其最优方式应用于这些患者，以充分利用 HFOV 的特性。这些问题（存在但不限于）包括确定哪些患者将从 HFOV 中受益最大，从 CMV 到 HFOV 的转换时间，以及确定最佳振荡设置。

1. HFOV 的适应证和上机时机

HFOV 的适应证定义不明确，通常由主治医生的个人偏好和机构偏见决定。一般来说，HFOV 是在 CMV 失败时才被考虑的一种抢救方法，但可以认为，应该在 PARDS 早期考虑应用 HFOV，以最大限度地减少 VILI，防止暴露在有害的呼吸机设置中。除了一项对 26 名患者进行的小型观察性研究，几乎没有儿童数据支持这一概念。该报道称，当 HFOV 在 24h 内使用而不是作为抢救时，30 天存活率（58.8% vs. 12.5%）显著更高[45]。OSCILLATE 试图研究在 ARDS 诊断后 72h 内早期使用 HFOV 的效果。然而，在这项研究中，患者在随机分组之前可能已经使用呼吸机长达 14 天，因此不太清楚早期 HFOV 的真正效果[40]。

一些作者建议使用特定氧合指数或 PaO_2/FiO_2 比值作为决定何时将患者转为 HFOV 的阈值。两项儿科试验分别使用 OI > 13 和 15 作为临界值[26, 27]。最近对振荡试验的重新评估表明，HFOV 的死亡率益处只能在患有严重 ARDS 的

成年人中预期（即 $PaO_2/FiO_2 < 100$）[46]，建议 HFOV 只应在病情最严重的患者中考虑作为一种挽救干预措施。

2. 肺容积优化策略

肺容积是 HFOV 期间弥漫性肺泡疾病中氧合的主要决定因素。简而言之，当肺泡过度扩张时，PaO_2 随着肺容积线性增加到某一点[47]。这表明，当从 CMV 切换到 HFOV 时，应考虑通过（重复）肺复张操作（recruitment maneuver，RM）实施开肺策略（即打开肺并保持肺开放）。

值得注意的是，RM 似乎不是启动 HFOV 时的标准治疗[48]。这可能是因为缺乏关于 RM 有益作用的临床研究，甚至是对 HFOV 治疗中 RM 的最佳方法，以及对是否有潜在炎症过程假定增强的探讨[49]。唯一的指导来自一项新生儿羔羊模型研究，该研究调查了四种不同的 RM 方法，即 6min 内逐步增加压力、20s 动态持续充气（一次或重复六次）和标准方法（在开始时直接设置 CDP）[50]。这项研究表明，逐步增加压力可使肺容积和肺不张的缓解率最大。Samransamruajkit 等在小型研究中使用了 30～35cmH_2O 的持续充气 20～30s，而成人 OSILLATE 研究使用 40cmH_2O 持续 40s[28, 40]。然而，这种非个体化的肺容积优化方法并未将患者的呼吸系统力学因素考虑在内，从而导致临床上无法确定该组患者是否出现过度扩张或肺单位未完全复张[44]。作为 HFOV 开肺方法的一部分，我们采用了个体化、阶梯递增 – 递减 CDP 滴定法（图 7-2）。就血流动力学后果而言，这种方法是可行和安全的，同时允许充分的气体交换[51]。

优化呼气末肺容积的其他好处包括更好地抑制远端压力振荡。这是因为持续性肺不张的肺压力波动减弱，从而使传导气道和肺泡暴露于有害的高压波动中（图 7-2）[24]。由于未解决

的肺不张使顺应性降低，传导到肺泡和支气管的峰谷压力差显著增加。RM 的另一个好处（至少在理论上）是它允许患者在 P-V 曲线的放气段上振荡呼吸，从而避免了少部分有害的过度膨胀和肺不张[20, 52-54]。由于呼吸过程的滞后性，

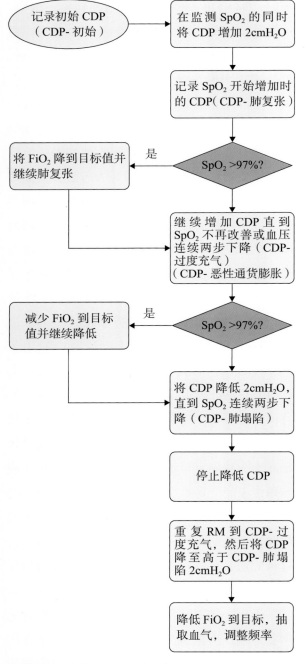

记录初始 CDP（CDP- 初始）

在监测 SpO₂ 的同时将 CDP 增加 2cmH₂O

记录 SpO₂ 开始增加时的 CDP（CDP- 肺复张）

SpO₂ >97%?

将 FiO₂ 降到目标值并继续肺复张 ← 是

继续增加 CDP 直到 SpO₂ 不再改善或血压连续两步下降（CDP-过度充气）（CDP- 恶性通货膨胀）

SpO₂ >97%?

减少 FiO₂ 到目标值并继续降低 ← 是

将 CDP 降低 2cmH₂O，直到 SpO₂ 连续两步下降（CDP- 肺塌陷）

停止降低 CDP

重复 RM 到 CDP- 过度充气，然后将 CDP 降至高于 CDP- 肺塌陷 2cmH₂O

降低 FiO₂ 到目标，抽取血气，调整频率

▲ 图 7–2　切换到 HFOV 后 CDP 的阶梯式增量 – 减量滴定的概述

这样做比在 P-V 曲线的充气段给予 RM，需要较低的 CDP 即可维持相同程度的 EELV。

3. 实现最低潮气量

包括呼吸系统阻力（Rrs）和振荡器设置在内，HFOV 期间输送的 VT 由许多因素决定，如振荡功率（膜位移幅度）、F（Hz）、I：E 比值、膜的位置、气管插管（endotracheal tube，ETT）的长度和直径，以及是否存在 ETT 漏气[55-59]。ETT 构成了振荡器的主要工作负荷，是 VT 的重要决定因素[60]。VT 与 ETT 内横截面积成正比，因为 ETT 的阻抗超过肺的阻抗[61, 62]。

在临床实践中，通常根据患者的年龄、呼吸机设置和胸部摆动的观察来设置 F 和功率。然而，从生理学角度来看，在 PARDS 中使用可能的最高 F 似乎更合适。首先，F 越高，VT 越小，因为 F 的变化与远端振荡压力振幅成反比[63]。随后，将更容易保持在 P–V 环的安全区（即伤害性过度膨胀或肺不张风险最小的区域）范围内。第二，塌陷的肺区在 F 值较高时更容易打开[64]。第三，输送的 VT 分布更加均匀，因为它在较高 F 下对区域顺应性的依赖性降低[23]。然而，找到最好的 F 可能具有挑战性。Venegas 等提出设置振荡 F 由肺的转折频率决定，Fc=1/（2πRC），其中 R 是阻力，C 是顺应性[65]。Fc 定义了 HFOV 期间适当气体输送的最佳频率，以及最小伤害性压力，并受潜在疾病的影响（图 7–3）。在以短时间常数和低顺应性为特征的肺部疾病（如 PARDS）中 Fc 增加。重要的是，F 与 ΔP 紧密相关。基本上，ΔP 越高，VT 越大。然而，我们（未公布的数据）和其他人在台架试验研究中观察到，与低 F（5Hz）和低振幅设置相比，当组合高 F（15Hz）和高振幅（设置为达到 ΔP 为 90）时，VT 较小，因为远端压力幅度要低得多，但二氧化碳的排出还是比较充分[66]。

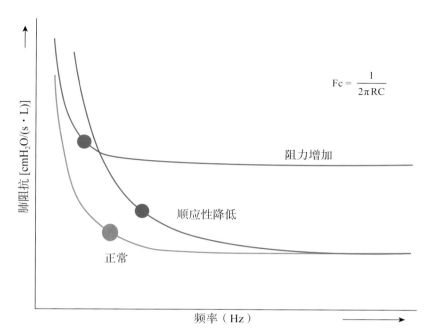

$$Fc = \frac{1}{2\pi RC}$$

阻力增加

顺应性降低

正常

频率（Hz）

◀ 图 7-3　顺应性降低（如 PARDS）和阻力增加（如阻塞性气道疾病）患者的肺转角频率概念

Fc（用圆点图示）定义了在 HFOV 过程中有足够的气体传输的最佳频率和最小的伤害压力。Fc 由 $1/2\pi RC$ 计算，其中 R 是电阻，C 是顺应性

三、气道压力释放通气

（一）APRV 的描述

气道压力释放通气（airway pressure release ventilation，APRV）于 1987 年首次被描述为一种提供两个水平的持续气道正压通气（continuous positive airway pressure，CPAP）的模式，同时允许在整个呼吸周期中进行自主呼吸[67]。与传统的 CPAP 不同，APRV 同时支持氧合和通气。向患者持续输送高流量，仅因呼气阀的间歇性打开而中断，从而降低了回路压力，允许气体释放，增强了肺部二氧化碳清除及解剖无效腔的排空。与 CMV 不同的是，呼吸从较高的基线开始，结束于从高压到低压的放气。这种驱动压力梯度的建立利于输送满足通气的 VT，其（与 PCV 一样）受 Crs 和 Rrs 的影响。因此，APRV 被认为是一种时间触发、压力限制和时间循环的间歇通气模式，吸气 / 呼气比值倒置[68]。值得注意的是，如果没有自主呼吸，APRV 实际上是 PCV 的反比模式。

操作员必须设置高（P_{high}）和低（P_{low}）压力及这些压力的时间间隔（T_{high} 和 T_{low}）。氧合由 FiO_2 和 T_{high} 决定。通常，设置 P_{high} 与 CMV 期间的平台压力（P_{plat}）（目标 $P_{plat} < 30cmH_2O$）相匹配，但设置 P_{low}、T_{high} 和 T_{low} 的方法变化很大[68]。T_{high} 可以设置为 4～10s，由氧合决定。对于 P_{low} 和 T_{low}，大致有两个概念：①使用恒定的 T_{low} 和非零 P_{low} 来防止呼气末肺完全放气，T_{high} 约是总周期时间的 90%；②根据肺力学设置 T_{low}（以实现呼气末流量：呼气峰值流量比值为 ±50%～75%），P_{low} 为零和 T_{high} ＞总周期时间的 90%- 固有的短 T_{low}，从而防止呼气末肺完全排空[69, 70]。最终如何设定这两个参数取决于所需的二氧化碳消除水平。这些设置的组合会产生一个 mP_{aw}，计算公式为 $[(P_{high} \times T_{high}) + (P_{low} \times T_{low})] / (T_{high}+T_{low})$。吸气时间延长可能导致内源性 PEEP（PEEPi）的发生，因其对心血管有不良影响，应避免发生。

（二）生理益处

APRV 的潜在益处与这种模式的压力限制

所固有的容量损伤风险降低有关。因此，输送的 VT 受 Crs 和 Rrs 的影响（与 PCV 一样）。根据开放肺的概念，由于 APRV 比 PCV 提供更高的 mPaw，肺不张的风险可能会降低。许多动物研究表明，APRV 可改善氧合，并减轻肺损伤[30]。然而，APRV 的真正潜在益处可能与自主呼吸有关，这使得它很有吸引力。重症监护医师采用了尽可能在机械通气患者中保持自主呼吸的理念。这一学说基于早期的研究，该研究表明，在没有肺损伤的麻醉成人仰卧位时，VT 直接指向肺的背侧灌注良好的区域[71]。自主呼吸的这些益处也在肺损伤的实验和临床研究中得到了证实[72, 73]。对这些有益效应的解释包括分流分数降低、VT 向依赖性肺区的分布改善及肺部炎症减少[74-76]。此外，自主呼吸可能会改善患者 – 呼吸机的同步性，并可能减少镇静和镇痛。然而，到目前为止，这些有益的效果还没有在儿童身上得到证实。

（三）儿童临床证据

有关 APRV 的儿科文献主要限于病例报道、病例系列及小样本量的回顾性和前瞻性观察性队列研究。在大多数情况下，APRV 被用作抢救干预、氧合和通气方面的总体预后并未得到普遍证实。2018 年，Lalgudi Ganesan 等报道了在柏林会议定义的 PARDS 中比较 APRV 和 CMV 的第一次随机对照试验的结果（表 7-1）[69]。在这项开放标签、平行设计的 RCT 中，1 月龄—12 岁的儿童在诊断为 PARDS 后 24h 内、通气 72h 内随机分配至 APRV 或 CMV。值得注意的是，随机化是不平衡的，因为在 APRV 组中有更多的女孩和更严重的缺氧患者。在 APRV 组中，将 Phigh 设置为比 Pplat 高 1~2cmH₂O，最大为 30cmH₂O，随后滴定目标 VT 为 6~7ml/kg IBW 和 Thigh 为 4s；当呼气流量约降至呼气峰

值流量的 75% 时，将 PLOW 设置为 0cmH₂O，并终止 Tlow。Curley 等在两项俯卧位试验中使用的呼吸机算法被用于接受 CMV 治疗的患者[77, 78]。当达到预定的缺氧标准时，HFOV 被用作挽救模式。尽管这项研究被设计为每个随机组包括 26 名患者，由于 APRV 组的死亡率（53.8%）比 CMV 组（26.9%）高，死亡的相对风险为 2.0（95%CI 0.97~4.41），因此在注册人数达到 50% 时被提前停止。这些患者的死因几乎有 50% 是顽固性低氧血症，而其余患者死于 MSOF。与 CMV 组（14.2±10.4 天）相比，APRV 组（9.7±11.1 天）的主要终点 VFD 显著降低。

总之，现有的儿科文献不支持在 PARDS 中使用 APRV。

（四）成人的现有证据

成人 ARDS 的临床研究报道表明，当比较 APRV 和 CMV 时，氧合、通气和肺力学得到改善，尽管这些研究大多不限于严重 ARDS 患者[30]。然而，关于患者预后的不同结局已有报道。Putensen 等在比较 APRV 和 PCV 时发现心血管功能和动脉氧合得到改善，呼吸机和 ICU 天数减少，而其他人在两项随机对照试验中没有发现对临床相关预后有影响[79, 80]。同样，在前瞻性和回顾性队列研究中也出现了相互矛盾的观察结果[81-83]。

（五）APRV 未能改善转归的原因

尽管不新颖，但 APRV 的使用仅限于一定数量的中心，需要比传统 PCV 更多的经验。与 HFOV 一样，对于什么样的最佳初始和滴定 APRV 设置是有效的，目前还没有明确的理解。此外，必须更好地理解与 APRV 相关的问题，包括自主呼吸期间高跨肺压的影响，以及释放

期间的周期性塌陷和 VT 变异性[69]。

四、实践建议和未来展望

因此，可以得出结论，HFOV 和 APRV 的 LPV 效应及其与患者预后的关系理论上存在很大的差异。到目前为止，HFOV 和 APRV 都没有被证明能改善中到重度 ARDS 儿童的预后。事实上，一些成人和儿科试验因为干预造成了伤害而过早停止。然而，这是否真的意味着我们应该无限期地停止使用 HFOV 或 APRV？可以肯定地得出结论，两种呼吸机模式都存在类似的问题，缺乏对如何正确使用这些模式的理解。总之，我们真的不知道如何根据患者的需要设置设备，也不知道哪位患者可能真正从这两种模式中的任何一种中受益。此外，如果两种模式在 LPV 方面相似，则问题仍然悬而未决（图 7-4）。

APRV 利用了自主呼吸，但在严重肺损伤的情况下，自主呼吸由于使跨肺压力增加可能增加肺损伤[84]，这真的是我们需要的吗？两种模式的另一个主要区别是它们在 P–V 环上的位置。HFOV 利用肺的滞后性，在通风安全区的放气支上振荡，也就是说，与充气支相比，相同的 EELV 保持在较低的压力下[44]，APRV 在 P–V 环路的充气支上通气，其中有持续的肺泡回缩与复张，这被认为是不可取的[52]。同时，HFOV 也存在一些主要缺点有利于使用 APRV。这些缺点包括可能需要重度镇静和（或）继续使用神经肌肉阻滞、设备噪声，可能最重要的是，缺乏监测工具来帮助医生找到最佳设置[85]。大多数 HFOV 设备不能显示 P–V 环，尽管一些现代振荡器可以显示 VT，但测量 VT 是否有助于确定最佳振荡器设置尚不清楚。这些都是正在进行和未来研究的主题。

那么，医生该怎么办？目前，没有任何建议能得到确凿证据的支持。儿科机械通气共识会议（PEMVEC）建议，如果常规通气失败，可以考虑 HFOV，使用开肺策略来维持最佳 EELV[86]。这些建议反映了儿科急性肺损

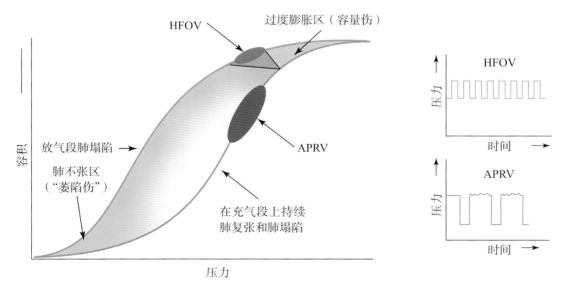

▲ 图 7-4　HFOV 和 APRV 在压力 - 容积环上的位置

虽然 APRV 位于充气段上，但 HFOV 的最佳使用在进行肺容量优化策略后的放气段上

伤共识会议的建议。该专家小组建议，在没有临床证据表明胸壁顺应性降低的情况下，对于 PPLAT 超过 28cmH₂O 的中到重度 PARDAS 患者，HFOV 应该被认为是一种替代的通气模式 [87]。PALICC 还建议在连续监测氧合和 CO_2 反应及血流动力学参数的情况下，通过逐步增加和降低平均气道压（持续扩张压力）来探索肺复张的潜力，以达到 HFOV 中的最佳肺容积。PEMVECC 和 PALICC 都没有对 APRV 的使用提出任何建议。我们倾向于在存在中重度肺损伤时考虑 HFOV，而不是 APRV。这种方法是基于对自主呼吸思维的改变，这使得 APRV 在以后的临床过程中被考虑，当患者病情好转并且可能从自主呼吸中受益时使用，而不是将其作为早期的主要通气模式。没有儿科数据支持这一假设，尽管在成人的实验研究和有限的数据表明，当与自主呼吸相关时，APRV 在限制 ARDS 患者的肺压力和应变方面更具保护性 [88]。我们已经不再认为 HFOV 只是一种通气挽救模式，而是采用了一个自由的阈值，当 PIP（在 PC 通气的情况下）或 PPLAT28～32cmH₂O、PEEP > 8cmH₂O、FiO_2 > 0.6 时，以及在相隔 1h 的连续三次测量氧合指数上升时使用 [51]。

不用说，需要大规模的随机对照试验来验证 HFOV 或 APRV 在治疗中重度 PARDS 儿童中的作用。俯卧位和振荡儿科临床试验（PROVISE）目前正在进行中，研究俯卧位和 HFOV 对患有严重 PARDS 儿童的影响（www.prospect-network.org）。这项 2×2 随机适应性试验的主要结果是无呼吸机天数，而次要结果包括死亡率和器官衰竭轨迹等。这项研究预计在 6 年内完成。

五、结论

HFOV、APRV 等非常规通气方式只是另一种通气方式。从生理学的角度来看，使用这些模式是有意义的，但到目前为止，这些理论上的好处还没有转化为改善中重度 PARDS 儿童预后的工具。人们正翘首以盼大量迫切的相关研究。

参 考 文 献

[1] Khemani RG, Smith LS, Zimmerman JJ, Erickson S. Pediatric acute lung injury consensus conference G. Pediatric acute respiratory distress syndrome: definition, incidence, and epidemiology: proceedings from the pediatric acute lung injury consensus conference. Pediatr Crit Care Med. 2015;16:S23–40. https:// doi.org/10.1097/ PCC.0000000000000432.

[2] Khemani RG, et al. Paediatric acute respiratory distress syndrome incidence and epidemiology (PARDIE): an international, observational study. Lancet Respir Med. 2018;18:30344–8. https://doi. org/10.1016/S2213–2600.

[3] Schouten LR, Veltkamp F, Bos AP, van Woensel JB, Serpa Neto A, Schultz MJ, Wosten-van Asperen RM. Incidence and mortality of acute respiratory distress syndrome in children: a systematic review and meta-analysis. Crit Care Med. 2016;44:819–29. https://doi.org/10.1097/ CCM.0000000000001388.

[4] Tremblay LN, Slutsky AS. Ventilator-induced lung injury: from the bench to the bedside. Intensive Care Med. 2006;32:24–33. https://doi.org/10.1007/ s00134–005– 2817–8.

[5] Pinhu L, Whitehead T, Evans T, Griffiths M. Ventilatorassociated lung injury. Lancet. 2003;361:332–40. https://doi.org/10.1016/S0140–6736(03)12329–X.

[6] Ranieri VM, Giunta F, Suter PM, Slutsky AS. Mechanical ventilation as a mediator of multisystem organ failure in acute respiratory distress syndrome. JAMA. 2000;284: 43–4.

第 7 章　儿童急性呼吸窘迫综合征的非常规机械通气治疗

Nonconventional Mechanical Ventilation for Pediatric Acute Respiratory Distress Syndrome: High-Frequency Oscillatory Ventilation and Airway Pressure Release Ventilation

[7] Slutsky AS, Ranieri VM. Ventilator-Induced Lung Injury. N Engl J Med. 2013;369:2126–36.

[8] Network A. Ventilation with lower tidal volumes as compared with traditional tidal volumes for acute lung injury and the acute respiratory distress syndrome. The acute respiratory distress syndrome network. N Engl J Med. 2000;342:1301–8.

[9] Briel M, et al. Higher vs lower positive end-expiratory pressure in patients with acute lung injury and acute respiratory distress syndrome: systematic review and meta-analysis. JAMA. 2010;303:865–73. https://doi.org/10.1001/jama.2010.218.

[10] Terragni PP, et al. Tidal hyperinflation during low tidal volume ventilation in acute respiratory distress syndrome. Am J Respir Crit Care Med. 2007;175:160–6. https://doi.org/10.1164/rccm.200607–915OC.

[11] Kneyber MC, Zhang H, Slutsky AS. Ventilatorinduced lung injury. Similarity and differences between children and adults. Am J Respir Crit Care Med. 2014;190:258–65. https://doi.org/10.1164/ rccm.201401–0168CP.

[12] Kneyber MC, Rimensberger PC. The need for and feasibility of a pediatric ventilation trial: reflections on a survey among pediatric intensivists. Pediatr Crit Care Med. 2012;13:632. https://doi.org/10.1097/ PCC.0b013e31824fbc37.

[13] Santschi M, et al. Acute lung injury in children: therapeutic practice and feasibility of international clinical trials. Pediatr Crit Care Med. 2010;11:681–9.

[14] Gattinoni L, Pesenti A. The concept of "baby lung". Intensive Care Med. 2005;31:776–84. https://doi.org/10.1007/s00134–005–2627–z.

[15] de Jager P, Burgerhof JG, van Heerde M, Albers MJ, Markhorst DG, Kneyber MC. Tidal volume and mortality in mechanically ventilated children: a systematic review and meta-analysis of observational studies*. Crit Care Med. 2014;42:2461–72. https:// doi.org/10.1097/ CCM.0000000000000546.

[16] Erickson S, Schibler A, Numa A, Nuthall G, Yung M, Pascoe E, Wilkins B. Acute lung injury in pediatric intensive care in Australia and New Zealand: a prospective, multicenter, observational study. Pediatr Crit Care Med. 2007;8:317–23.

[17] Khemani RG, Conti D, Alonzo TA, Bart RD III, Newth CJ. Effect of tidal volume in children with acute hypoxemic respiratory failure. Intensive Care Med. 2009;35:1428.

[18] Bryan AC. The oscillations of HFO. Am J Respir Crit Care Med. 2001;163:816–7. https://doi.org/10.1164/ ajrccm.163.4.16341.

[19] Gerstmann DR, Fouke JM, Winter DC, Taylor AF, deLemos RA. Proximal, tracheal, and alveolar pressures during high-frequency oscillatory ventilation in a normal rabbit model. Pediatr Res. 1990;28:367–73.

[20] Froese AB. High-frequency oscillatory ventilation for adult respiratory distress syndrome: let's get it right this time! Crit Care Med. 1997;25:906–8.

[21] Ng J, Ferguson ND. High-frequency oscillatory ventilation: still a role? Curr Opin Crit Care. 2017;23:175. https://doi.org/10.1097/MCC.0000000000000387.

[22] Imai Y, Slutsky AS. High-frequency oscillatory ventilation and ventilator-induced lung injury. Crit Care Med. 2005;33:S129–34.

[23] Tsuzaki K, Hales CA, Strieder DJ, Venegas JG. Regional lung mechanics and gas transport in lungs with inhomogeneous compliance. J Appl Physiol. 1993;75:206–16.

[24] Rotta AT, Gunnarsson B, Fuhrman BP, HErnan LJ, Steinhorn DM. Comparison of lung protective ventilation strategies in a rabbit model of acute lung injury. Crit Care Med. 2001;29(11):2176–84.

[25] Pillow JJ. High-frequency oscillatory ventilation: mechanisms of gas exchange and lung mechanics. Crit Care Med. 2005;33:S135–41.

[26] Arnold JH, Hanson JH, Toro-Figuero LO, Gutierrez J, Berens RJ, Anglin DL. Prospective, randomized comparison of high-frequency oscillatory ventilation and conventional mechanical ventilation in pediatric respiratory failure. Crit Care Med. 1994;22:1530–9.

[27] Samransamruajkit R, Prapphal N, Deelodegenavong J, Poovorawan Y. Plasma soluble intercellular adhesion molecule-1 (sICAM-1) in pediatric ARDS during high frequency oscillatory ventilation: a predictor of mortality. Asian Pac J Allergy Immunol. 2005;23:181–8.

[28] Samransamruajkit R, Rassameehirun C, Pongsanon K, Huntrakul S, Deerojanawong J, Sritippayawan S, Prapphal N. A comparison of clinical efficacy between high frequency oscillatory ventilation and conventional ventilation with lung volume recruitment in pediatric acute respiratory distress syndrome: a randomized controlled trial. Indian journal of critical care medicine: peer-reviewed, official publication of Indian Society of. Crit Care Med. 2016;20:72–7. https://doi.org/10.4103/0972–5229.175940.

[29] Gupta P, et al. Comparison of high-frequency oscillatory ventilation and conventional mechanical ventilation in pediatric respiratory failure. JAMA Pediatr. 2014;168:243. https://doi.org/10.1001/ jamapediatrics.2013.4463.

[30] Jain SV, et al. The 30–year evolution of airway pressure release ventilation (APRV). Intensive Care Med Exp. 2016;4:11. https://doi.org/10.1186/ s40635–016–0085–2.

[31] Bateman ST, et al. Early high-frequency oscillatory ventilation in pediatric acute respiratory failure. A propensity score analysis. Am J Respir Crit Care

Med. 2016;193:495–503. https://doi.org/10.1164/ rccm.201507–1381OC.

[32] Kneyber MC, van Heerde M, Markhorst DG. It is too early to declare early or late rescue highfrequency oscillatory ventilation dead. JAMA Pediatr. 2014;168:861. https://doi. org/10.1001/ jamapediatrics.2014.961.

[33] Rimensberger PC, Bachman TE. It is too early to declare early or late rescue high-frequency oscillatory ventilation dead. JAMA Pediatr. 2014;168:862–3. https://doi. org/10.1001/jamapediatrics.2014.940.

[34] Essouri S, Emeriaud G, Jouvet P. It is too early to declare early or late rescue high-frequency oscillatory ventilation dead. JAMA Pediatr. 2014;168:861–2. https://doi. org/10.1001/jamapediatrics.2014.937.

[35] Derdak S, et al. High-frequency oscillatory ventilation for acute respiratory distress syndrome in adults: a randomized, controlled trial. Am J Respir Crit Care Med. 2002;166:801–8. https://doi.org/10.1164/ rccm.2108052.

[36] Bollen CW, et al. High frequency oscillatory ventilation compared with conventional mechanical ventilation in adult respiratory distress syndrome: a randomized controlled trial [ISRCTN24242669]. Crit Care. 2005;9:R430–9. https://doi.org/10.1186/ cc3737.

[37] Shah SB, Findlay GP, Jackson SK, Smithies MN. Prospective study comparing HFOV versus CMV in patients with ARDS. Intensive Care Med. 2004;30:S84.

[38] Sud S, Sud M, Friedrich JO, Meade MO, Ferguson ND, Wunsch H, Adhikari NK. High frequency oscillation in patients with acute lung injury and acute respiratory distress syndrome (ARDS): systematic review and meta-analysis. BMJ. 2010;340:c2327.

[39] Young D, et al. High-frequency oscillation for acute respiratory distress syndrome. N Engl J Med. 2013;368:806–13. https://doi.org/10.1056/ NEJMoa1215716.

[40] Ferguson ND, et al. High-frequency oscillation in early acute respiratory distress syndrome. N Engl J Med. 2013;368:795–805. https://doi.org/10.1056/ NEJMoa1215554.

[41] Gu XL, Wu GN, Yao YW, Shi DH, Song Y. Is highfrequency oscillatory ventilation more effective and safer than conventional protective ventilation in adult acute respiratory distress syndrome patients? A metaanalysis of randomized controlled trials. Crit Care. 2014;18:R111. https://doi.org/10.1186/cc13900.

[42] Malhotra A, Drazen JM. High-frequency oscillatory ventilation on shaky ground. N Engl J Med. 2013;368:863–5. https://doi.org/10.1056/ NEJMe1300103.

[43] Kneyber MC, Markhorst DG. Do we really know how to use high-frequency oscillatory ventilation in critically ill children? Am J Respir Crit Care Med. 2016;193:1067–8. https://doi.org/10.1164/ rccm.201512–2418LE.

[44] Kneyber MC, Markhorst DG. Any trial can (almost) kill

[45] Fedora M, Klimovic M, Seda M, Dominik P, Nekvasil R. Effect of early intervention of high-frequency oscillatory ventilation on the outcome in pediatric acute respiratory distress syndrome. Bratisl Lek Listy. 2000;101:8–13.

[46] Meade MO, et al. Severity of hypoxemia and effect of high-frequency oscillatory ventilation in acute respiratory distress syndrome. Am J Respir Crit Care Med. 2017;196:727–33. https://doi.org/10.1164/ rccm.201609–1938OC.

[47] Suzuki H, Papazoglou K, Bryan AC. Relationship between PaO$_2$ and lung volume during high frequency oscillatory ventilation. Acta Paediatr Jpn. 1992;34: 494–500.

[48] Kneyber MC, van Heerde M, Markhorst DG. Reflections on pediatric high-frequency oscillatory ventilation from a physiologic perspective. Respir Care. 2012;57: 1496–504. https://doi.org/10.4187/ respcare.01571.

[49] Samransamruajkit R, et al. Potent inflammatory cytokine response following lung volume recruitment maneuvers with HFOV in pediatric acute respiratory distress syndrome. Asian Pac J Allergy Immunol. 2012;30: 197–203.

[50] Pellicano A, Tingay DG, Mills JF, Fasulakis S, Morley CJ, Dargaville PA. Comparison of four methods of lung volume recruitment during high frequency oscillatory ventilation. Intensive Care Med. 2009;35:1990–8.

[51] de Jager P, et al. Feasibility of an alternative, physiologic, individualized open-lung approach to highfrequency oscillatory ventilation in children. Ann Intensive Care. 2019;9:9. https://doi.org/10.1186/ s13613–019–0492–0.

[52] Markhorst DG, van Genderingen HR, van Vught AJ. Static pressure-volume curve characteristics are moderate estimators of optimal airway pressures in a mathematical model of (primary/pulmonary) acute respiratory distress syndrome. Intensive Care Med. 2004;30:2086–93. https://doi.org/10.1007/ s00134–004–2446–7.

[53] Tingay DG, Mills JF, Morley CJ, Pellicano A, Dargaville PA. The deflation limb of the pressurevolume relationship in infants during highfrequency ventilation. Am J Respir Crit Care Med. 2006;173:414–20.

[54] Goddon S, Fujino Y, Hromi JM, Kacmarek RM. Optimal mean airway pressure during highfrequency oscillation: predicted by the pressurevolume curve. Anesthesiology. 2001;94:862–9.

[55] Pillow JJ, Sly PD, Hantos Z, Bates JH. Dependence of intrapulmonary pressure amplitudes on respiratory mechanics during high-frequency oscillatory ventilation in preterm lambs. Pediatr Res. 2002;52:538–44.

[56] van Genderingen HR, Versprille A, Leenhoven T, Markhorst DG, van Vught AJ, Heethaar RM. Reduction

a good technique. Intensive Care Med. 2016;42:1092–3. https://doi.org/10.1007/ s00134–016–4215–9.

of oscillatory pressure along the endotracheal tube is indicative for maximal respiratory compliance during high-frequency oscillatory ventilation: a mathematical model study. Pediatr Pulmonol. 2001;31:458–63.

[57] Slutsky AS, et al. Effects of frequency, tidal volume, and lung volume on CO_2 elimination in dogs by high frequency (2–30 Hz), low tidal volume ventilation. J Clin Invest. 1981;68:1475–84.

[58] Scalfaro P, Pillow JJ, Sly PD, Cotting J. Reliable tidal volume estimates at the airway opening with an infant monitor during high-frequency oscillatory ventilation. Crit Care Med. 2001;29:1925–30.

[59] Hamel DS, Katz AL, Craig DM, Davies JD, Cheifetz IM. Carbon dioxide elimination and gas displacement vary with piston position during high-frequency oscillatory ventilation. Respir Care. 2005;50:361–6.

[60] Gavriely N, Solway J, Loring SH, Butler JP, Slutsky AS, Drazen JM. Pressure-flow relationships of endotracheal tubes during high-frequency ventilation. J Appl Physiol. 1985;59:3–11.

[61] Niederer PF, Leuthold R, Bush EH, Spahn DR, Schmid ER. High-frequency ventilation: oscillatory dynamics. Crit Care Med. 1994;22:S58–65.

[62] Hirao O, Iguchi N, Uchiyama A, Mashimo T, Nishimura M, Fujino Y. Influence of endotracheal tube bore on tidal volume during high frequency oscillatory ventilation: a model lung study. Med Sci Monit. 2009;15:MT1–4.

[63] Wong R, Deakers T, Hotz J, Khemani RG, Ross PA, Newth CJ. Volume and pressure delivery during pediatric high-frequency oscillatory ventilation. Pediatr Crit Care Med. 2017;18:e189–94. https://doi. org/10.1097/ PCC.0000000000001089.

[64] Bauer K, Brucker C. The role of ventilation frequency in airway reopening. J Biomech. 2009;42:1108–13.

[65] Venegas JG, Fredberg JJ. Understanding the pressure cost of ventilation: why does high-frequency ventilation work? Crit Care Med. 1994;22:S49–57.

[66] Van de Kieft M, Dorsey D, Morison D, Bravo L, Venticinque S, Derdak S. High-frequency oscillatory ventilation: lessons learned from mechanical test lung models. Crit Care Med. 2005;33:S142–7.

[67] Downs JB, Stock MC. Airway pressure release ventilation: a new concept in ventilatory support. Crit Care Med. 1987;15:459–61.

[68] Chatburn RL, Primiano FP Jr. A new system for understanding modes of mechanical ventilation. Respir Care. 2001;46:604–21.

[69] Lalgudi Ganesan S, Jayashree M, Chandra Singhi S, Bansal A. Airway pressure release ventilation in pediatric acute respiratory distress syndrome. A randomized controlled trial. Am J Respir Crit Care Med. 2018;198:1199–207. https://doi.org/10.1164/

rccm.201705–0989OC.

[70] Habashi NM. Other approaches to open-lung ventilation: airway pressure release ventilation. Crit Care Med. 2005;33:S228–40.

[71] Froese AB, Bryan AC. Effects of anesthesia and paralysis on diaphragmatic mechanics in man. Anesthesiology. 1974;41:242–55.

[72] Wrigge H, Zinserling J, Neumann P, Defosse J, Magnusson A, Putensen C, Hedenstierna G. Spontaneous breathing improves lung aeration in oleic acid-induced lung injury. Anesthesiology. 2003;99:376–84.

[73] Putensen C, Mutz NJ, Putensen-Himmer G, Zinserling J. Spontaneous breathing during ventilatory support improves ventilation-perfusion distributions in patients with acute respiratory distress syndrome. Am J Respir Crit Care Med. 1999;159:1241–8.

[74] Xia J, Sun B, He H, Zhang H, Wang C, Zhan Q. Effect of spontaneous breathing on ventilator-induced lung injury in mechanically ventilated healthy rabbits: a randomized, controlled, experimental study. Crit Care. 2011;15:R244. https://doi.org/10.1186/cc10502.

[75] Putensen C, Hering R, Muders T, Wrigge H. Assisted breathing is better in acute respiratory failure. Curr Opin Crit Care. 2005;11:63–8.

[76] Putensen C, Muders T, Varelmann D, Wrigge H. The impact of spontaneous breathing during mechanical ventilation. Curr Opin Crit Care. 2006;12:13–8.

[77] Curley MA, et al. Effect of prone positioning on clinical outcomes in children with acute lung injury: a randomized controlled trial. JAMA. 2005;294:229–37.

[78] Curley MA, et al. Clinical trial design--effect of prone positioning on clinical outcomes in infants and children with acute respiratory distress syndrome. J Crit Care. 2006;21:23–32; discussion 32–27. https://doi.org/10.1016/j.jcrc.2005.12.004.

[79] Putensen C, Zech S, Wrigge H, Zinserling J, Stuber F, Von Spiegel T, Mutz N. Long-term effects of spontaneous breathing during ventilatory support in patients with acute lung injury. Am J Respir Crit Care Med. 2001;164:43–9. https://doi.org/10.1164/ ajrccm.164.1.2001078.

[80] Varpula T, Jousela I, Niemi R, Takkunen O, Pettila V. Combined effects of prone positioning and airway pressure release ventilation on gas exchange in patients with acute lung injury. Acta Anaesthesiol Scand. 2003;47:516–24.

[81] Gonzalez M, et al. Airway pressure release ventilation versus assist-control ventilation: a comparative propensity score and international cohort study. Intensive Care Med. 2010;36:817–27. https://doi.org/10.1007/ s00134–010–1837–1.

[82] Maxwell RA, et al. A randomized prospective trial of airway pressure release ventilation and low tidal volume

ventilation in adult trauma patients with acute respiratory failure. J Trauma. 2010;69:501– 10; discussion 511. https://doi.org/10.1097/ TA.0b013e3181e75961.

[83] Maung AA, et al. Compared to conventional ventilation, airway pressure release ventilation may increase ventilator days in trauma patients. J Trauma Acute Care Surg. 2012;73:507–10.

[84] Yoshida T, Fujino Y, Amato MB, Kavanagh BP. Fifty Years of Research in ARDS. Spontaneous Breathing during Mechanical Ventilation. Risks, Mechanisms, and Management. Am J Respir Crit Care Med. 2017;195:985–92. https://doi.org/10.1164/ rccm.201604–0748CP.

[85] de Jager P, Burgerhof JGM, Koopman AA, Markhorst DG, Kneyber MCJ. Lung volume optimization maneuver responses in pediatric high frequency oscillatory ventilation. Am J Respir Crit Care Med. 2019;199:1034.

https://doi.org/10.1164/ rccm.201809–1769LE.

[86] Kneyber MCJ, et al. Recommendations for mechanical ventilation of critically ill children from the Paediatric Mechanical Ventilation Consensus Conference (PEMVECC). Intensive Care Med. 2017;43:1764–80. https://doi.org/10.1007/s00134–017–4920–z.

[87] Rimensberger PC, Cheifetz IM, Pediatric Acute Lung Injury Consensus Conference G. Ventilatory support in children with pediatric acute respiratory distress syndrome: proceedings from the pediatric acute lung injury consensus conference. Pediatr Crit Care Med. 2015;16:S51–60. https://doi.org/10.1097/ PCC.0000000000000433.

[88] Richard JC, et al. Potentially harmful effects of inspiratory synchronization during pressure preset ventilation. Intensive Care Med. 2013;39:2003–10. https:// doi.org/10.1007/s00134–013–3032–7.

第8章 儿童急性呼吸窘迫综合征的呼吸机撤机和拔管策略

Ventilator Weaning and Extubation Strategies for Children with PARDS

Adrienne Randolph **著**

董跃丽 **译**

邢　燕 **校**

本章将通过回顾以下主题，概述儿科急性呼吸窘迫综合征（pediatric acute respiratory distress syndrome，PARDS）患儿停止呼吸机支持的策略[1]，最近 Hess 和 Randolph 也对此进行了回顾[2]。

• 临床医生如何判断是否应该对患儿进行拔管准备的评估？

• 呼吸机撤机适应证及需要评估的参数。

• 自主触发和自主呼吸试验的应用。

• 撤机过程中常用的呼吸机模式。

• 如何确定何时行气管切开术以促进呼吸机撤机。

• 撤机和拔管方案的应用。

• 儿童拔管准备情况评估标准的比较。

• 使用无创通气、经鼻高流量氧疗和其他支持以优化拔管成功率。

一、概述

大多数确诊为 PARDS 的儿童在肺恢复期间需要插管和较长时间的机械通气支持。液体过量、镇静、神经肌肉无力和分泌物清除受损会延长（患儿）对呼吸机支持的需求。许多策略已被用于帮助儿童停止支持性机械通气，最终目标是永久脱离（呼吸机）。撤机是一种策略，在持续评估患者耐受性的同时逐渐减少呼吸机支持量。20 世纪 90 年代中期，一项大型多中心研究表明，一些患有急性呼吸衰竭的成年患者不需要（逐步）脱机，在基础疾病得到治疗后，他们可以直接拔管，他们是清醒的，能够维持他们的气道通畅[3]。随后的一项多中心试验表明，大多数通过自主呼吸试验（spontaneous breathing trial，SBT）的儿童都可以成功拔管，除了吸氧外，不需要其他支持[4]。而未能通过 SBT 的儿童需要进行全面评估，以确定失败的潜在原因。镇静、神经肌肉无力和分泌物清除受损是 SBT 失败的常见原因。PARDS 患儿有很多发生神经肌肉无力的危险因素，如长期机械呼吸机支持下呼吸肌不做功、暴露于类固醇和使用神经肌肉阻滞药。因此，PARDS 恢复期儿童可能需要拔管后持续呼吸支持以降低再插管的风险。无创通气（noninvasive ventilation，NIV)(如 CPAP 或 BiPAP)、经鼻高流量氧疗和(或)咳嗽辅助设备可帮助病情严重的患儿缓解病情。部分 PARDS 患儿需要临时气管切开，以管理分泌物或促进更长时间的呼吸机脱机。以下各节将详细介绍这些主题。

2001 年，一个由来自三个专业协会的个人组成的特别工作组发表了基于证据撤机和停止呼吸机支持的建议[5]。在表 8-1 中，对这些建议进行了修改，使其适用于 PARDS 恢复期患儿。2007 年，一项针对成人患者的国际共识会议提出，呼吸机脱机可分为简单、困难和长期三种类型[6]。

- 简单：首次 SBT 后成功拔管的患者。
- 困难：首次 SBT 失败，最多需要 3 次 SBT 或从第一次 SBT 起 7 天内能成功脱离呼吸机的患者。
- 长期：至少 3 次 SBT 失败或从第一次 SBT 起超过 7 天才能成功脱离呼吸机的患者。

虽然没有正式应用，但这种分层方法可能有助于对 PARDS 恢复期患儿脱离呼吸机进行分类。从比例上说，相对于轻症肺损伤患儿，严重 ARDS 患儿更有可能属于困难或长期的类别。

表 8-1 Macintyr 改良的 PARDS 患儿停止通气支持的建议[5]

建议 1：对于需要机械通气超过 24h 的 PARDS 患儿，应至少每天系统评估一次导致持续呼吸机依赖的原因。目标是逆转所有可能阻碍呼吸机停用过程的通气和非通气问题
建议 2：因呼吸衰竭而接受机械通气治疗的 PARDS 患儿，如果符合以下标准，应进行正式的(呼吸机)停用可能性评估：①呼吸衰竭的潜在原因可能已经逆转；②其氧合和 pH 是可接受的；③其血流动力学是稳定的；④其启动自主呼吸的能力是足够的
建议 3：对于因 PARDS 相关的呼吸衰竭而接受机械通气的儿童，应在患者自主呼吸时而不是在仍然接受大量呼吸机支持时进行正式的呼吸机停用评估。对 FiO_2 降低至 < 50% 和初始短暂自主呼吸的耐受性可以用来评估继续进行正式自主呼吸试验的能力。没有确定的标准来评估患者在 SBT 时的耐受性，但呼吸模式、气体交换的充分性、血流动力学稳定性和主观舒适度都应考虑在内。可耐受 SBT 持续 30～120min 的患儿被认为可永久停用呼吸机
建议 4：成功通过 SBT 的 PARDS 恢复期患儿拔管(人工气道的移除)应基于对气道通畅性和患者气道保护能力的评估。拔管前应对患者进行评估，以确定早期启动 NIV 或 HFNC 是否有助于完全脱离呼吸机
建议 5：对于因呼吸衰竭而接受机械通气治疗的 PARDS 患儿，如果 SBT 失败，应确定 SBT 失败的原因。一旦可逆的失败原因得到纠正，应每 24 小时进行一次后续 SBT 测试，如果原因是过度镇静，则测试更频繁。在 SBT 失败后，他们应该接受稳定的、不费力的、舒适的通气支持
建议 6：旨在给予非医师医疗保健专业人员更多自主权的撤机、脱机和镇静管理方案已在儿科重症监护病房成功制定和实施，并可能促进呼吸机脱机
建议 7：在 PARDS 初期使用呼吸机稳定一段时间后，当发现 PARDS 恢复期患儿明显需要较长的呼吸机辅助(> 14～30 天)时，应考虑进行气管切开术。当患儿看起来有可能获益并且仍需要长期呼吸机支持时，应进行气管切开术。需要高水平镇静才能耐受气管插管的儿童和严重神经肌肉无力的儿童应考虑尽早进行气管切开术，并每日进行风险 - 效益评估
建议 8：除非有明显不可逆疾病的证据(如高脊髓损伤或晚期神经退行性疾病)或数月的呼吸机撤机尝试失败，否则需要长时间的机械呼吸机支持以治疗呼吸衰竭的 PARDS 恢复期患儿，不应考虑永久依赖呼吸机
建议 9：需要长期机械通气的 PARDS 患儿的呼吸机撤机策略应是系统的、慢节奏的，通常包括逐渐延长的自主呼吸试验
建议 10：转到专门从事撤机和提供高水平物理疗法的康复中心可以优化一些 PARDS 患儿呼吸机撤机过程的效率

二、评估呼吸机停用的准备情况

（一）PARDS 及其潜在触发因素的严重程度是否有所改善

在积极治疗引发 PARDS 潜在疾病（如感染、胰腺炎、误吸等）的同时，应提供肺保护性机械通气支持的策略。一旦患者恢复良好，就应开始停止机械通气支持。对于遵循急性呼吸窘迫综合征管理方案的医生，如由 ARDS 临床研究网[7] 开发的方案（Curley 等[8] 修改后用于儿童俯卧位临床试验），将基于氧合和通气水平降低呼吸机支持参数。

（二）儿童血流动力学是否稳定

在尝试停止机械通气支持之前，患儿的血流动力学应该是稳定的。血流动力学稳定可以被定义为：没有明显的低血压（即不需要或只需要低剂量的升压药物）和活动性心肌缺血，或者心肌缺血的风险应该已被解除。因为液体超负荷的标志 – 血清 B 型利钠肽（B-type natriuretic peptide，BNP）在 SBT 期间因左心室衰竭而升高，所以其已被用于临床研究以指导成人患者的限液和利尿[9]，但大多数 PARDS 患儿在开始撤机时心血管功能已经恢复。

（三）气体交换是否可以接受

没有严格的气体交换标准来对儿童何时可以准备撤离呼吸机进行分类，但是评估气体交换是否充分很重要。一般来说，在 $FiO_2 \leqslant 0.5$ 且 $PEEP \leqslant 7cmH_2O$，而 $SpO_2 > 92\%$ 时，患儿有足够的氧合来启动气体交换过程。通气的参数有所不同，但动脉 $pH > 7.35$（或静脉 $pH > 7.30$）且相对其年龄和体重具有可接受

的分钟通气量患儿通常可以耐受（SBT）试验。当由于高无效腔和（或）高二氧化碳产生量而需要高分钟通气量时，儿童可能无法长期维持这种水平的自主呼吸。

（四）镇静水平是否滴定到儿童易被唤醒但平静的状态

在停用呼吸机之前，儿童能够持续自主吸气。镇静程度（水平）通常会阻碍这一过程[4]。因此，建议儿童在接受呼吸机停止耐受能力的正式 SBT 评估之前，先进行一次自然觉醒试验（SAT）[10]。如果孩子能在语言刺激时持续睁大眼睛，就被认为通过了 SAT 测试。如果没有，应降低镇静药剂量，然后以降低后的水平（通常是先前剂量的一半）重新开始，使用为儿童制订的剂量范围进行调整至预先设定的镇静目标（如患儿保持清醒且平静）。行为状态评分量表是一个经过验证的为儿童制订的镇静量表[11]。短效镇静药（如异丙酚或右美托咪定）的使用可完全或部分作为停用镇静药前的部分用药，因为它们不会像麻醉药或苯二氮䓬类药物那样抑制自主呼吸。然而，由于异丙酚输注综合征的风险，必须限制儿童异丙酚的长期使用[12]。尽管在机械通气的儿童中（其中许多儿童患有 PARDS）使用滴定麻醉药和苯二氮䓬类药物的方案并没有缩短拔管时间，但总体而言，采用该方案的儿童清醒程度更高，总体麻醉暴露较少[13]。

（五）患者是否极度无力

呼吸肌力量也是一个重要的考虑因素。由于重症肌病、多发性神经病变或神经损伤导致呼吸肌力受限患儿拔管失败的风险较高[14]。这些患者应测量其在气道阻塞期间的最大气道压力（aPiMax）。对于低 aPiMax 的儿童，考虑是否需要延长机械通气和个性化的撤机策略是重

要的。

三、呼吸机撤机策略

儿童机械通气的过程（包括应考虑撤机的时间段）如图 8-1 所示[15]。目前还没有临床试验（特别是在严重缺氧插管的儿童中）比较不同的机械通气撤机方法间的差异。在一组包括 PARDS 在内的由肺或神经不同因素引起的呼吸衰竭患儿中，医生自主决定的撤机与两种基于压力支持通气（pressure support ventilation，PSV）的撤机方案没有差异[4]。在这项试验中，医生决定的 PSV 方案要求临床医生逐步减少压力支持量，旨在维持目标呼出潮气量（图 8-2）。另一种压力支持撤机组在呼吸机上使用了一种称为容积支持通气的自动模式，通过不断调整支持压力以达到目标的分钟通气量。在"常规治疗"组中，临床医生使用

了多种模式，包括逐步降低设定的呼吸频率同步间歇指令通气（synchronized intermittent mandatory ventilation，SIMV）、PSV 和 CPAP。尽管所有儿童在随机分组前都没有通过 SBT（又称为拔管准备试验），但在三个研究组中，撤机时间中位数为 1.6～2 天。

没有证据支持对其一种用于 PARDS 患儿的特定的机械呼吸机撤机方法，因此需要对患儿持续评估，随着患者恢复，支持量逐渐下调。Rose 及其同事系统地回顾了评估撤机自动化系统的随机试验[16]，一些证据表明撤机自动化系统可以显著缩短撤机时间，同时减少机械通气持续时间和接受气管切开术的患者数量。虽然这些试验中包括了成人急性呼吸窘迫综合征患者和儿童试验患者，但它们并没有专门针对这一人群。因此，需要一个充分有力的多中心随机对照试验来评估年幼的 PARDS 患儿采用自动撤机化系统的安全性和有效性。

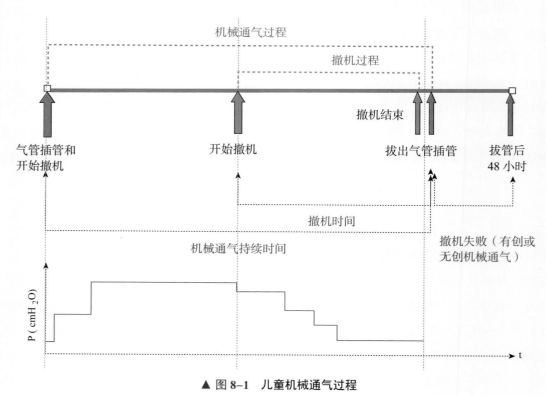

▲ 图 8-1　儿童机械通气过程

图片由 Christopher Newth，MD 提供，改编自 Newth et al.[15]

四、自主呼吸试验

在 20 世纪 90 年代发表的两项针对成年患者的随机对照试验显示[17, 18]，与 SIMO（强制呼吸频率逐渐降低）或 PSV 撤机（方案）相比，对符合筛选标准的患者进行每日 1～2 次的 SBT 检查能够使大多数患者成功拔管。大多数成年患者在通过第一次 SBT 后能成功拔管，这一发现在儿童中得到复制[4]。这两项成人和儿童研究中包括了急性呼吸窘迫综合征患者。在

压力支持撤机方案 *
医生与呼吸治疗师一起进行全面检查

□ 患者正在使用呼吸机压力支持模式
□ 医生与呼吸治疗师共同审核疼痛和镇静指令
□ PEEP ≤ 7cmH$_2$O 且 FiO$_2$ ≤ 60%
□ 检查吸气的上升时间和流量灵敏度（必要时调整）

启动压力支持 患者的理想体重：_____kg
插管直径决定最大支持压力：
3.0～3.5ETT=12cmH$_2$O，4.0～4.5=10cmH$_2$O，5.0～5.5=8cmH$_2$O，≥ 6.0=6cmH$_2$O
插管型号 =_____　　　　　　　　最小支持压力 =_____cmH$_2$O
1 调节 PS 参数为 PS min+2cmH$_2$O
2 调节 PS，使呼出的 VT 达到 5～7ml/kg（____～____ml），保持 4h

调节 FiO$_2$ 和 PEEP
维持 SpO$_2$≥95%
如果在 FiO$_2$ ≤ 0.60 时，SpO$_2$ ≥ 95% 时，每 4 小时将 PEEP 降低 1cmH$_2$O
PEEP ≥ 8cmH$_2$O 持续 > 4h：撤机停止，返回上一过程
一旦 PEEP ≤ 5cmH$_2$O，FiO$_2$ 调至 ≤ 50%
如果 SpO$_2$ < 95%，则返回上一个设置，通知医生，并保持 4h 的 PEEP 不变。
支持压力调整
　目标是使呼出的 VT 达到 5～7ml/kg
● 如果任何时候呼出 VT ≥ 7ml/kg（____ml）或持续 4h 以上的 VT ≥ 5ml/kg（____ml），则支持压力（PS）下调 2cmH$_2$O，30min 内重新评估。后每 4 小时评估一次
● 参见拔管准备。当达到最小 PS（____）时，请参见页面底部的拔管
● 如果呼出 VT 持续 < 5ml/kg（____ml），则 PS 每次增加 2cmH$_2$O 至潮气量达到 ≥ 5ml/kg，并且至少 4h 内不要降低 PS。每 4 小时评估一次
● 目标自主呼吸频率：年龄 > 5 岁（10～35 次），2—5 岁（15～40 次），6 月龄—2 岁（15～45 次），年龄 < 6 个月（20～55 次）
● RR >目标 RR 吗？→是的：①可能只是因为焦虑引起，评估镇静/镇痛效果；②如果焦虑源自呼吸费力，PS 增加 2cmH$_2$O，直到 RR 在目标范围内
● RR <目标 RR？→ YES：如果镇静过量，减少镇静/镇痛药物剂量

拔管准备
□ 在 PEEP ≤ 5cmH$_2$O 和 FiO$_2$ ≤ 0.50 时，PS ≤ 16cmH$_2$O 且 SpO$_2$ ≥ 95% 持续至少 4h
　如果符合以上标准，在医生批准下，您可以每 24 小时进行一次拔管试验，为患者设置最小 PS（）检测呼出潮气量
　在 PEEP ≤ 5cmH$_2$O 和 FiO$_2$ ≤ 0.50 时，呼出潮气量持续 < 5ml/kg（____ml）和（或）SpO$_2$ < 95%，在这种情况下，恢复到之前的 PS 设置，保持 4h，然后逐步降低至上述支持压力调整中的最小 PS
拔管
一旦保持最低 PS 持续 2h 以上：①呼出潮气量 ≥ 5ml/kg；②在 PEEP ≤ 5cmH$_2$O 和 FiO$_2$ ≤ 0.50 时，SpO$_2$ ≥ 95%，开始拔管

▲ 图 8-2　呼吸机停用方案示例

*. 此方案用于临床试验：引自 Randolph AG，et al. JAMA 2002；288：2561-2568.

初次 SBT 试验失败的患者中，儿童 PSV 和"常规治疗"组的机械通气持续时间没有差异[4]。然而，在一项多中心随机试验中，每日一次或多次 SBT 撤机方案优于 PSV 和 SIMV 撤机方案[18]。这一证据表明，耐受 SBT 30～120min 的成人和儿童患者应该考虑进行拔管试验，因为他们可能已经为脱离机械呼吸机支持做好准备。

气管内导管的阻力与其半径和长度有关。因此，更细的导管被认为具有更高的阻力，这就需要在测试期间对年龄较小的孩子用一些 PSV 支持以降低疲劳和失败的风险，同时可以对呼吸机通气阀提供其需要的压力（图 8-2）。Khemani 及其同事对这一观点提出了质疑，他们认为使用 PSV 可能会因提供过多的呼吸机支持而高估了患者的成功机会，所以建议对接受自主呼吸实验者只使用 CPAP[19, 20]。在老年患者中，尤其是那些神经肌肉无力或左心室后负荷敏感的患者，T 管试验可用于评估患者耐受拔管的能力。

如图 8-2 方案所示，对于较小的气管导管，可以在低 PEEP（4～5cmH$_2$O）下，用较低水平的 PSV（5～10cmH$_2$O）对儿童进行 SBT 检查，也可以在 5cmH$_2$O 的 CPAP 上进行。使用自动调整的吸气压力来克服气管导管阻力（即导管补偿）是应用于成人患者的另一种选择方案[2]。导管补偿根据气管插管大小和吸气流量调节 PS（压力支持）水平，它补偿了（气体）通过气管内导管的阻力。但是，拔管后上呼吸道水肿引起的阻力可能与气管内导管（endotracheal tube，ETT）引起的阻力类似[21]。

在一项包含 182 名机械通气患儿的多中心研究中，对符合以下筛查标准的儿童进行了 SBT 试验（称为 ERT 或拔管准备试验）[4]。设置患者的 PEEP ≤ 5，FiO$_2$ ≤ 0.5。如果患儿能维持 SpO$_2$ > 94%，随后他们根据气管内导管管径的大小调整压力支持水平（如管径为 3.0～3.5mm，PS=10cmH$_2$O；管径 ≥ 5.0mm，PS=6cmH$_2$O）。绝大多数孩子通过了 ERT 测试，在这些患者中，88% 的患者能够拔管，绝大多数（87%）不需要额外的呼吸机支持。使用了类似方案的 RESTORE 研究中重复了这一发现，该研究评估了因急性呼吸衰竭而接受机械通气儿童的镇静方案[13]。对于氧合指数 ≤ 6 的儿童，通过上述 ERT 对 10h 内成功拔管的阳性预测值为 93%[22]。

SBT 失败：识别和管理

失败的 SBT 会给患者及其家属带来生理和心理上的压力。回顾多项儿科研究，Newth 和同事提出了一系列 SBT 或 ERT 失败的标准，见表 8-2[15]。考虑到幼儿有较高的心率和呼吸频率，心动过速和呼吸过速的参数随年龄而变化[4]。重要的是如何识别什么时候心理因素在驱动生命体征的变化，给予患儿口头保证，或父母在场，如果这些措施失败了，可能需要（使用）药物措施。当患儿没有通过 SBT 试验时，应重新建立呼吸机支持，目的是使患儿感到舒适。机械通气的模式和具体设置可能有所不同。

PARDS 恢复期患儿在 SBT 失败并已恢复到其舒适的呼吸机设置后，应对其失败原因进行系统的评估。纠正导致 SBT 失败的原因后，据上次 SBT 失败 24h 后需再次进行 SBT 评估。如 Hess 和 Randolph 所述，有一些原因可以解释为什么 PARDS 恢复期患儿没有通过 SBT，临床医生会进行评估和处理[2]。

- 呼吸肌负荷过重：高气道阻力和低顺应性。

表 8-2　PARDS 恢复期患儿 ERT/SBT 失败的推荐标准

- 临床标准
  - 出汗
  - 鼻翼煽动
  - 呼吸费力
  - 心动过速（心率增加＞ 40 次 /min）
  - 心动过缓
  - 心律失常
  - 低血压
  - 呼吸暂停或呼吸浅慢
- 实验室标准
  - $P_{ET}CO_2$ 增加量＞ 10mmHg
  - 动脉 pH 降低＜ 7.32
  - 动脉 pH 下降值＞ 0.07
  - PaO_2 ＜ 60mmHg，FiO_2 ＞ 0.40（PF 比值＜ 150）
  - SpO_2/FiO_2 下降＞ 5%

改编自 Newth et al[15]

- **内源性 PEEP**：增加启动吸入所需的胸膜腔内压。

- **心功能不全**：当胸腔内压力随着正压通气向自主呼吸的转变而降低时，出现左心衰竭。

- **呼吸动力**：呼吸动力增加（酸中毒、疼痛）或减少（麻醉）。呼吸动力降低可由过度镇静或未被重视的神经损伤引起。

- **呼吸肌无力**：预先存在或获得性（重症监护肌病、膈肌麻痹）。

- **电解质失衡**：低水平的钾、镁、磷酸盐和钙可损害呼吸机功能。

- **营养支持**：过度喂养会增加二氧化碳的产生，导致高碳酸血症，而缺乏足够的蛋白质和热量会导致分解代谢和肌肉流失。

- **发热和感染**：增加氧气消耗和二氧化碳产生，导致通气需求增加。

- **主要器官系统衰竭**：肾衰竭可导致体液转移和代谢性酸中毒，神经损伤可导致呼吸驱动和分泌物的处理能力的改变。

- **技术问题**：应排除分泌物引起的气管内导管阻塞和气管内导管位置不正。

五、临床决策支持方案的应用

用临床决策支持（clinical decision support, CDS）方案来指导对 PARDS 患儿的机械通气管理是可行的，而且可能是有帮助的，特别是在提高对上述建议的依从性方面[23, 24]。最理想的情况是，这些方案将包括（基于临床专家提供的最佳临床证据的）可提高患儿评估一致性的建议。CDS 方案的制订旨在作为临床医生手中的工具以补充和增强临床决策[25]。它们不能替代临床判断，它们的应用对每个患者而言是个性化的。成功的 CDS 方案需要多学科团队的参与，包括对方案实施和监测至关重要的呼吸治疗师和护士，他们可以将检测结果及时反馈给医生。呼吸机脱机方案在美国成人重症监护室很常见[26]，并且越来越多地用于儿童重症监护室。呼吸机脱机方案的内容如图 8-2 所示[4, 27]。

Blackwood[28] 等对呼吸机脱机方案的使用进行了 Cochrane 系统回顾和 Meta 分析。该综述包含 11 项试验，纳入了 1971 名患者。与常规治疗方案相比，呼吸机停用方案组的平均机械通气时间减少了 25%（95%CI 9%～39%），撤机持续时间减少了 78%（31%～93%），ICU 住院时间减少了 10%（2%～19%）。本系统综述的结果支持使用呼吸机停用方案。

六、拔除气管插管

孩子成功通过 SBT 后，须决定何时及如何拔管。延长可以成功拔管患者的拔管时间会导致本可以避免的并发症（如肺不张、呼吸机相关感染和气管内导管阻塞）。然而，拔管失败并需要再次插管患者的临床结果更糟糕，包括住院时间延长和死亡率更高[29]。因此，再插管率为零意味着一些儿童可能呼吸机通气的时间超过了必要时间，但再插管率高（如＞30%）可能会使太多 PARDS 恢复期患儿处于危险之中。PARDS 患儿可接受的再插管率为 10%～20%。在机械通气患儿中，没有单一的预测因子或预测因子指标被证明可准确预测拔管失败[15]，也没有研究单一地只检测 PARDS 患儿的拔管预测因子。

一些被认为有拔管失败高风险的患儿可以过渡为 NIV 或 HFNC 支持，以帮助他们去除气管内导管。与常规氧疗相比，HFNC 已被证明可减少低风险成人的再插管，并且在高危患者中的效果不比 NIV 差[30, 31]。多学科团队（包括医生、护士和呼吸治疗师）应该共同协作，为何时及如何拔除气管插管制定清晰的计划，并确定当拔管失败时如何抢救患者。

拔管前必须评估患者清除分泌物的能力、神经系统状况和维持上呼吸道通畅的能力。神经功能较差但能够控制分泌物的 PARDS 恢复期患儿可能会成功拔管，而分泌物增多且神经功能状态不佳的儿童，拔管失败的风险很高。以下是如何评估这些问题的一些建议[2]。

• 分泌物评估：在成人患者中，有报道称，无法产生＞60L/min 的咳嗽峰值流量，但分泌物 ≥ 2.5ml/h 会增加再插管的风险[32]。在插管的儿童中，用峰值流量和量化分泌物的量来准确评估咳嗽强度是困难的，而且通常是主观的。需要频繁吸痰，尤其是每小时都要吸痰的患者，是拔管失败的潜在危险因素，但部分患儿分泌物的量在拔管后可能会减少。有些咳嗽无力但分泌物量不多的患者，可能会成功拔管。使用吸气 - 呼气咳嗽辅助装置可能有助于分泌物管理。

• 神经状态评估：患者能根据命令或在刺激后执行简单的任务吗？这些任务可能包括睁开眼睛，用眼睛跟随物体，抓住护理人员或父母的手，或者用脚抵抗阻力。神经功能在气道保护中的作用尚不清楚。没有咽反射本身并不是拔管的严格禁忌证，但必须密切观察患者的呼吸情况，如果有分泌物聚集在喉咙后部而没有反射性咳嗽，必须迅速重新插管。尽管神经系统功能较差，仍可继续拔管，然而相对于面临拔管失败的高风险，一些临床医生更愿意行气管切开。一些不能听从命令，但有能力清除肺部分泌物的患者，可以安全拔管[33]。Bach 已经证明，一种助咳设备可以帮助神经肌肉无力的患者清理气道，这种设备也可以帮助在 PARDS 康复期间身体虚弱的儿童[34]。

拔管后上气道阻塞是儿童拔管失败的危险因素，可由声门下或声门上气道肿胀引起[35]。通常用来评估拔管后嘶鸣可能性的方法是，释放气管插管套囊内气体后，在听到气管插管周围的漏气声音之前测量呼出的压力值（释放的压力值可达 30cmH_2O），但这是一个不准确的预测指标。虽然气囊漏气试验阴性（阳性试验）预示着较高的上气道阻塞风险，但该试验可能导致临床医生不必要地延迟拔管[36, 37]。这在一定程度上可能没有一个标准的方法来执行气囊漏气试验，对它的解释较主观[38, 39]。

如果怀疑上气道肿胀的患者没有禁忌证，可在拔管前使用类固醇（如地塞米松）[38]。在已发表的 Meta 分析中，拔管前至少 12h 接受多次静脉注射皮质类固醇的成人和儿童，拔管后喉水肿的发生率降低[40-42]。即使拔管前 4h 使用皮质类固醇也可能有效[43]。

七、拔管失败

呼吸急促、气管狭窄、心动过速和缺氧加剧都是患儿拔管后呼吸费力的迹象。重要的是要迅速识别这种情况并进行干预，以挽救儿童，从而防止吸气性肺不张的发生，这些情况的出现可影响 PARDS 的恢复。对于重度窘迫的患者，可能需要迅速进行插管。而大多数患儿可以评估可改善的因素并进行干预，以帮助他们拔除插管。对于声音嘶哑的患儿，使用吸入的消旋肾上腺素和皮质类固醇可能有助于减轻气道肿胀。对于镇静过深导致的呼吸动力不足的患儿，需进一步降低镇静药剂量以促使撤机。分泌物管理困难的儿童，吸痰和使用助咳设备可能会有所帮助。让老年患者从床上起来坐在椅子上，并使用刺激肺活量法（吹风车或吹泡泡）可有助于防止发生肺不张。

NIV 越来越多地应用于儿童重症监护病房。它常用于拔管后 PARDS 恢复期患儿。它的使用可促进气管插管拔除，也可以防止拔管失败患者的再次插管[44-46]。在拔管前的"多学科讨论"中，临床工作人员应确定患者是否可以从（由有创机械通气）直接过渡到无创通气支持中获益。反复 SBT 失败的 PARDS 恢复期患儿，可能会从拔管后直接过渡到 NIV 受益。使用基线水平的 NIV 患儿可能从直接过渡到设定的或高于基线水平的 NIV 中受益。如果拔管后使用 NIV 抢救的患者需要不断升级参数设置，那不要延迟行再插管，因为这可能导致更糟糕的临床结果。HFNC 也可在拔管后应用以防止拔管失败和抢救，但与 NIV 相比，支持其使用安全性的数据较少。

八、学习要点总结

由 Hes 和 Randolph 修订[2]。

• PARDS 严重程度的改善、充分的气体交换、充足的呼吸动力和血流动力学稳定性是 PARDS 患儿能够继续呼吸机撤机过程的关键。

• 没有一个单一的参数准确地预测儿童能够脱离呼吸机或成功拔管。

• 确定 PARDS 恢复期儿童是否有可能从呼吸机脱离的最佳方法是进行自主呼吸试验（SBT）。在一些儿科研究中，SBT 被称为拔管准备试验（extubation readiness test，ERT）。

• SBT 应根据儿童的基线特征个体化调整。

• 在 SBT 期间提供过多的支持可能会高估拔管成功的可能性。

• SBT 的失败可能有很多原因，重要的是在重复 SBT 之前要系统地评估和干预以提高成功率。

• 在儿童中，过度镇静和上呼吸道阻塞是拔管失败的常见和可补救的原因。

• 一些 PARDS 患儿可能受益于拔管后直接行 NIV 或 HFNC，以促进更快速地拔除气管插管。

参考文献

[1] Khemani RG, Smith LS, Zimmerman JJ, et al. Pediatric acute respiratory distress syndrome: definition, incidence, and epidemiology: proceedings from the pediatric acute lung injury consensus conference. Pediatr Crit Care Med. 2015;16(5 Suppl 1):S23–40.

[2] Hess DR, Randolph A. Strategies for ventilator discontinuance. In: Ira Cheifetz NM, Marini JJ, editors. Mechanical ventilation: essentials for current adult and pediatric practice. Mount Prospect: Society for Critical Care Medicine; 2017. p. 1–17.

[3] Ely EW, Baker AM, Dunagan DP, et al. Effect on the duration of mechanical ventilation of identifying patients capable of breathing spontaneously. N Engl J Med. 1996;335(25):1864–9.

[4] Randolph AG, Wypij D, Venkataraman ST, et al. Effect of mechanical ventilator weaning protocols on respiratory

outcomes in infants and children: a randomized controlled trial. JAMA. 2002;288(20):2561–8.

[5] MacIntyre NR, Cook DJ, Ely EW Jr, et al. Evidencebased guidelines for weaning and discontinuing ventilatory support: a collective task force facilitated by the American College of Chest Physicians; the American Association for Respiratory Care; and the American College of Critical Care Medicine. Chest. 2001;120(6 Suppl):375S–95S.

[6] Boles JM, Bion J, Connors A, et al. Weaning from mechanical ventilation. Eur Respir J. 2007;29(5):1033–56.

[7] Ventilation with lower tidal volumes as compared with traditional tidal volumes for acute lung injury and the acute respiratory distress syndrome. The acute respiratory distress syndrome network. N Engl J Med. 2000;342(18):1301–8.

[8] Curley MA, Arnold JH, Thompson JE, et al. Clinical trial design – effect of prone positioning on clinical outcomes in infants and children with acute respiratory distress syndrome. J Crit Care. 2006;21(1):23–32; discussion 32–37.

[9] Mekontso Dessap A, Roche-Campo F, Kouatchet A, et al. Natriuretic peptide-driven fluid management during ventilator weaning: a randomized controlled trial. Am J Respir Crit Care Med. 2012;186(12):1256–63.

[10] Girard TD, Kress JP, Fuchs BD, et al. Efficacy and safety of a paired sedation and ventilator weaning protocol for mechanically ventilated patients in intensive care (awakening and breathing controlled trial): a randomised controlled trial. Lancet. 2008;371(9607):126–34.

[11] Curley MA, Harris SK, Fraser KA, et al. State behavioral scale: a sedation assessment instrument for infants and young children supported on mechanical ventilation. Pediatr Crit Care Med. 2006;7(2):107–14.

[12] Timpe EM, Eichner SF, Phelps SJ. Propofol-related infusion syndrome in critically ill pediatric patients: coincidence, association, or causation? J Pediatr Pharmacol Ther. 2006;11(1):17–42.

[13] Curley MA, Wypij D, Watson RS, et al. Protocolized sedation vs usual care in pediatric patients mechanically ventilated for acute respiratory failure: a randomized clinical trial. JAMA. 2015;313(4):379–89.

[14] Khemani RG, Sekayan T, Hotz J, et al. Risk factors for pediatric extubation failure: the importance of respiratory muscle strength. Crit Care Med. 2017;45(8):e798–805.

[15] Newth CJL, Venkataraman S, Willson DF, et al. Weaning and extubation readiness in pediatric patients. Pediatric Crit Care Med. 2009;10:1–11.

[16] Rose L, Schultz MJ, Cardwell CR, et al. Automated versus non-automated weaning for reducing the duration of mechanical ventilation for critically ill adults and children: a cochrane systematic review and meta–analysis. Crit Care. 2015;19:48.

[17] Brochard L, Rauss A, Benito S, et al. Comparison of three methods of gradual withdrawal from ventilatory support during weaning from mechanical ventilation. Am J Respir Crit Care Med. 1994;150(4):896–903.

[18] Esteban A, Frutos F, Tobin MJ, et al. A comparison of four methods of weaning patients from mechanical ventilation. Spanish lung failure collaborative group. N Engl J Med. 1995;332(6):345–50.

[19] Khemani RG, Hotz J, Morzov R, et al. Pediatric extubation readiness tests should not use pressure support. Intensive Care Med. 2016;42(8):1214–22.

[20] Khemani RG, Newth CJ. CPAP alone best estimates post-extubation effort during spontaneous breathing trials in children. Intensive Care Med. 2017;43(1):150–1.

[21] Straus C, Louis B, Isabey D, et al. Contribution of the endotracheal tube and the upper airway to breathing workload. Am J Respir Crit Care Med. 1998;157(1): 23–30.

[22] Faustino EV, Gedeit R, Schwarz AJ, et al. Accuracy of an extubation readiness test in predicting successful extubation in children with acute respiratory failure from lower respiratory tract disease. Crit Care Med. 2017;45(1):94–102.

[23] Newth CJL, Khemani RG, Jouvet PA, et al. Mechanical ventilation and decision support in pediatric intensive care. Pediatr Clin N Am. 2017;64(5):1057–70.

[24] Newth CJL, Sward KA, Khemani RG, et al. Variability in usual care mechanical ventilation for pediatric acute respiratory distress syndrome: time for a decision support protocol? Pediatr Crit Care Med. 2017;18(11):e521–9.

[25] Haas CF, Loik PS. Ventilator discontinuation protocols. Respir Care. 2012;57(10):1649–62.

[26] Prasad M, Christie JD, Bellamy SL, et al. The availability of clinical protocols in US teaching intensive care units. J Crit Care. 2010;25(4):610–9.

[27] Hess DR, MacIntyre NR. Ventilator discontinuation: why are we still weaning? Am J Respir Crit Care Med. 2011;184(4):392–4.

[28] Blackwood B, Alderdice F, Burns K, et al. Use of weaning protocols for reducing duration of mechanical ventilation in critically ill adult patients: Cochrane systematic review and meta-analysis. BMJ. 2011;342:c7237.

[29] Epstein SK. Extubation failure: an outcome to be avoided. Crit Care. 2004;8(5):310–2.

[30] Hernández G, Vaquero C, González P, Subira C, Frutos-Vivar F, Rialp G, Laborda C, Colinas L, Cuena R, Fernández R. Effect of postextubation high-flow nasal cannula vs conventional oxygen therapy on reintubation in low-risk patients. JAMA. 2016;315(13):1354.

[31] Hernández G, Vaquero C, Colinas L, Cuena R, González P, Canabal A, Sanchez S, Rodriguez ML, Villasclaras A,

Fernández R. Effect of postextubation high-flow nasal cannula vs noninvasive ventilation on reintubation and postextubation respiratory failure in high-risk patients. JAMA. 2016;316(15):1565.

[32] Salam A, Tilluckdharry L, Amoateng-Adjepong Y, et al. Neurologic status, cough, secretions and extubation outcomes. Intensive Care Med. 2004;30(7):1334–9.

[33] King CS, Moores LK, Epstein SK. Should patients be able to follow commands prior to extubation? Respir Care. 2010;55(1):56–65.

[34] Bach JR, Sinquee DM, Saporito LR, et al. Efficacy of mechanical insufflation-exsufflation in extubating unweanable subjects with restrictive pulmonary disorders. Respir Care. 2015;60(4):477–83.

[35] Khemani RG, Hotz J, Morzov R, et al. Evaluating risk factors for pediatric post-extubation upper airway obstruction using a physiology-based tool. Am J Respir Crit Care Med. 2016;193(2):198–209.

[36] Ochoa ME, Marin Mdel C, Frutos-Vivar F, et al. Cuffleak test for the diagnosis of upper airway obstruction in adults: a systematic review and meta-analysis. Intensive Care Med. 2009;35(7):1171–9.

[37] Kriner EJ, Shafazand S, Colice GL. The endotracheal tube cuff-leak test as a predictor for postextubation stridor. Respir Care. 2005;50(12):1632–8.

[38] Pluijms WA, van Mook WN, Wittekamp BH, et al. Postextubation laryngeal edema and stridor resulting in respiratory failure in critically ill adult patients: updated review. Crit Care. 2015;19:295.

[39] Khemani RG, Schneider JB, Morzov R, Markovitz B, Newth CJL. Pediatric upper airway obstruction: Interobserver variability is the road to perdition. J Crit Care. 2013;28(4):490–7.

[40] Roberts RJ, Welch SM, Devlin JW. Corticosteroids for prevention of postextubation laryngeal edema in adults. Ann Pharmacother. 2008;42(5):686–91.

[41] Khemani RG, Randolph A, Markovitz B. Corticosteroids for the prevention and treatment of post-extubation stridor in neonates, children and adults. Cochrane Database Syst Rev. 2009;3:CD001000.

[42] Markovitz BP, Randolph AG, Khemani RG. Corticosteroids for the prevention and treatment of post-extubation stridor in neonates, children and adults. Cochrane Database Syst Rev. 2008;(2):CD001000.

[43] Cheng KC, Chen CM, Tan CK, et al. Methylprednisolone reduces the rates of postextubation stridor and reintubation associated with attenuated cytokine responses in critically ill patients. Minerva Anestesiol. 2011;77(5):503–9.

[44] Hess DR. The role of noninvasive ventilation in the ventilator discontinuation process. Respir Care. 2012;57(10):1619–25.

[45] Epstein SK. Noninvasive ventilation to shorten the duration of mechanical ventilation. Respir Care. 2009;54(2):198–208; discussion 208–11.

[46] Epstein SK, Durbin CG Jr. Should a patient be extubated and placed on noninvasive ventilation after failing a spontaneous breathing trial? Respir Care. 2010;55(2):198–206; discussion 207–8.

第 9 章　儿童急性呼吸窘迫综合征的无创呼吸支持治疗

Noninvasive Respiratory Support in Pediatric Acute Respiratory Distress Syndrome

Omar Alibrahim　Katherine Slain　著

吴艳文　译

邢　燕　校

一、概述

据估计，儿童急性呼吸窘迫综合征的发病率相当低，占全球儿童重症监护病房（pediatric intensive care unit，PICU）住院人数的 2.3%～3.2%[1, 2]。然而，这些儿童中多达 1/3 将在住院期间死亡，这让临床医生仍要不断研究新的治疗方法[1]。有创机械通气（invasive mechanical ventilation，IMV）是 PARDS 的主要呼吸支持方式[2, 3]，但潜在的风险包括呼吸机相关的肺损伤、感染及对潜在有害的神经镇静药物和神经肌肉阻滞的需求，使考虑无创的呼吸支持替代模式尤为重要。

越来越多的文献描述了无创通气（noninvasive ventilation，NIV）治疗急性呼吸衰竭的好处。与接受 IMV 治疗的儿童相比，成功接受 NIV 治疗的儿童住院时间更短、通气支持时间更短、死亡率更低[5, 6]。这些益处在接受持续气道正压通气或经鼻高流量氧疗治疗毛细支气管炎[7, 8]和接受双水平气道正压通气（bilevel intermittent positive airway pressure，BiPAP）治疗哮喘[9]的

儿童中得到了很好的描述。在成人中，NIV 是心源性肺水肿[10]和慢性阻塞性肺疾病急性加重期的一线治疗标准[11]。虽然常用于治疗成人急性低氧性呼吸衰竭，包括急性呼吸窘迫综合征[12]，但 NIV 的有效性尚不清楚[13, 14]。检验不同模式 NIV 在该患者群体中使用的证据仅限于观察性研究和少数随机对照试验，这些试验包括结果相互矛盾的不同患者群体[15, 16]。

同样，也没有确凿的证据支持 NIV 可用于 PARDS[2] 或有 "PARDS 风险"（ARF-PARDS）的儿童[17]。由于缺乏数据支持常规使用 NIV（特别是无创正压通气），目前的共识指南不建议在中重度 PARDS 中使用 NIV，但建议临床医生可以考虑将其早期应用于轻度 PARDS[18]。NIV 的广泛可获得性、易用性和低风险性，使其成为 IMV 一个有吸引力的替代方案，尽管缺乏令人信服的证据表明其在 PARDS 中的益处，但它在 PICU 中的使用频率越来越高[4]。因此，医生应该熟悉各种可用的技术和对患者的作用。

为了本章的目的，我们将考虑以下 NIV 模

式，如 HFNC、CPAP、BiPAP、神经调节辅助通气（neurally adjusted ventilatory assist，NAVA）和负压通气（negative pressure ventilation，NPV）。

二、历史和流行病学

NIV 的现代纪元始于 1929 年由 Drinker 和 Shaw 在波士顿开发的第一台广泛使用的铁肺[19, 20]，其用于治疗患有脊髓灰质炎的成人和儿童急性呼吸功能衰竭，其大小、费用及难以获得、不可移动性和舒适性限制了其使用。20 年后，有创机械通气取代了铁肺[21]。负压通气仍是治疗急性呼吸衰竭的有效方法之一[22]，但 HFNC、CPAP 和 BiPAP 的使用是最近 NIV 流行的主要原因。

据报道，目前 HFNC 在 PICU 的使用率高达所有住院人数的 23%，许多临床医生认为它是一线治疗方法[23, 24]。HFNC 的流行主要是由于其在毛细支气管炎治疗中发挥的作用，其他常见适应证包括哮喘、拔管后呼吸支持和先天性心脏病相关的呼吸窘迫[5, 25]。PARDS 的诊断需要使用全面罩 BiPAP 或 CPAP ≥ 5cmH$_2$O，但接受 HFNC 治疗的儿童可能被归类为"有 PARDS 风险"[26]，描述 HFNC 在这些患者中使用的文献很少[17]。在一项包括采用现在已经过时的 ARDS 定义的成人重症单中心观察性研究中，近 1/3 急性肺损伤 /ARDS 患者使用 HFNC 作为一线治疗[27]。

无创正压通气（noninvasive positive pressure ventilation，NPPV）包括 CPAP 和 BiPAP，在 PICU 的使用率也在上升，在一项意大利多中心研究中，7 年间使用率从 11.6% 上升到 18.2%。Essouri 等对 3000 多名重症患儿的研究结果显示，在 5 年的时间里，BiPAP 的使用率从住院患者的 < 1% 增加到近 7%。其他较小的单中心研究也显示了类似的趋势。CPAP 和 BiPAP 的常见适应证包括毛细支气管炎、肺炎和术后呼吸衰竭[28, 29]。

尽管有相互矛盾的数据支持其在 ARDS/PARDS 中的常规使用，但一些医生表示愿意使用 NPPV 作为一种治疗方法[4]，而且它经常被作为一线治疗方法[2]。最近在一项国际、多中心、前瞻性观察研究中，包括 708 名 PARDS 患儿，22.6% 的患者使用了 NPPV。这与过去 10 年相比有所增加，当时一项对 59 名 PICU 的国际横断面研究显示，在符合急性肺损伤 /ARDS 标准的患儿中，只有 8.5% 的患者接受了 NPPV 治疗。

三、PARDS 使用 NIV 的生理机制

NPPV 有益于患有上气道阻塞（包括神经肌肉疾病）的患者[30]，对患有肺顺应性疾病（包括肺炎）和下气道阻力增加（如哮喘或病毒性细支气管炎）的儿童有益。PARDS 是一种异质性肺部疾病，其主要病理生理学可能部分依赖于 PARDS 及其并发症的病因学机制。因此，NIV 的潜在益处将取决于每个患者的肺部病理。PARDS 的临床综合征始于肺泡上皮 - 内皮屏障的破坏，导致肺泡中富含蛋白质的炎性液体堆积，这最终在临床上表现为低氧血症、浸润、无效腔增加、顺应性降低和功能残气量（functional residual capacity，FRC）降低[31]。不同模式的 NIV 以不同的方式改善气体交换和呼吸力学，NIV 模式与患者连接方式的选择取决于多种疾病和患者因素，临床医生必须综合考虑。

限制性肺病患者的顺应性降低，胸壁扩张受限，急性病程（包括感染、积液、肺泡或间质水肿）和慢性病程（如神经肌肉功能障碍

或胸廓异常）都可导致限制性肺病。由此引起 FRC 降低和潮气量减少导致维持分钟通气量所需的呼吸频率的代偿性增加。此外，FRC 降低可进一步导致肺泡塌陷和肺顺应性进行性变差。CPAP 通过施加呼气末正压使吸气压力高于大气压力。通过减少呼吸的吸气做功，患者产生更高的潮气量，并且 FRC 增加。BiPAP 应用 PEEP，通过提供压力或容量支持来增加吸气，从而增加潮气量、每分通气量，缓解呼吸肌疲劳。应用正压通气也可以减少肺泡水肿，改善气体交换。

患有急性低氧性呼吸衰竭的儿童可能从 HFNC 中受益。根据最近对患有毛细支气管炎的儿童和婴儿进行的随机对照试验，在预防治疗失败需要升级治疗方面，与 CPAP 类似[34]，HFNC 可能优于标准低流量鼻插管[32, 33]。虽然 HFNC 的使用排除了基于当前共识定义对 PARDS 的诊断，但需要这种程度支持的儿童符合 "PARDS 风险" 标准[26]。HFNC 的潜在益处是多因素的，到目前为止，尚无确凿证据建议在这些患者中使用 HFNC。高流量调节气体的应用使鼻孔和鼻腔通道的吸气阻力减少，富氧气体冲洗鼻咽无效腔，通过输送加热、加湿气体减少代谢做功，提高黏液纤毛的清除率，以及改善了低水平正压通气的应用[35-37]。综上所述，这些机制可改善急性呼吸衰竭患儿的呼吸力学和气体交换。

NPV 在小儿呼吸衰竭中没有很好的描述[22]，其潜在的优势包括改善分泌管理、口腔护理，以及通过增加右心室前负荷来增加心排血量[38]。在 NPV 中，胸腔暴露在低于大气压的压力下，导致胸腔扩张，从而降低胸膜和肺泡压力。由此产生的压力梯度增加了患者的吸气量，缓解了呼吸疲劳。

四、患者选择

在 PARDS 患者中进行 NIV 的主要目的是通过消除 CO_2 和改善氧合来提供足够的气体交换、减少呼吸做功、避免插管或重新插管，这可以通过改善 FRC 和肺泡的扩张来实现。

对于大多数患有 ARF 和 PARDS 的患儿，NIV 使用的适应证通常是下呼吸道疾病，在禁忌进行 IMV 或强烈不希望使用 IMV 的情况下需要避免插管[18, 39-43]，并且有助于拔管（表 9-1）。

表 9-1　PARDS 的 NPPV 指征

• 急性下呼吸道疾病
– 毛细支气管炎
– 肺炎
– 肺水肿
– 急性胸部综合征
– 肺不张
• 避免插管或再插管
– 不插管或姑息疗法
– 免疫功能低下状态
– 神经肌肉疾病
– 神经疾病
– 囊性纤维化
– 限制性肺病（如严重脊柱侧弯）
– 术后呼吸功能不全
– 拔管后呼吸功能不全
• 帮助成功拔管
– 与有创机械通气序贯，以促进早期脱机拔管

数十年来，NIV 在肺实质疾病中的成功应用已经得到了很好的证明。NPV 是在 20 世纪 30—50 年代脊髓灰质炎流行期间使用的第一种 NIV 形式，最近有更多的证据支持其对毛细支气管炎和其他引起肺实质疾病（如肺炎）患者的有效性[22]。NPPV 包括 CPAP 和 BiPAP，是治疗轻中度急性呼吸功能不全[18, 28, 42, 44-48]（与毛细支气管炎、肺炎[49, 50]、哮喘状态[41]、肺水肿和肺不张相关）患儿的有效方式。在 Ganu

等进行的一项大型回顾性研究中，包括 520 名毛细支气管炎患儿，其中有 285 名患者接受 NIV 支持。在 NIV 支持的患者中，237 例（83.2%）仅需要 NIV，48 例（16.8%）失败需要插管。与接受有创通气和 NIV 失败的患者相比，成功接受 NIV 支持的患者中位住院时间明显缩短（分别为 2.38 ± 2.43 天、5.19 ± 6.34 天、8.41 ± 3.44 天，$P \leqslant 0.001$）[42]。

在一项前瞻性研究中，Munoz-Bonet 等报道 37 例急性缺氧性呼吸衰竭患者应用 NIV 治疗 47 次，成功率为 80%。NIV 失败是由于呼吸衰竭的进展，在发病后 3～87h（平均 $33.6 \pm 29.6h$）观察到，实施 NIV 后，心率和 PCO_2 均有明显改善。最大平均气道压力 $11.5cmH_2O$ 和需氧量超过 60% 预示 NIV 失败。

尽管 NIV 与良好的预后相关，使其成为 IMV 的一个有吸引力的替代方案，但选择合适的患者是至关重要的，因为 NIV 的失败与急性缺氧性呼吸衰竭和 PARDS 的较高发病率和死亡率相关。由于缺乏强有力的一致数据，目前的共识指南不支持在中重度 PARDS[26] 患者中常规使用 NIV。因此，临床医生应该明智地使用它，只选择那些预期获益最大的患者。

在某些患者群体中，NIV 的潜在益处可能远远超过 IMV 启动的风险。对于处于不插管（do-not-intubate，DNI）或姑息疗法（comfort-measuresonly，CMO）的绝症患者，NIV 可能是唯一合适的通气方式。在这些情况下，需要实施 NIV 来渡过急性疾病或在生命结束时提供安慰[51]。

在儿科肿瘤和免疫功能低下的患者中，与 IMV 相关的死亡风险使得 NIV 试验是合理和可取的。虽然这组危重患者的存活率有所提高，但与急性呼吸衰竭和 PARDS 相关的死亡率仍然很高[52-54]，这些患者仍然是重症监护室中具有挑战性的人群。据估计，在整个病程中，约 40% 的患者需要入住重症监护室。ARF/PARDS 的发展和 IMV 相关并发症是不良预后的主要决定因素。最近在呼吸支持方面的进展，特别是 NIV，使得这些患者在 PICU 早期支持中有了更多的选择。

NIV 已被建议作为免疫低下患者轻度和可能中度 PARDS 的第一种呼吸支持方式[18, 26, 52, 53, 55-58]。在意大利的一项回顾性研究中，Piastra 等的[54] 研究表明，NPPV 在免疫功能低下 / 肿瘤的 PARDS 患者中是可行的。在 23 名需要机械通气的免疫功能低下的 PARDS 儿童中，13 名（56%）成功接受了 NPPV 支持。NPPV 成功组在 ICU 住院天数较短，院内获得性感染较少，脓毒性休克发生率较低。在另一项回顾性研究中，Fuchs 等[59] 对 41 例免疫功能低下的 ARF 患儿进行了 NPPV 治疗后的病死率和相关临床变量的调查。11 例成功使用 NIV 支持，其中 8 例在 27 天内再发呼吸功能不全。研究表明，低 FiO_2、低 SpO_2/FiO_2 比值和细菌性败血症是 NIV 成功的预测因素，而真菌性败血症和培养阴性的急性呼吸道感染是 NIV 失败的预测指标。此外，免疫功能低下的 ARF 儿童的总体预后与 NIV 失败无关。在最近的一项大型回顾性队列研究中，Panchera 等报道了 120 例免疫功能低下的 ARF 患儿使用 NIV 的成功率为 74.2%。实体瘤和心血管功能障碍预示着 NIV 的失败[60]。

PARDS 患者需要脱机和早期拔管。NIV 被认为可促进 IMV 早期脱机，最常见的方法是拔管后立即对高危患者（如神经肌肉疾病）实施 NPPV，特别是在重大手术后发生肺部并发症的情况下[61-63]。数十年来，NPPV 一直用于治疗成人和儿童拔管后 ARF，以避免再插管，并取得了很好的结果。

有趣的是，临床实践建议 NPPV 与 IMV 同时使用，以促进与呼吸机分离，尽管"呼吸机设置"高于平常的实践。

在 PARDS 中使用 NPPV 的禁忌证见表 9-2。仔细的患者选择对于儿童 NIV 的成功至关重要。在应用 NPPV 之前，临床医生必须了解所有的医疗条件和并发症，以将潜在并发症的风险降至最低（表 9-3）。

表 9-2　PARDS 患者 NPPV 禁忌证

- 呼吸骤停
- 心搏骤停
- 血流动力学不稳定
- 严重的 PARDS
- 需要立即插管
- 神经肌肉疾病的发展
- 神经系统状况迅速恶化
- 不能处理口咽分泌物
- 呕吐或咳嗽反射受损
- 最近做过食管或胃手术
- 不合作的患者
- 严重的躁动
- 颌面创伤
- 颅底骨折伴脑脊液漏
- 面部烧伤
- 未经处理的气胸

表 9-3　NPPV 并发症

- 气体交换不足
- 吸入性肺炎
- 胃胀气和穿孔
- 压疮（面部、鼻子）
- 眼睛受伤和刺激 / 结膜炎
- 气压伤（气胸、纵隔气肿）
- 躁动

五、经鼻高流量氧疗

近十年来，HFNC 在儿童急性低氧性呼吸衰竭中的应用有所增加，在 PICU 住院的所有儿童中，近 1/4 的儿童接受了这种形式的呼吸支持[5]。HFNC 的流行可能与它的易用性、便携性、患者耐受性及对围产期肺部疾病和病毒性毛细支气管炎成功治疗有关[33, 64]。临床医生

也可以选择使用 HFNC 治疗有 PARDS 风险的儿童，尽管描述这些患者的数据有限[17]。

HFNC 可通过减少吸气阻力、用富氧气体冲洗鼻咽无效腔、输送气体减少代谢做功、改善黏液纤毛清除率和应用额定正压水平来改善低氧性呼吸衰竭时的呼吸功和气体交换。HFNC 系统包括以下基本要素：①加压混合氧气和空气源；②连接到加热加湿器的水箱；③保持气体温度和湿度的加热回路；④非闭塞套管接口。

HFNC 开始时，临床医生设定气体温度、FiO_2 和流量。我们建议初始气体温度比体温低 1～2℃。应根据患者的需要和生理状况选择初始 HFNC 的 FiO_2，并根据选定的 SpO_2 进行调整。虽然对于理想的气体流量没有共识，但有证据支持基于体重的调整。当流量在 0.5～1.0L/（kg·min）时，提供适度的呼吸支持，当将流量增加至 1.5～2.0L/（kg·min）时可减弱胸膜腔内压，从而进一步减少呼吸做功[65]。流量＞2L/（kg·min）可能不会带来额外的益处[66]。

六、持续气道正压通气

CPAP 与其他形式的 NIV 类似，既可以考虑用于"有 PARDS 风险"的患者，也可以考虑用于那些有轻度和中度 PARDS 的患者，以避免 IMV 的并发症。然而，对于在实施 NIV 的最初数小时内，呼吸状况没有改善或有恶化迹象的患者，必须尽早考虑插管和机械通气。

根据最近的儿科急性肺损伤会议共识建议，接受鼻 CPAP 并要求 $FiO_2 \geq 40\%$ 的儿童 ARF 患者被认为有"PARDS 的风险"，而接受全面罩 CPAP 压力 $\geq 5cmH_2O$ 且 PaO_2/FiO_2 比值（PF 比值）≤ 300 或血氧饱和度 $/FiO_2$ 比值（SF 比值）≤ 264 的 ARF 患者符合 PARDS 标准。

CPAP 是指在患者自主呼吸时，在整个呼吸循环中应用恒定的流量，从而产生恒定的正压。使用 CPAP 支持患有急性呼吸衰竭的儿童主要见于毛细支气管炎和哮喘患者[34, 41, 67, 68]。在一项包括 142 例重症病毒性毛细支气管炎婴儿的随机对照研究中，Milési 等表明，CPAP 优于 HFNC，CPAP 的相对成功风险为 1.63（95%CI 1.02～2.63），CPAP 高于 HFNC。CPAP 组失败发生率为 31%，HFNC 组失败发生率为 50.7%[34]。这些结果与之前在类似患者群体中进行的单中心随机试验相似。

NPPV 使用的接口有不同的类型，如鼻导管、口鼻（全面）面罩、鼻面罩、头罩、全面面罩和嘴件。口鼻是紧急情况下最常用的接口，其可以有效地改善 PARDS 的气体交换和肺复张。胃胀可能是一个问题，因此在护理这些患者时应特别注意避免呕吐，并减少误吸风险[18, 39, 61, 69, 70]。

初始设置 CPAP 压力为 6～12cmH$_2$O、FiO$_2$ 为 0.4～0.6，是可接受的，应调整 FiO$_2$ 使 SpO$_2$ 达到 88%～97%。一旦潜在的病症得到解决，可以尝试撤机。当患者 CPAP 压力为 5～6cmH$_2$O，FiO$_2$ < 0.40 时，可以尝试撤机。

CPAP 模式在儿童中耐受性良好[34, 48, 71]，但患者在开始或整个实施过程中需要镇静以促进人机协调的情况并不罕见[72]。

七、神经调节呼吸辅助

在接受 NIV 治疗的急性低氧性呼吸衰竭儿童中，只有接受口鼻（全脸）面罩 CPAP 或 BiPAP 的儿童被划分为符合 PARDS 标准[26]。尽管 PALICC 建议临床医生不要在中度和重度 PARDS 患儿中使用 BiPAP，但使用这种模式的 NIV 仍不断流行[28, 29]。在一项超过 15 000 名

入院儿童的多中心的前瞻性研究中表明，使用 NIV（包括 BiPAP）与住院时间缩短和死亡率降低相关。

一个合适的面罩对有效使用 BiPAP 至关重要。不合适的面罩会导致周围的空气泄漏，会阻止产生足够的平均气道压力。如果面罩太紧，会导致皮肤破裂和压疮，使患者无法继续使用。有多种接口可供患者使用，在 PICU 中最常用的是口鼻（全脸）面罩。对于大多数呼吸机，临床医生会设置呼气末正压通气、吸气时间、呼气末正压通气上方的压力支持、备用的强制呼吸频率和 FiO$_2$。

在合适的面罩和患者呼吸机同步的情况下，BiPAP 可以有效为急性呼吸衰竭儿童提供气道压力、改善氧合并缓解呼吸肌疲劳。BiPAP 通常耐受性良好，其低风险特性使其成为有吸引力的一线支持治疗。然而，对于持续低 PF 比、低 SF 比例和高呼吸频率的患者应多加注意，因为这些都与 BiPAP 失败相关[73-75]。

八、正压通气

NAVA 是一种相对较新的机械通气方式，这是一种压力辅助模式，利用膈肌（EA$_{di}$）的电活动来触发自发辅助呼吸，并对该活动提供吸气压力。NAVA 通过位于特殊鼻胃管或口腔胃管末端的 8 个肌电图检测器来检测这种电活动。这条管的远端通常位于食管的末端，靠近胃食管交界，膈神经干与膈肌在此处交界。

NA-VA 已成功应用于儿童和成人机械通气插管后的急性呼吸衰竭。NAVA 已被证明可以改善患者与呼吸机的同步性，减少对镇静药的需求，并可能减少在 PICU 的住院时间[76-83]。

在一项前瞻性随机交叉研究中，Vignaux 等报道了在接受 NIV 治疗 ARF 的婴幼儿和儿

童在接受 NAVA 治疗时呼吸机同步性的改善。在最近的一项前瞻性研究中，Baudin 等[77] 报道了在 11 名 6 个月以下的 ARF 婴儿中使用 NIV-NAVA。研究表明，与压力辅助控制模式相比，NAVA 模式的非同步指数显著降低（为 $3 \pm 3\%$ 和 $38 \pm 21\%$，$P < 0.0001$）。压力控制模式下的无效呼吸次数多于 NAVA 模式（21.8 ± 16.5 次 / 分 vs. 0.54 ± 1.5 次 / 分），需要更多的研究来评估 NIV-NAVA 在 PARDS 中的应用。

九、负压通气

NPV 是第一个使用铁肺治疗呼吸衰竭的呼吸机。最近，在 ARF 儿童中使用 NPV 重新引起了人们的兴趣。到目前为止很少有研究报道，主要为病例系列和病例方面的报道，多为描述 NPV 在不同病因导致儿童急性呼吸衰竭中的应用[22, 85-93]。

NPV 胸甲使胸壁表面暴露于低于大气压（负压）下，导致肺泡恢复和肺部扩张（图 9-1、图 9-2 和图 9-3）。在整个呼吸循环中，负压可以使整个呼吸循环保持在一个恒定的水平，从而产生胸廓外持续负压模式，或者双相胸甲通气可以在强制速率下完全控制吸气和呼气相，方法是修改大气压力的负压 – 控制模式[22, 90]。

在一项动物研究中，使用表面活性剂耗尽的家兔来比较 NPV 和 PPV，Grasso 等[87] 研究表明，NPV 与更好的气体交换、更大的肺灌注、更好的肺扩张和更少的肺损伤有关。

Shah 等及其同事[85] 研究了与传统机械通气相比，NPV 或 CPAP 在儿童急性呼吸衰竭中的疗效。在这篇 Cochrane 综述中，有一些证据表明使用 NPV 可以降低插管需求，缩短住院时间。该研究得出结论，需要精心设计的随机对照试验来评估 NPV 的安全性、在急性呼吸

衰竭中的作用和结果。在 2017 年，一项大型回顾性图表研究描述了 2 月龄至 22 岁的 ARF[22] 患儿在单中心使用 NPV 情况。在 233 名接受 NPV 治疗的患者中，163 名（70%）在接受

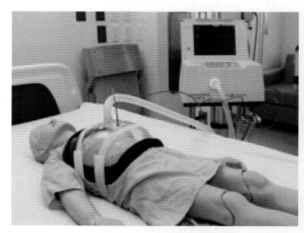

▲ 图 9-1 NPV 胸甲呼吸机

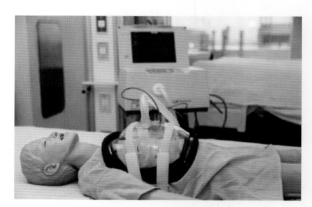

▲ 图 9-2 NPV 胸甲呼吸机

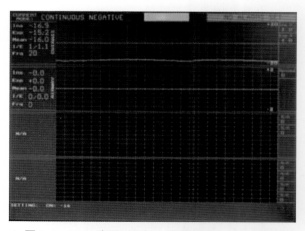

▲ 图 9-3 NPV 胸甲呼吸机，屏幕截图，持续负压模式

NPV 治疗时急性肾衰竭得到缓解，63 名受试者（无反应者）需要改变 PPV 模式，包括插管。5 例患者由于并发症（胃食管反流、低体温和皮肤擦伤，无后遗症）和 2 名患者由于转运目的 NPV 胸甲被移除了。病毒性毛细支气管炎是最常见的诊断（70% 的病例）。与前 3 年相比，研究期间插管率降低了 28%，但未达到统计学意义。通过胸甲使用 NPV 可能适用于有面部畸形、面部烧伤、幽闭恐惧症、严重躁动和有口鼻分泌物负担的儿童（表 9-4）。

表 9-4　NPV 的优点、缺点和禁忌证 [a]

- 优点
  - 避免正压通气的风险（如气压伤、静脉回流减少）
  - 舒适
  - 说话的能力
  - 清理口腔和鼻腔分泌物
  - 较少需要镇静
  - 适用于面部创伤 / 烧伤患者
  - 降低误吸风险

- 缺点
  - 不能用于体重超过 170kg 的患者
  - 胸甲贴合对于 4kg 以下的患者是一个挑战
  - 需要一个开放 / 可行的气道

- 禁忌证
  - 胸壁或腹壁烧伤
  - 胸腹外科手术
  - 胸部和腹部创伤——连枷胸
  - 呼吸骤停
  - 心搏骤停
  - 血流动力学不稳定（休克）
  - 严重的 PARDS
  - 需要立即插管
  - 神经肌肉疾病进展迅速
  - 神经疾病快速恶化
  - 无法清除口咽分泌物
  - 呕吐和咳嗽反射受损

a. 译者注：原书似有误，已修改

与其他 NIV 模式类似，NPV 可考虑用于"有 PARDS 风险的患者"及轻度 PARDS 患者。需要进一步的研究来比较 NIV 和 NPPV，评估 NIV 在轻中度 PARDS 中的作用，并评估结果（如插管率、并发症）。

十、接受 NIV 时对患者进行监护

因急性呼吸衰竭而需要 NIV 的儿科患者应进入 PICU。然而，有一些证据表明，HFNC 和鼻腔 CPAP 可以在普通住院病房安全使用，主要是病毒性毛细支气管炎患者。心率、呼吸频率，血氧饱和度（SpO_2）和无创血压的检测是必要的。虽然这些患者的最佳液体管理策略尚未确定，但目前的共识指南建议明智地使用液体以保持适当的血容量。PARDS 患者接受无创通气时的血流动力学监测对于正确的指导液体管理治疗和避免液体超负荷具有重要意义。建议监测尿量、毛细血管再充盈时间和外周脉搏[26]。

儿科急性肺损伤共识会议建议，氧合指数（$OI=FiO_2 \times$ 平均气道压力 $\times 100$）/PaO_2 是定义 IMV 支持的 PARDS 患者的首选指标。而 PaO_2/FiO_2 比值（PF 比值）是接受 CPAP 或 BiPAP 且 CPAP 最低水平为 $5cmH_2O$ 的 NIV 患者定义 PARDS 的主要指标。

在无法获得 PaO_2 值的情况下，建议使用血氧饱和度指数（$OSI=FiO_2 \times$ 平均气道压力 $\times 100$）/SpO_2 和血氧饱和度 /FiO_2 比值（SF 比值）进行监测。必须逐渐增加氧气补充，以使 SpO_2 达到 88%~97%。当 PF 比例 $\leqslant 300$，或血氧饱和度 /FiO_2 比值 $\leqslant 264$ 时，需要全面罩 CPAP 或 BiPAP $\geqslant 5cmH_2O$ 的儿童符合 PALICC PARDS 诊断标准[26]。无创机械通气期间 OI 和 OSI 无严重程度分层，但 $OI > 4$ 和 $OSI > 5$ 被认为异常。

血气分析（动脉、静脉、毛细血管）增加了气体交换的更多信息，帮助重症监护提供者更好地评估临床状态，并根据需要提供升级治疗的指导。文献中没有支持采样时间和频率的一致性，但氧合指数和其他气体交换指标应在 PARDS 发作时、启动 NIV 支持时、启动后 24h 内进行评估，并由重症监护提供者根据患者的

临床进展进行判断。

应特别注意避免鼻和面部压疮[94, 95]。首先应避免将面罩安装得太紧，然后采取安全措施，经常检查压力区域，相应地调整面罩，并明智地使用凝胶垫和垫子来保护皮肤。

十一、NIV 期间需要镇静

为了在生理上有益，所有形式的 NIV 都需要患者面罩耐受性和同步性。虽然大多数患者可以接受鼻腔 CPAP 和 HFNC 治疗，但一些幼儿和婴儿可能难以忍受面罩正压通气支持[4]和 NPV[22]。躁动可使患者与呼吸机不同步，降低其有效性并导致气压伤。药物镇静和抗焦虑药物是安全有效的，前提是患者焦虑不是因即将发生呼吸衰竭需立即进行有创机械通气导致的。

理想的镇静药可以适当地缓解焦虑，而不影响呼吸动力、气道张力或血流动力学。咪达唑仑已成功用于儿童哮喘持续状态[96]和婴儿低氧性呼吸衰竭[97]，尽管考虑到血流动力学稳定性、气道张力、呼吸动力和长期神经病发病率可能限制其使用。

右美托咪定的使用越来越受欢迎。最近的一项单中心研究描述了 202 例因哮喘持续状态和毛细支气管炎而出现急性呼吸衰竭的儿童，使用 NIV（定义为 CPAP、BiPAP、HFNC）的同时输注右美托咪定。大多数患者接受右美托咪定作为单一药物治疗，其中 83% 的患者达到了充分的镇静效果。大多数患者都很好，98%的患者成功脱离 NIV，无须插管。然而，一些临床事件值得注意，包括心动过缓（13%）、低血压（20%）与呼吸不足（5%）和 1 名患有毛细支气管炎的 1 月龄婴儿在输注右美托咪定时出现呼吸暂停和心动过缓，需要心肺复苏和血

管活性药物治疗。右美托咪定是一种 α₂肾上腺素激动药，对呼吸系统影响最小，因此它成为一种有吸引力的镇静药[98]，但在开始使用这种药物时，应仔细考虑对血流动力学的负面影响，包括儿茶酚胺释放减少[99]、心脏指数下降、心动过缓和低血压。在使用右美托咪定时也必须考虑停药的风险[100, 101]，尽管这通常只是长期输注后的后果[102]。

十二、无创通气失败

一些儿童需要立即插管和 IMV，对于这些儿童，NIV 是禁忌的。一些儿童受益于NIV，并从急性肺损伤中恢复。然而，有人担心 NIV 的应用可能会掩盖呼吸衰竭的恶化、延误插管时机、增加相关并发症的风险（包括死亡[103, 104]）。此外，NIV 的失败率是可变的，可能取决于潜在的疾病进程和选择的通气模式。

支持 NIV 的证据（包括插管率降低），在接受 CPAP 或 HFNC 治疗毛细支气管炎的婴儿中得到最好的证实[33, 34, 105, 106]。研究表明，通过监测生命体征、临床呼吸评分和气体交换，两种方法均可成功治疗毛细支气管炎，并可改善呼吸[34, 107-109]。缺乏在其他形式的儿科急性低氧性呼吸窘迫症（包括 PARDS）中使用 NIV 的明确建议[110]。对于毛细支气管炎患儿，CPAP和 HFNC 的失败率可低至＜3%[34]，但对于PARDS 患儿，失败率高达 50%[2]。随着 NIV 在儿童人群中的应用持续增加，了解哪些患者不太可能成功的接受 NIV，以及失败的指标尤其重要[5, 28]。

一些患有 PARDS 的儿童、有 PARDS 风险的儿童或患有急性肺损伤 / 急性低氧性呼吸衰竭的儿童，尽管最初采用了 NIV 治疗[17]，最终仍需 IMV 治疗。最近，一项国际、多中心、前

瞻性观察性研究（包括患有 PARDS 的儿科患者）发现，在纳入的 708 名患者中，22.6% 接受 NIV 作为一线呼吸支持，这些患者中有 50%（n=80）最终需要 IMV。与成功使用 NIV[2] 治疗的儿童相比，一线治疗失败的儿童 PICU 死亡率和 90 天死亡率更高。在该队列中，诊断为 PARDS 时更严重的低氧血症与随后的插管密切相关。

在几项单中心研究中，NIV 失败与入院时疾病严重程度、器官衰竭数量、非呼吸性初步诊断，更高的需氧量和更高的呼吸频率相关[73, 74, 111, 112]。

十三、总结

通过适当的患者选择，在急性呼吸衰竭和轻度 PARDS 的儿童中，NIV 是 IMV 的可行替代方案。尽管支持 NIV 在中度至重度 PARDS 中使用的数据很少，但有效的临床证据已导致其在过去 20 年中在重症监护室的使用越来越多。密切监测对于评估疾病进展、避免延误治疗和减少潜在并发症非常重要。在接受 NIV 的患者中，如果在实施 NIV 后数小时内未能显示出临床症状改善或有疾病恶化的迹象和症状，则应考虑插管。

参 考 文 献

[1] Schouten LR, Veltkamp F, Bos AP, van Woensel JB, Neto AS, Schultz MJ, et al. Incidence and mortality of acute respiratory distress syndrome in children: a systematic review and meta-analysis. Crit Care Med. 2016;44(4): 819–29.

[2] Khemani RG, Smith L, Lopez-Fernandez YM, Kwok J, Morzov R, Klein MJ, Yehya N, Willson D, Kneyber MC, Lillie J, Fernandez A. Paediatric acute respiratory distress syndrome incidence and epidemiology (PARDIE): an international, observational study. Lancet Respir Med. 2019;7(2):115–28.

[3] Santschi M, Jouvet P, Leclerc F, Gauvin F, Newth CJ, Carroll CL, et al. Acute lung injury in children: therapeutic practice and feasibility of international clinical trials. Pediatr Crit Care Med. 2010;11(6):681–9.

[4] Fanning JJ, Lee KJ, Bragg DS, Gedeit RG. US attitudes and perceived practice for noninvasive ventilation in pediatric acute respiratory failure. Pediatr Crit Care Med. 2011;12(5):e187–e94.

[5] Morris JV, Kapetanstrataki M, Parslow RC, Davis PJ, Ramnarayan P. Patterns of use of heated humidified high-flow nasal cannula therapy in PICUs in the United Kingdom and Republic of Ireland. Pediatr Crit Care Med. 2019;20(3):223–32.

[6] Morris JV, Ramnarayan P, Parslow RC, Fleming SJ. Outcomes for children receiving noninvasive ventilation as the first-line mode of mechanical ventilation at intensive care admission: a propensity score-matched cohort study. Crit Care Med. 2017;45(6):1045.

[7] Jat KR, Mathew JL. Continuous positive airway pressure (CPAP) for acute bronchiolitis in children. Cochrane Database Syst Rev. 2015;1:CD010473. https://doi.org/10.1002/14651858.CD010473.pub2.

[8] Beggs S, Wong ZH, Kaul S, Ogden KJ, Walters JA. High-flow nasal cannula therapy for infants with bronchiolitis. Cochrane Database Syst Rev. 2014;1:CD009609. https://doi.org/10.1002/14651858.CD009609.pub2.

[9] Korang SK, Feinberg J, Wetterslev J, Jakobsen JC. Non-invasive positive pressure ventilation for acute asthma in children. Cochrane Database Syst Rev. 2016;9:CD012067. https://doi.org/10.1002/14651858.CD012067.pub2.

[10] Vital FM, Ladeira MT, Atallah AN. Non-invasive positive pressure ventilation (CPAP or bilevel NPPV) for cardiogenic pulmonary oedema. Cochrane Database Syst Rev. 2013;5:CD005351.

[11] Osadnik CR, Tee VS, Carson-Chahhoud KV, Picot J, Wedzicha JA, Smith BJ. Non-invasive ventilation for the management of acute hypercapnic respiratory failure due to exacerbation of chronic obstructive pulmonary disease. Cochrane Database Syst Rev. 2017;7:CD004104.

[12] Antonelli M, Conti G, Esquinas A, Montini L, Maggiore SM, Bello G, et al. A multiple-center survey on the use in clinical practice of noninvasive ventilation as a first-line intervention for acute respiratory distress syndrome. Crit Care Med. 2007;35(1):18–25.

[13] Frat J-P, Thille AW, Mercat A, Girault C, Ragot S, Perbet S, et al. High-flow oxygen through nasal cannula in acute hypoxemic respiratory failure. N Engl J Med.

2015;372(23):2185–96.

[14] Bellani G, Laffey JG, Pham T, Madotto F, Fan E, Brochard L, et al. Noninvasive ventilation of patients with acute respiratory distress syndrome. Insights from the LUNG SAFE study. Am J Respir Crit Care Med. 2017;195(1):67–77.

[15] Agarwal R, Reddy C, Aggarwal AN, Gupta D. Is there a role for noninvasive ventilation in acute respiratory distress syndrome? A meta-analysis. Respir Med. 2006;100(12):2235–8.

[16] Agarwal R, Aggarwal AN, Gupta D. Role of noninvasive ventilation in acute lung injury/acute respiratory distress syndrome: a proportion meta-analysis. Respir Care. 2010;55(12):1653–60.

[17] Slain KN, Rotta AT, Martinez-Schlurmann N, Stormorken AG, Shein SL. Outcomes of children with critical bronchiolitis meeting at risk for pediatric acute respiratory distress syndrome criteria. Pediatr Crit Care Med. 2019;20(2):e70–6.

[18] Essouri S, Carroll C. Noninvasive support and ventilation for pediatric acute respiratory distress syndrome: proceedings from the pediatric acute lung injury consensus conference. Pediatr Crit Care Med. 2015;16(5_suppl):S102–S10.

[19] Drinker P, Shaw LA. An apparatus for the prolonged administration of artificial respiration: I. a design for adults and children. J Clin Invest. 1929;7(2):229–47.

[20] Shaw LA, Drinker P. An apparatus for the prolonged administration of artificial respiration: II. A design for small children and infants with an appliance for the administration of oxygen and carbon dioxide. J Clin Invest. 1929;8(1):33–46.

[21] Lassen H. A preliminary report on the 1952 poliomyelitis epidemic in Copenhagen with special reference to the treatment of acute respiratory insufficiency. Lancet. 1953;1:37–41.

[22] Hassinger AB, Breuer RK, Nutty K, Ma CX, Al Ibrahim OS. Negative-pressure ventilation in pediatric acute respiratory failure. Respir Care. 2017;62(12):1540–9.

[23] Turnham H, Agbeko R, Furness J, Pappachan J, Sutcliffe A, Ramnarayan P. Non-invasive respiratory support for infants with bronchiolitis: a national survey of practice. BMC Pediatr. 2017;17(1):20.

[24] Schmid F, Olbertz DM, Ballmann M. The use of high-flow nasal cannula (HFNC) as respiratory support in neonatal and pediatric intensive care units in Germany–a nationwide survey. Respir Med. 2017;131:210–4.

[25] Collier ZJ, Ramaiah V, Glick JC, Gottlieb LJ. A 6–year case-control study of the presentation and clinical sequelae for noninflicted, negligent, and inflicted pediatric burns. J Burn Care Res. 2017;38(1):e101–e24.

[26] Group PALICC. Pediatric acute respiratory distress syndrome: consensus recommendations from the pediatric acute lung injury consensus conference. Pediatr Crit Care Med. 2015;16(5):428.

[27] Messika J, Ahmed KB, Gaudry S, Miguel-Montanes R, Rafat C, Sztrymf B, et al. Use of high-flow nasal cannula oxygen therapy in subjects with ARDS: a 1–year observational study. Respir Care. 2015;60(2):162–9.

[28] Wolfler A, Calderini E, Iannella E, Conti G, Biban P, Dolcini A, et al. Evolution of noninvasive mechanical ventilation use: a cohort study among Italian PICUs. Pediatr Crit Care Med. 2015;16(5):418–27.

[29] Essouri S, Chevret L, Durand P, Haas V, Fauroux B, Devictor D. Noninvasive positive pressure ventilation: five years of experience in a pediatric intensive care unit. Pediatr Crit Care Med. 2006;7(4):329–34.

[30] Luo F, Annane D, Orlikowski D, He L, Yang M, Zhou M, et al. Invasive versus non-invasive ventilation for acute respiratory failure in neuromuscular disease and chest wall disorders. Cochrane Database Syst Rev. 2017;12:CD008380.

[31] Sapru A, Flori H, Quasney MW, Dahmer MK, Group PALICC. Pathobiology of acute respiratory distress syndrome. Pediatr Crit Care Med. 2015;16(5 Suppl 1):S6–22.

[32] Kepreotes E, Whitehead B, Attia J, Oldmeadow C, Collison A, Searles A, et al. High-flow warm humidified oxygen versus standard low-flow nasal cannula oxygen for moderate bronchiolitis (HFWHO RCT): an open, phase 4, randomised controlled trial. Lancet. 2017;389(10072):930–9.

[33] Franklin D, Babl FE, Schlapbach LJ, Oakley E, Craig S, Neutze J, et al. A randomized trial of highflow oxygen therapy in infants with bronchiolitis. N Engl J Med. 2018;378(12):1121–31.

[34] Milési C, Essouri S, Pouyau R, Liet J-M, Afanetti M, Portefaix A, et al. High flow nasal cannula (HFNC) versus nasal continuous positive airway pressure (nCPAP) for the initial respiratory management of acute viral bronchiolitis in young infants: a multicenter randomized controlled trial (TRAMONTANE study). Intensive Care Med. 2017;43(2):209–16.

[35] Ward JJ. High-flow oxygen administration by nasal cannula for adult and perinatal patients. Respir Care. 2013;58(1):98–122.

[36] Dysart K, Miller TL, Wolfson MR, Shaffer TH. Research in high flow therapy: mechanisms of action. Respir Med. 2009;103(10):1400–5.

[37] Hasani A, Chapman T, McCool D, Smith R, Dilworth J, Agnew J. Domiciliary humidification improves lung mucociliary clearance in patients with bronchiectasis. Chron Respir Dis. 2008;5(2):81–6.

[38] Lockhat D, Langleben D, Zidulka A. Hemodynamic differences between continual positive and two types

of negative pressure ventilation. Am Rev Respir Dis. 1992;146(3):677–80.

[39] Teague WG. Noninvasive ventilation in the pediatric intensive care unit for children with acute respiratory failure. Pediatr Pulmonol. 2003;35(6):418–26.

[40] Cheifetz IM. Year in review 2015: pediatric ARDS. Respir Care. 2016;61(7):980–5.

[41] Basnet S, Mander G, Andoh J, Klaska H, Verhulst S, Koirala J. Safety, efficacy, and tolerability of early initiation of noninvasive positive pressure ventilation in pediatric patients admitted with status asthmaticus: a pilot study. Pediatr Crit Care Med. 2012;13(4):393–8.

[42] Ganu SS, Gautam A, Wilkins B, Egan J. Increase in use of non-invasive ventilation for infants with severe bronchiolitis is associated with decline in intubation rates over a decade. Intensive Care Med. 2012;38(7):1177–83.

[43] Emeriaud G, Essouri S, Tucci M. Noninvasive ventilation in the PICU: one step closer. Crit Care Med. 2017;45(6):1103–4.

[44] Fortenberry JD, Del Toro J, Jefferson LS, Evey L, Haase D. Management of pediatric acute hypoxemic respiratory insufficiency with bilevel positive pressure (BiPAP) nasal mask ventilation. Chest. 1995;108(4):1059–64.

[45] Murray PG, Stewart MJ. Use of nasal continuous positive airway pressure during retrieval of neonates with acute respiratory distress. Pediatrics. 2008;121(4):e754–e8.

[46] Cummings JJ, Polin RA. Noninvasive respiratory support. Pediatrics. 2016;137(1):e20153758.

[47] Soong WJ, Hwang B, Tang RB. Continuous positive airway pressure by nasal prongs in bronchiolitis. Pediatr Pulmonol. 1993;16(3):163–6.

[48] Yanez LJ, Yunge M, Emilfork M, Lapadula M, Alcantara A, Fernandez C, et al. A prospective, randomized, controlled trial of noninvasive ventilation in pediatric acute respiratory failure. Pediatr Crit Care Med. 2008; 9(5):484–9.

[49] Muñoz-Bonet JI, Flor-Macián EM, Roselló PM, Llopis MC, Lizondo A, López-Prats JL, et al. Noninvasive ventilation in pediatric acute respiratory failure by means of a conventional volumetric ventilator. World J Pediatr. 2010;6(4):323–30.

[50] Munoz-Bonet JI, Flor-Macian EM, Brines J, Rosello-Millet PM, Llopis MC, Lopez-Prats JL, et al. Predictive factors for the outcome of noninvasive ventilation in pediatric acute respiratory failure. Pediatr Crit Care Med. 2010;11(6):675–80.

[51] Wilson ME, Majzoub AM, Dobler CC, Curtis JR, Nayfeh T, Thorsteinsdottir B, et al. Noninvasive ventilation in patients with do-not-intubate and comfort-measures-only orders: a systematic review and meta-analysis. Crit Care Med. 2018;46(8):1209–16.

[52] Tamburro RF, Barfield RC, Shaffer ML, Rajasekaran S, Woodard P, Morrison RR, et al. Changes in outcomes (1996–2004) for pediatric oncology and hematopoietic stem cell transplant patients requiring invasive mechanical ventilation. Pediatr Crit Care Med. 2008;9(3):270–7.

[53] Piastra M, Fognani G, Franceschi A, The OBOT, Oncology IINFICIP. Pediatric Intensive Care Unit admission criteria for haemato-oncological patients: a basis for clinical guidelines implementation. Pediatric Rep. 2011;3(2):e13.

[54] Piastra M, De Luca D, Pietrini D, Pulitanò S, D'Arrigo S, Mancino A, et al. Noninvasive pressuresupport ventilation in immunocompromised children with ARDS: a feasibility study. Intensive Care Med. 2009;35(8):1420–7.

[55] Antonelli M, Conti G, Bufi M, Costa MG, Lappa A, Rocco M, et al. Noninvasive ventilation for treatment of acute respiratory failure in patients undergoing solid organ transplantation: a randomized trial. JAMA. 2000;283(2):235–41.

[56] Murase K, Chihara Y, Takahashi K, Okamoto S, Segawa H, Fukuda K, et al. Use of noninvasive ventilation for pediatric patients after liver transplantation: decrease in the need for reintubation. Liver Transpl. 2012;18(10):1217–25.

[57] Bello G, De Pascale G, Antonelli M. Noninvasive ventilation for the immunocompromised patient: always appropriate? Curr Opin Crit Care. 2012;18(1):54–60.

[58] Lemiale V, Mokart D, Resche-Rigon M, Pène F, Mayaux J, Faucher E, et al. Effect of noninvasive ventilation vs oxygen therapy on mortality among immunocompromised patients with acute respiratory failure: a randomized clinical trial. JAMA. 2015;314(16):1711–9.

[59] Fuchs H, Schoss J, Mendler M, Lindner W, Hopfner R, Schulz A, et al. The cause of acute respiratory failure predicts the outcome of noninvasive ventilation in immunocompromised children. Klin Padiatr. 2015;227(06/07):322–8.

[60] Pancera CF, Hayashi M, Fregnani JH, Negri EM, Deheinzelin D, de Camargo B. Noninvasive ventilation in immunocompromised pediatric patients: eight years of experience in a pediatric oncology intensive care unit. J Pediatr Hematol Oncol. 2008;30(7):533–8.

[61] Morley SL. Non-invasive ventilation in paediatric critical care. Paediatr Respir Rev. 2016;20:24–31.

[62] Najaf-Zadeh A, Leclerc F. Noninvasive positive pressure ventilation for acute respiratory failure in children: a concise review. Ann Intensive Care. 2011;1(1):15.

[63] Mayordomo-Colunga J, Medina A, Rey C, Concha A, Menéndez S, Los Arcos M, et al. Non invasive ventilation after extubation in paediatric patients: a preliminary study. BMC Pediatr. 2010;10(1):29.

[64] Wilkinson D, Andersen C, O'Donnell CP, De Paoli AG,

Manley BJ. High flow nasal cannula for respiratory support in preterm infants. Cochrane Database Syst Rev. 2016;2:CD006405.

[65] Weiler T, Kamerkar A, Hotz J, Ross PA, Newth CJL, Khemani RG. The relationship between high flow nasal cannula flow rate and effort of breathing in children. J Pediatr. 2017;189:66–71.e3.

[66] Milési C, Pierre AF, Deho A, Pouyau R, Liet JM, Guillot C, et al. A multicenter randomized controlled trial of a 3–L/kg/min versus 2–L/kg/min high-flow nasal cannula flow rate in young infants with severe viral bronchiolitis (TRAMONTANE 2). Intensive Care Med. 2018;44(11):1870–8.

[67] Milési C, Matecki S, Jaber S, Mura T, Jacquot A, Pidoux O, et al. 6 cmH$_2$O continuous positive airway pressure versus conventional oxygen therapy in severe viral bronchiolitis: a randomized trial. Pediatr Pulmonol. 2013;48(1):45–51.

[68] Thia LP, McKenzie SA, Blyth TP, Minasian CC, Kozlowska WJ, Carr SB. Randomised controlled trial of nasal continuous positive airways pressure (CPAP) in bronchiolitis. Arch Dis Child. 2008;93(1):45–7.

[69] Wilson PT, Morris MC, Biagas KV, Otupiri E, Moresky RT. A randomized clinical trial evaluating nasal continuous positive airway pressure for acute respiratory distress in a developing country. J Pediatr. 2013;162(5):988–92.

[70] Lal SN, Kaur J, Anthwal P, Goyal K, Bahl P, Puliyel JM. Nasal continuous positive airway pressure in bronchiolitis: a randomized controlled trial. Indian Pediatr. 2018;55(1):27–30.

[71] Milési C, Ferragu F, Jaber S, Rideau A, Combes C, Matecki S, et al. Continuous positive airway pressure ventilation with helmet in infants under 1 year. Intensive Care Med. 2010;36(9):1592–6.

[72] Abadesso C, Nunes P, Silvestre C, Matias E, Loureiro H, Almeida H. Non-invasive ventilation in acute respiratory failure in children. Pediatric Rep. 2012;4(2):e16.

[73] Mayordomo-Colunga J, Medina A, Rey C, Díaz JJ, Concha A, Los Arcos M, et al. Predictive factors of non invasive ventilation failure in critically ill children: a prospective epidemiological study. Intensive Care Med. 2009;35(3):527–36.

[74] James CS, Hallewell CP, James DP, Wade A, Mok QQ. Predicting the success of non-invasive ventilation in preventing intubation and re-intubation in the paediatric intensive care unit. Intensive Care Med. 2011;37(12):1994–2001.

[75] Khemani RG, Smith L, Lopez-Fernandez YM, Kwok J, Morzov R, Klein MJ, et al. Paediatric acute respiratory distress syndrome incidence and epidemiology (PARDIE): an international, observational study. Lancet Respir Med. 2019;7(2):115–28.

[76] Beck J, Emeriaud G, Liu Y, Sinderby C. Neurally-adjusted ventilatory assist (NAVA) in children: a systematic review. Minerva Anestesiol. 2016;82(8):874–83.

[77] Baudin F, Pouyau R, Cour-Andlauer F, Berthiller J, Robert D, Javouhey E. Neurally adjusted ventilator assist (NAVA) reduces asynchrony during noninvasive ventilation for severe bronchiolitis. Pediatr Pulmonol. 2015;50(12):1320–7.

[78] Kallio M, Koskela U, Peltoniemi O, Kontiokari T, Pokka T, Suo-Palosaari M, et al. Neurally adjusted ventilatory assist (NAVA) in preterm newborn infants with respiratory distress syndrome—a randomized controlled trial. Eur J Pediatr. 2016;175(9):1175–83.

[79] Kallio M, Peltoniemi O, Anttila E, Pokka T, Kontiokari T. Neurally adjusted ventilatory assist (NAVA) in pediatric intensive care—a randomized controlled trial. Pediatr Pulmonol. 2015;50(1):55–62.

[80] Bordessoule A, Emeriaud G, Morneau S, Jouvet P, Beck J. Neurally adjusted ventilatory assist improves patient–ventilator interaction in infants as compared with conventional ventilation. Pediatr Res. 2012;72(2):194.

[81] Ducharme-Crevier L, Beck J, Essouri S, Jouvet P, Emeriaud G. Neurally adjusted ventilatory assist (NAVA) allows patient-ventilator synchrony during pediatric noninvasive ventilation: a crossover physiological study. Crit Care. 2015;19(1):44.

[82] Piquilloud L, Tassaux D, Bialais E, Lambermont B, Sottiaux T, Roeseler J, et al. Neurally adjusted ventilatory assist (NAVA) improves patient–ventilator interaction during non-invasive ventilation delivered by face mask. Intensive Care Med. 2012;38(10):1624–31.

[83] Ramet J, De Dooy J. Patient-ventilator asynchrony during noninvasive pressure support ventilation and neurally adjusted ventilatory assist in infants and children. Pediatr Crit Care Med. 2013;14(7):728–9.

[84] Vignaux L, Grazioli S, Piquilloud L, Bochaton N, Karam O, Levy-Jamet Y, et al. Patient–ventilator asynchrony during noninvasive pressure support ventilation and neurally adjusted ventilatory assist in infants and children. Pediatr Crit Care Med. 2013;14(8):e357–e64.

[85] Shah PS, Ohlsson A, Shah JP. Continuous negative extrathoracic pressure or continuous positive airway pressure compared to conventional ventilation for acute hypoxaemic respiratory failure in children. Cochrane Database Syst Rev. 2013;11 https://doi.org/10.1002/14651858.CD003699.pub4.

[86] Hartmann H, Jawad M, Noyes J, Samuels M, Southall D. Negative extrathoracic pressure ventilation in central hypoventilation syndrome. Arch Dis Child. 1994;70(5):418–23.

[87] Grasso F, Engelberts D, Helm E, Frndova H, Jarvis S,

Talakoub O, et al. Negative-pressure ventilation: better oxygenation and less lung injury. Am J Respir Crit Care Med. 2008;177(4):412–8.

[88] Hashimoto S, Toida C, Shime N, Itoi T. Continuous negative extrathoracic pressure in children after congenital heart surgery. Crit Care Resusc. 2006;8(4):297.

[89] Deshpande SR, Kirshbom PM, Maher KO. Negative pressure ventilation as a therapy for post-operative complications in a patient with single ventricle physiology. Heart Lung Circ. 2011;20(12):763–5.

[90] Deep A, De Munter C, Desai A. Negative pressure ventilation in pediatric critical care setting. Indian J Pediatr. 2007;74(5):483–8.

[91] Al-Balkhi A, Klonin H, Marinaki K, Southall D, Thomas D, Jones P, et al. Review of treatment of bronchiolitis related apnoea in two centres. Arch Dis Child. 2005;90(3):288–91.

[92] Borelli M, Benini A, Denkewitz T, Acciaro C, Foti G, Pesenti A. Effects of continuous negative extrathoracic pressure versus positive end-expiratory pressure in acute lung injury patients. Crit Care Med. 1998;26(6):1025–31.

[93] Klonin H, Bowman B, Peters M, Raffeeq P, Durward A, Bohn DJ, et al. Negative pressure ventilation via chest cuirass to decrease ventilator-associated complications in infants with acute respiratory failure: a case series. Respir Care. 2000;45(5):486–90.

[94] Schallom M, Cracchiolo L, Falker A, Foster J, Hager J, Morehouse T, et al. Pressure ulcer incidence in patients wearing nasal-oral versus fullface noninvasive ventilation masks. Am J Crit Care. 2015;24(4):349–56.

[95] Fedor KL. Noninvasive respiratory support in infants and children. Respir Care. 2017;62(6):699–717.

[96] Mayordomo-Colunga J, Medina A, Rey C, Concha A, Menéndez S, Arcos ML, et al. Non-invasive ventilation in pediatric status asthmaticus: a prospective observational study. Pediatr Pulmonol. 2011;46(10):949–55.

[97] Codazzi D, Nacoti M, Passoni M, Bonanomi E, Sperti LR, Fumagalli R. Continuous positive airway pressure with modified helmet for treatment of hypoxemic acute respiratory failure in infants and a preschool population: a feasibility study. Pediatr Crit Care Med. 2006;7(5):455–60.

[98] Tobias JD. Dexmedetomidine: applications in pediatric critical care and pediatric anesthesiology. Pediatr Crit Care Med. 2007;8(2):115–31.

[99] Wong J, Steil GM, Curtis M, Papas A, Zurakowski D, Mason KP. Cardiovascular effects of dexmedetomidine sedation in children. Anesth Analg. 2012;114(1):193–9.

[100] Weber MD, Thammasitboon S, Rosen DA. Acute discontinuation syndrome from dexmedetomidine after protracted use in a pediatric patient. Paediatr Anaesth. 2008;18(1):87–8.

[101] Kukoyi A, Coker S, Lewis L, Nierenberg D. Two cases of acute dexmedetomidine withdrawal syndrome following prolonged infusion in the intensive care unit: report of cases and review of the literature. Hum Exp Toxicol. 2013;32(1):107–10.

[102] Shutes BL, Gee SW, Sargel CL, Fink KA, Tobias JD. Dexmedetomidine as single continuous sedative during noninvasive ventilation: typical usage, hemodynamic effects, and withdrawal. Pediatr Crit Care Med. 2018;19(4):287–97.

[103] Mosier JM, Sakles JC, Whitmore SP, Hypes CD, Hallett DK, Hawbaker KE, et al. Failed noninvasive positive-pressure ventilation is associated with an increased risk of intubation-related complications. Ann Intensive Care. 2015;5:4.

[104] Demoule A, Girou E, Richard JC, Taille S, Brochard L. Benefits and risks of success or failure of noninvasive ventilation. Intensive Care Med. 2006;32(11):1756–65.

[105] Wing R, James C, Maranda LS, Armsby CC. Use of high-flow nasal cannula support in the emergency department reduces the need for intubation in pediatric acute respiratory insufficiency. Pediatr Emerg Care. 2012;28(11):1117–23.

[106] Schibler A, Pham TM, Dunster KR, Foster K, Barlow A, Gibbons K, et al. Reduced intubation rates for infants after introduction of high-flow nasal prong oxygen delivery. Intensive Care Med. 2011;37(5):847–52.

[107] Essouri S, Baudin F, Chevret L, Vincent M, Emeriaud G, Jouvet P. Variability of care in infants with severe bronchiolitis: less-invasive respiratory management leads to similar outcomes. J Pediatr. 2017;188:156– 62.e1.

[108] Kelly GS, Simon HK, Sturm JJ. High-flow nasal cannula use in children with respiratory distress in the emergency department: predicting the need for subsequent intubation. Pediatr Emerg Care. 2013;29(8):888–92.

[109] Abboud PA, Roth PJ, Skiles CL, Stolfi A, Rowin ME. Predictors of failure in infants with viral bronchiolitis treated with high-flow, high-humidity nasal cannula therapy*. Pediatr Crit Care Med. 2012;13(6):e343–9.

[110] Shah PS, Ohlsson A, Shah JP. Continuous negative extrathoracic pressure or continuous positive airway pressure for acute hypoxemic respiratory failure in children. Cochrane Database Syst Rev. 2008;1:CD003699.

[111] Piastra M, De Luca D, Marzano L, Stival E, Genovese O, Pietrini D, et al. The number of failing organs predicts non-invasive ventilation failure in children with ALI/ARDS. Intensive Care Med. 2011;37(9):1510–6.

[112] Bernet V, Hug MI, Frey B. Predictive factors for the success of noninvasive mask ventilation in infants and children with acute respiratory failure. Pediatr Crit Care Med. 2005;6(6):660–4.

第 10 章　儿童急性呼吸窘迫综合征的肺部辅助治疗

Ancillary Pulmonary Treatments for Pediatric Acute Respiratory Distress Syndrome

Andrew L. Beardsley　著

邢　燕　译

洪小杨　校

一、俯卧位

急性呼吸窘迫综合征是一种以异质性肺部疾病，伴有广泛的依赖性肺不张为特征的症候群（图 10-1）。在俯卧位时，通过几种潜在机制可以改善气体交换。俯卧位患者改变了肺泡通气分布和肺血流重新分布，这些变化的最终结果是改善了局部通气与灌注的匹配，减少了低通气 / 灌注比的区域。此外，俯卧位时，心脏和腹腔内容物对肺部的压迫降低。胸腔内压力的均质化，部分是由于柔顺的前肋骨被相对僵硬的病床压迫，也改善了肺部力学。除了气

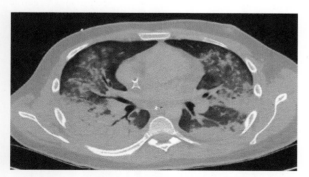

▲ 图 10-1　儿童急性呼吸窘迫综合征患者的计算机断层扫描图像，显示异质性肺疾病、伴依赖性肺不张

体交换的生理变化外，另一个潜在的治疗好处是通过改变大气道的方向来提高分泌物的清除率 [1]。

1976 年 [2] 就有报道将急性低氧血症呼吸衰竭的成年人放置在俯卧位，以改善氧合作用。从那时起，一些研究证实俯卧位改善氧合，但有意义的结果报道（如改善生存率和无呼吸机天数）一直不一致。俯卧位在 1994 年首次被报道用于改善一系列患有儿童呼吸窘迫综合征儿童的氧合能力。该报道中，患儿在俯卧姿势仅仅 30min 后就改善了氧合状况。

在 21 世纪初，俯卧位作为一种潜在治疗PARDS 的方法被广泛研究。Curley、Kornecki、Bruno 和 Casado-Flores 都 发 表 过 关 于 儿 童PARDS 的研究 [3-6]，这些研究都是小规模的单中心试验，有不同的研究设计，包括不同的纳入标准和使用俯卧位的方案。在所有这些研究中，患儿作为自身对照，比较俯卧位和仰卧位的氧合标志物，他们都发现，使用俯卧位可以改善氧合。在这些研究中，那些保持俯卧姿势8～12h 的儿童有效率为 78%～90% [3, 4, 6]，研究

中另一个一致的发现是俯卧位的安全性，显示放置患者于俯卧位的不良事件发生率极低。另外，不需要专门设备或药物，使俯卧位使用的成本效益比较高。

因此，Curley 等进行了一项大型多中心随机对照试验[7]。在本研究中，将急性肺损伤患者定义为 PaO_2/FiO_2 比值小于 300mmHg，48h 内随机分为标准仰卧位或俯卧位 20h/d。与之前的小型试验相似，本试验中 90% 的易感患者的氧合改善，但因发现各研究组的转归没有差异，故该研究在中期分析中被停止。尽管俯卧位对改善氧合有明显效果，但无呼吸机天数、死亡率和认知功能，以及其他评估结果并未改善。值得注意的是，在这个相对较大的试验中，俯卧位的使用被证明是安全的[8]。

与儿科患者的研究相比，一些成人患者的试验除了改善氧合外，还显示出转归的改善。2008 年对 1559 例急性低氧性呼吸衰竭患者的 Meta 分析再次表明，俯卧位与氧合改善有关，但与生存率提高等预后改善无关[9]。然而，在对 555 例严重低氧血症患者的随访亚分析中，定义为 PaO_2/FiO_2 比值小于 100mmHg，证明了生存益处[10]。

2013 年，Guérin 等报道了最大的多中心随机对照研究成人 ARDS 患者俯卧位试验的结果，被称为重度 ARDS 患者俯卧位（PROSEVA）试验[11]。严重疾病定义为 PaO_2/FiO_2 比值 < 150mmHg，FiO_2 至少为 0.60 和 PEEP ≥ 5cmH₂O。466 名患者随机分为两组，每天 16h 标准仰卧位或俯卧位，总括性 28 天死亡率在随机分为俯卧位组的患者占 16%，相比之下，被随机分配到仰卧位的患者为 33%（HR=0.39，95%CI 0.25～0.63，$P < 0.001$），死亡率相对风险 50% 的降低意味着在患有最严重疾病的成年人俯卧位巨大的潜在益处。将这一

结果外推到儿科患者身上的疑问，可能会被正在进行的前瞻性研究所回答。即使没有这些数据，儿童急性肺损伤专家共识会议指出，尽管俯卧位"不能推荐作为在 PARDS 中的常规疗法。然而，在出现严重 PARDS 时应该被视为一种选择"[19]。

为使俯卧位效益最大化的最优方案，目前是未知的，氧合的改善很快就可以看到。然而，2003 年的回顾性分析显示，氧合在患者 18～24h 较长时间的俯卧姿势比 6～10h 短时间改善得更多，而且氧合的改善在俯卧位 12h 后更为稳定[12]。PROSEVA 试验表明，俯卧位每天 16h 的治疗转归有所改善，而 Curley 等对儿科患者的研究表明，俯卧位每天 20h 的氧合情况有所改善，但治疗转归没有改善。这些研究结果的差异可能因纳入标准的不同（PROSEVA 试验中只有重症患者）或成人和儿童患者的差异和（或）同期治疗的差异，但俯卧位的使用时间在理论上为同一因素。

使用俯卧姿势的另一个考虑因素是患者转身方式。成人可使用专用床，较大的儿科患者可使用专用床。这些床使俯卧患者从一侧到另一侧的连续旋转，在任何一个方向最多可旋转 60°，称为连续旋转治疗。虽然没有广泛的研究，但这种方法显示了在标准床上俯卧位时类似的氧合改善，但可能对血流动力学产生不利影响[13]。在这些病床上照顾较大的患者可能更容易。然而，他们可能会大大增加成本和为使用俯卧位所需的专业知识。值得注意的是，PROSEVA 试验中的患者进行俯卧位置被放置在标准 ICU 病床。

总之，俯卧位明显可以改善绝大多数急性低氧性呼吸衰竭患者的氧合。其他结果的改善（如存活率的提高），在儿科患者中是值得怀疑的。与病情较轻的患者相比，严重 PARDS 患

者的获益可能有所改善，对这一人群的进一步研究是有必要的（并且正在进行中）。由于在先前的试验中俯卧位的安全性记录非常好，对患者安全的担心或患者护理的限制不应限制其使用。虽然俯卧位不能被推荐为标准的护理，但在严重 PARDS 的情况下应考虑使用俯卧位，特别是考虑到严重疾病患者的低成本和潜在的改善。

二、肺血管扩张药

血管内皮细胞通过一氧化氮合酶对前体 L- 精氨酸的作用合成一氧化氮（nitric oxide，NO）。NO 扩散到邻近的血管平滑肌细胞，直接刺激可溶性鸟苷酸环化酶（soluble guanylate cyclase，sGC）。NO 仅具有局部作用，因为它在血清中经历快速氧化失活。鸟苷酸三磷酸转化为环鸟苷酸单磷酸（cyclic guanylate monophosphate，cGMP），通过间接阻断钙进入平滑肌细胞质发挥血管舒张作用。cGMP 被磷酸二酯酶 -5（PDE_5）灭活。

前列腺素 I_2（PGI_2）也通过花生四烯酸环氧化酶途径在血管内皮中合成，然后激活平滑肌细胞膜上的腺苷酸环化酶，将腺苷酸三磷酸转化为环腺苷酸单磷酸（cyclic adenylate monophosphate，cAMP）。cAMP 通过蛋白激酶 A 起作用，导致平滑肌松弛。cAMP 被磷酸二酯酶 -3（PDE_3）灭活。

各种药物可影响肺平滑肌松弛（图 10-2）。吸入的一氧化氮（iNO）直接向血管内皮供应 NO。同样，吸入伊洛前列素（Iloprost）供应 PGI_2。西地那非、他达拉非和伐地那非抑制 PDE_5，而米力农等抑制 PDE_3，其中一些药物已应用于治疗急性呼吸窘迫综合征。

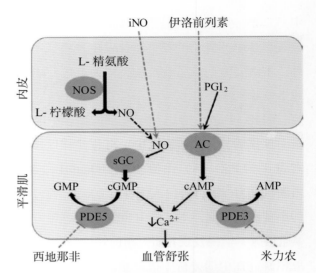

▲ 图 10-2　肺血管舒张的生理学和药理学

iNO. 吸入一氧化氮；NO. 一氧化氮；NOS. 一氧化氮合酶；PGI_2. 前列腺素 I_2；AC. 腺苷酸环化酶；sGC. 可溶性鸟苷酸环化酶；cGMP. 环鸟苷酸单磷酸；cAMP. 环腺苷酸单磷酸；PDE_5. 磷酸二酯酶 5；PDE_3. 磷酸二酯酶 3

（一）吸入性一氧化氮

吸入性一氧化氮由于其在肺通气良好的部位有局部作用，因此被认为是治疗 PARDS 的一种潜在理想的肺血管扩张药。因为它是吸入的，所以它在肺部通气良好的区域发挥最大的作用，而在通气不良的区域几乎没有作用。这将导致血液从通气不良的区域分流到通气良好的区域，并最终改善通气 - 灌注匹配。这样做的净效果是改善了气体交换，从而改善了氧合。因此，iNO 已被用于 PARDS，旨在改善氧合，希望最终对疾病的转归产生有利影响。尽管 iNO 低至 1ppm（parts per million）的剂量亦可能有效改善氧合，但 iNO 的临床常用标准剂量高达 20ppm[13, 14]。

在多个病例系列报道了 PARDS 患者使用 iNO 后氧合功能的快速改善后，进行了三项随机对照试验。1997 年，Day 等在一项小型研究中证明，与对照组相比，iNO 组氧合情况有所改善，该研究的目的不是评估死亡率[15]。1999

年，Dobyns 等报道了一项更大的多中心随机对照试验，该试验针对严重急性低氧性呼吸衰竭（氧合指数＞15）儿童[16]。108 名儿童随机分为 10ppm 的 iNO 组或安慰剂对照组。该试验证实了 iNO 对氧合的有益作用，但各组的存活率没有差异。Ibrahim 等在 2007 年报道了一项规模较小的试验，该试验将 32 名严重 PARDS 患者随机分为 iNO 俯卧位组、iNO 仰卧位组或俯卧位无 iNO 组，这再次证实了 iNO 组氧合治疗的益处，但对死亡率等其他转归没有益处。最近，Bronicki 等报道了来自 9 个中心的 55 名患有 PARDS 的儿童，表明 iNO 治疗组尽管总体生存率没有下降，但无 ECMO 存活率更高（92% vs. 52%，$P < 0.01$）。

2011 年发表了包括儿童和成人患者的 Cochrane Meta 分析[17]，氧合改善得到证实，但在存活率、机械通气持续时间、ICU 住院时间或任何其他转归方面均无改善。在接受 iNO 治疗的患者中发现了一个令人担忧的问题，即肾损害发生率增加。

尽管氧合功能有所改善，但鉴于患者预后缺乏持续改善，没有确凿证据支持对 PARDS 患者使用 iNO。然而，欧洲儿童和新生儿重症监护学会的一份共识声明指出，在肺动脉高压或严重右心室功能障碍患者中可考虑使用 iNO[18]。iNO 的使用可能对该人群有益，这不仅仅是因为它对氧合的影响，而且因为它对减少肺血管阻力的影响，从而提高心排血量和（或）减少右心室应变。在这种情况下，iNO 对死亡率的益处尚未得到证实，但有足够的理论效益考虑其应用。需要更多的研究来进一步指导 PARDS 并肺动脉高压或严重右心室功能障碍患者的治疗决策。

随着体外膜肺氧合（extracorporeal membrane oxygenation，ECMO）在重症 PARDS 中的使用增加，iNO 在 ECMO 后的挽救治疗或对 ECMO 上机前的作用仍有待研究。由于缺乏证据，PALICC 的专家得出结论，iNO 可能被视为严重 PARDS 使用 ECMO 时的挽救治疗或上机前准备[19]。

由于与 iNO 使用相关的巨大成本和潜在毒性，在开始治疗前应仔细进行成本效益分析。一旦使用，应进行临床效益评估，并采取措施尽快减量和停用[19]。应仔细监测肾功能，尤其是同时使用肾毒性药物。虽然高铁血红蛋白血症在高剂量 iNO 时是一个潜在问题，但在标准剂量 ≤ 20ppm 时，高铁血红蛋白血症罕见发生，因此应用一氧化碳测定法常规实验室监测其毒性可能不是必要的[20]。

（二）吸入性前列腺素治疗

吸入 PGI_2 可被视为类似于 iNO[21]。如上所述，尽管 PGI_2 途径与 iNO 不同，但 PGI_2 可引起肺血管舒张。由于吸入 PGI_2，其在改善 PARDS 患者通气 - 灌注匹配方面具有许多相同的潜在益处。关于 PGI_2 对 PARDS 转归影响的相关主张尚未进行充分研究，但没有理由相信它会与 iNO 有较大差异。虽然 PGI_2 的使用成本可能优于使用 iNO 的成本，但使用 PGI_2 的经验要少得多。目前，不建议将其用于 PARDS 的管理[19]。在获得进一步证据之前，吸入式 PGI_2 被认为可能具有与 iNO 类似的效果。

（三）系统性肺血管扩张药

系统性药物（如 PGE_5 抑制药、PGE_3 抑制药和静脉注射前列腺素），可作为肺血管扩张药使用，但不应被视为专门用于治疗 PARDS 的药物。根据这些情况的管理策略，可允许其用于肺动脉高压或严重右心室功能障碍者。然而，在 PARDS 中，在非均匀通气环境下广泛的肺血管扩张有可能恶化通气 – 灌注匹配，以及恶化至少不改善氧合[22]。

三、炎症调节

（一）糖皮质激素

糖皮质激素是通过与糖皮质激素受体结合发挥各种作用的药物，与天然激素皮质醇具有相似的作用，常用的糖皮质激素包括氢化可的松、泼尼松、甲泼尼龙和地塞米松等，它们在医疗保健方面应用较广。PARDS 的表现有较严重的炎性反应，人们考虑将糖皮质激素应用于该疾病。

糖皮质激素在成人 ARDS 患者中的全身应用研究比儿童多，使用不同的方法发表了两个 Meta 分析，以评估成人 ARDS 患者糖皮质激素试验的现有证据[23, 24]。在第一个研究中，糖皮质激素在 ARDS 中没有明确的作用[23]。在第二个研究中，只有通过联合随机对照试验（4 个试验，$n=341$）和队列研究（5 项研究，$n=307$）的全面分析发现，使用糖皮质激素的相对死亡率风险为 0.62（95%CI 0.43～0.91）[24]。然而，将不同的研究类型合并到一个分析中会带来更多的结果混淆或偏倚的风险。因此，糖皮质激素对成人 ARDS 的作用还没有明确的肯定。儿童患者使用糖皮质激素的证据质量较差，仅包括病例报道和病例系列报道[19]。

所有研究的治疗方案因药物、剂量、持续时间、剂量递减的使用及在疾病过程中的时间段而有所不同。这种变异使糖皮质激素治疗 ARDS 的疗效分析更加复杂[24]。尽管对这些类型的治疗策略变异进行的 Meta 回归分析没有发现不同的效应，但在许多变量中并未检测到小

的甚至是中等的效果。

当然，还需要进一步的研究来确定 PARDS 中使用糖皮质激素的治疗效果、最佳给药策略和患者选择，不建议常规使用[19]。如果使用，低剂量 [相当于甲泼尼龙 2mg/ (kg·d)] 和短期（共 7 个治疗日，有或没有剂量递减）可能足以实现潜在的好处。

（二）依那西普

TNF-α 在包括 PARDS 在内的许多疾病中是一种重要的促炎症介质。造血干细胞移植后患者的特发性肺综合征（idiopathic pulmonary syndrome, IPS）是一种在血清和支气管肺泡灌洗液中有高水平 TNF-α 的疾病。由于这一发现，人们对依那西普（一种可溶性 TNF-α- 结合蛋白，使 TNF-α 失活）在 IPS 中的潜在用途产生了兴趣。在非对照试验中，与历史对照组相比，依那西普和皮质类固醇的联合应用提高了 IPS 患者的生存率[25, 26]。在开始机械通气前开始治疗，有效率最高，表明炎症介质的干预时间对其疗效有重要作用。在成人 IPS 患者中进行的一项随机对照试验显示，该疗法的存活率绝对增加了 17%，但这并没有达到统计学意义，因为该试验不幸因受试者增加缓慢而提前停止[27]。现有的证据表明，依那西普是治疗这种特殊综合征的一种有前途的疗法，这种和其他特异性免疫调节方法也可能影响儿科患者的 PARDS 病程，但其效用仍有待确定，目前应保留在科研环境中使用。

四、外源性表面活性物质

外源性表面活性物质在新生儿呼吸窘迫综合征中的应用彻底改变了极早早产儿的监护。由于它的使用已成为这一人群的标配，这些患

者的预后已显著改善。由于这一观察结果，很有可能将这一策略推广到患有严重缺氧性呼吸衰竭的年龄较大的儿童身上。

新生儿呼吸窘迫综合征的特征是由于 2 型肺泡细胞不成熟而缺乏表面活性剂，但急性呼吸窘迫综合征可能由于炎症的病理生理[28–30]而存在表面活性剂的定性缺陷。在应用于 PARDS 的病例报道和病例系列报道中显示出了这一治疗的好处，表面活性剂的应用在临床试验中得到了广泛的研究。Willson 等 1996 年对小牛肺表面活性剂提取物（calfactant）进行早期开放标签、非对照观察试验，显示急性低氧呼吸衰竭患儿的氧合水平显著改善[31]。虽然这是一项无对照的试验，但 29 名受试者的死亡率仅为14%，这比事先生存率估计的要好。

随后，对呼吸衰竭儿童进行了几项小型随机对照试验。在需要有创机械通气的毛细支气管炎患儿使用表面活性剂的两个试验中，Luchetti 等表明，猪表面活性剂（curosurf）可改善氧合和呼吸机参数，缩短呼吸机持续时间和 PICU 停留时间[32, 33]。在这两项试验中，所有患者都活了下来。在一组病情较重的急性低氧性呼吸衰竭患者中，Willson 对 42 名受试者进行了前瞻性随机对照试验，也显示氧合改善、呼吸机持续时间缩短和 PICU 停留时间缩短[34]。最后，由 Möller 等再次表明，使用表面活性剂后氧合有所改善，但死亡率没有明显下降的趋势[35]。

在小型随机对照试验中前瞻性的研究发现导致了迄今为止研究表面活性剂在 PARD 中应用的最大多中心随机安慰剂对照试验[36]。在这项试验中，153 名急性缺氧性呼吸衰竭的儿童患者被随机分为表面活性物质组和空气安慰剂组。与以前的研究一样，实验性表面活性物质组的患者在治疗后表现出明显的氧合改善。然而，这项研究显示在主要结局无呼吸机天数方面没有差异，接受表面活性剂治疗的儿童死亡率较低（19% vs. 36%，P=0.03），但在调整免疫受损状态（组间分布不均）后差异不显著（生存率 OR=2.11，95%CI 0.93～4.79）。

这导致了免疫功能低下患者使用表面活性剂可改善死亡率的假设。不幸的是，一项针对这一问题的研究却遭遇了入组率低的问题[37]。在这项研究中，儿童和年轻人（年龄在 18 月龄至 25 岁）患白血病或淋巴瘤造血干细胞移植，现患严重急性缺氧性呼吸衰竭，来自 17 个 PICU43 名受试者入选。PICU 存活率、氧合、无呼吸机天数和功能转归在各治疗组均无明显差异。

此外，还进行了另一项研究，包括患有急性呼吸窘迫综合征的成人和儿童患者[38]。在本试验中，使用了一种不同的、双倍浓度的小牛肺表面活性物质，不过本试验仅包括直接肺损伤的患者(即肺泡毛细血管膜肺泡侧的肺损伤)。在中期分析显示对死亡率无影响后，本研究的成人组和儿童组均被终止。此外，这项研究没有显示出氧合的改善，正如先前的试验所显示的那样。

这一结果对表面活性剂配方对其功效的潜在重要性提出了质疑。虽然选择双倍浓度的表面活性剂是为了减少注入较大的儿童和成人患者肺部所需的体积，但这可能会对表面活性剂在整个成熟肺巨大表面积的有效分布产生意外的不利影响。

尽管表面活性物质可能是研究最广泛的 PARDS 肺部辅助治疗，但其作用仍不清楚。早期的成功由于最近临床试验的失败而受挫，这些试验显示了使用表面活性剂的益处。很可能特定的患者群体将受益于正确的外用表面活性剂配方，并以适当的方式提供。有必要进一步研究评估特定人群、给药形式和给药方案。目前，外源性表面活性剂不建议在 PARDS 中常规使用[19]。

五、肺部廓清

（一）气管内吸痰

对于需要有创机械通气的手术患者，气管内吸出管的维护显得尤为重要。然而，清除气道中肺分泌物的方法是多变的，可能更多基于机构文化和日常实践，而不是医学证据。

虽然清除气道是至关重要的，但必须注意避免气道内高负压或持续正压通气中断造成肺泡萎陷的意外后果。由于与呼吸机电路中断相关的肺容积损失，应使用闭式吸痰系统[39]。此外，应该避免深吸引和不受控制的压力，因为这与肺萎陷的显著风险相关[40]。

灌洗用于帮助清除分泌物的效用和风险也尚未确定。生理盐水灌洗有时对去除浓稠的分泌物是必要的，但不推荐常规使用[41]。此外，常规的定期吸痰可能会带来更多伤害而不是好处，吸痰应该只在分泌物存在于所需最浅的深度时进行。注意避免过度的创伤和出血也是建议的。

（二）胸腔物理治疗

有无数的机制可以帮助肺分泌物清除，以维持下呼吸道通畅，改善肺泡的萎陷，这些包括手敲击和各种设备、提供振动、肺内冲击通气、胸壁振荡、快速交替压力，以及其他机制。在 PARDS 中没有试验评估这些不同的机制。在肺不张的情况下，必须在权衡潜在利益与风险和重大成本之后，才能决定是否使用胸腔物理治疗。例行预防性使用，对 PARDS 肺不张

的进展是没有保证的。

（三）雾化疗法

雾化吸入药物以帮助肺分泌物清除在 PICU 是常见的做法，但没有医学证据支持。使用 n-乙酰半胱氨酸、α- 糜蛋白酶和 3% 高渗盐水缺乏足够的证据以促进在 PARDS 的常规使用。预防性使用 3% 生理盐水的机械通气儿童在治疗前后的通气时间或机械通气参数与安慰剂相比没有差异[42]。与胸腔物理治疗技术一样，用于帮助分泌物清除和预防下气道阻塞和肺不张的药物雾化治疗在 PARDS 并不常规。个人使用必须权衡这些疗法的潜在利益与风险和成本。

β 受体激动药疗法也没有在 PARDS 中进行过专门研究，但在成人急性肺损伤患者中进行过研究。这些研究的 Meta 分析表明，β 受体激动药治疗与无机械通气天数和无器官衰竭天数减少等增加有关[43]。因此，β 受体激动药疗法不建议在特定替代适应证以外的 PARDS 使用。

（四）支气管镜

在医学文献中，PARDS 中支气管镜检查的诊断和治疗应用也没有明确的定义。它可以考虑在个案的基础上，作为获得支气管镜支气管肺泡灌洗样本的诊断用途。此外，亦可考虑应用于治疗方法清除大气道的分泌物（有或无灌洗）。对于持续性肺不张，在考虑了风险和益处后，这种清除大气道潜在黏液栓的方法是有必要的。需要进一步的证据，以确定支气管镜检查的最佳效用的诊断和治疗的原因。

支气管镜检查也被用来灌输各种药物，如直接注入呼吸道的 α- 糜蛋白酶。再次重申，证据仅限于少数病例报道，不推荐常规使用这种

治疗策略。最后，支气管镜检查也被报道为一种提供表面活性剂的方式[44, 45]。进一步的研究有必要调查这一策略，这有可能会改善表面活性剂在较大患者中的分布。

六、干细胞治疗

肺毛细血管内皮细胞损伤是急性呼吸窘迫综合征的炎症标志之一，循环内皮祖细胞的补充是急性呼吸窘迫综合征恢复的一个重要步骤。循环内皮祖细胞离开骨髓进入血流，重建内皮细胞。正因为如此，基于细胞的疗法已经成为开发治疗 ARDS 新疗法的一个新的研究领域[46]。目前，动物研究表明，静脉和气管内给予间充质干细胞或内皮祖细胞可以应用于急性呼吸窘迫综合征动物模型[47-49]。这些治疗方法的未来发展，可能是 PARDS 治疗的一个令人兴奋的新前沿。

参考文献

[1] Johnson NJ, Luks AM, Glenny RW. Gas exchange in the prone posture. Respir Care. 2017;62:1097–110.

[2] Piehl MA, Brown RS. Use of extreme position changes in acute respiratory failure. Crit Care Med. 1976;4:13–4.

[3] Curley MA, Thompson JE, Arnold JH. The effects of early and repeated prone positioning in pediatric patients with acute lung injury. Chest. 2000;118:156–63.

[4] Kornecki A, Frndova H, Coates AL, et al. 4A randomized trial of prolonged prone positioning in children with acute respiratory failure. Chest. 2001;119:211–8.

[5] Bruno F, Piva JP, Garcia PC, et al. Short-term effects of prone positioning on the oxygenation of pediatric patients submitted to mechanical ventilation. J Pediatr. 2001;77:361–8.

[6] Casado-Flores J, Martinez de Azagra A, Ruiz-Lopez MJ, et al. Pediatric ARDS: effect of supine-prone postural changes on oxygenation. Intensive Care Med. 2002;28:1792–6.

[7] Curley MA, Hibberd PL, Fineman LD, et al. Effect of prone positioning on clinical outcomes in children with acute lung injury: a randomized controlled trial. JAMA. 2005;294:229–37.

[8] Fineman LD, LaBrecqu MA, Shih MC, et al. Prone positioning can be safely performed in critically ill infants and children. Pediatr Crit Care Med. 2006;7:413–22.

[9] Sud S, Sud M, Friedrich JO, et al. Effect of prone positioning in patients with acute respiratory distress syndrome and high simplified acute physiology score II. Crit Care Med. 2008;36:2711–2.

[10] Sud S, Friedrich JO, Taccone P, et al. Prone ventilation reduces mortality in patients with acute respiratory failure and severe hypoxemia: systematic review and meta-analysis. Intensive Care Med. 2010;36:585–99.

[11] Guérin C, Reignier J, Ricjhard JC, et al. Prone positioning in severe acute respiratory distress syndrome. N Engl J Med. 2013;368:2159–68.

[12] Relvas MS, Silver PC, Sagy M. Prone positioning of pediatric patients with ARDS results in improvement in oxygenation if maintained > 12 h daily. Chest. 2003;124:269–74.

[13] Sheridan RL, Zapol WM, Ritz RH, et al. Low-dose inhaled nitric oxide in acutely burned children with profound respiratory failure. Surgery. 1999;126:856–62.

[14] Tang SF, Sherwood MC, Miller OI. Randomised trial of three doses of inhaled nitric oxide in acute respiratory distress syndrome. Arch Dis Child. 1998;79:415–8.

[15] Day RW, Allen EM, Witte MK. A randomized, controlled study of the 1–hour and 24–hour effects of inhaled nitric oxide therapy in children with acute hypoxemic respiratory failure. Chest. 1997;112:1324–31.

[16] Dobyns EL, Cornfield DN, Anas NG, et al. Multicenter randomized controlled trial of the effects of inhaled nitric oxide therapy on gas exchange in children with acute hypoxemic respiratory failure. J Pediatr. 1999;134:406–12.

[17] Afshari A, Brok J, Møller AM, et al. Inhaled nitric oxide for acute respiratory distress syndrome and acute lung injury in adults and children: a systematic review with meta-analysis and trial sequential analysis. Anesth Analg. 2011;112:1411–21.

[18] Macrae DJ, Field D, Mercier JC, et al. Inhaled nitric oxide therapy in neonates and children: reaching a European consensus. Intensive Care Med. 2004;30:372–80.

[19] Tamburro RF, Kneyber MCJ. Pulmonary specific ancillary treatment for pediatric acute respiratory distress syndrome: proceedings from the pediatric acute lung injury consensus conference. Pediatr Crit Care Med. 2015;16:S61–72.

[20] Thomas CA, Valentine K. Utility of routine methemoglobin laboratory assays in critically ill pediatric subjects receiving inhaled nitric oxide. J Crit Care. 2018;48:63–5.

[21] Howard LS, Morrell NW. New therapeutic agents for pulmonary vascular disease. Paediatr Respir Rev. 2005;6:285–91.

[22] Cornet AD, Hofstra JJ, Swart EL, et al. Sildenafil attenuates pulmonary arterial pressure but does not improve oxygenation during ARDS. Intensive Care Med. 2010;36:758–64.

[23] Peter JV, John P, Graham PL, et al. Corticosteroids in the prevention and treatment of acute respiratory distress syndrome (ARDS) in adults: meta-analysis. BMJ. 2008;336:1006–9.

[24] Tang BM, Craig JC, Eslick GD, et al. Use of corticosteroids in acute lung injury and acute respiratory distress syndrome: a systematic review and metaanalysis. Crit Care Med. 2009;37:1594–603.

[25] Tizon R, Frey N, Heitjan DF, et al. High-dose corticosteroids with or without etanercept for the treatment of idiopathic pneumonia syndrome after Allo-SCT. Bone Marrow Transplant. 2012;47:1332–7.

[26] Yanik G, Grupp S, Pulsipher MA, et al. Competitive TNF inhibitor (ETANERCEPT) for the treatment of idiopathic pneumonia syndrome (IPS) following allogeneic stem cell transplantation (SCT). A joint pediatric blood and marrow transplant consortium (PBMTC) and children's oncology group (COG) study. Biol Blood Marrow Transplant. 2013;19:S111–2.

[27] Yanik G, Ho VT, Horowitz M, et al. Randomized, double blind, placebo-controlled trial of a TNF inhibitor (ETANERCEPT) for the treatment of idiopathic pneumonia syndrome (IPS) after allogeneic stem cell transplant (SCT). A blood and marrow transplant clinical trials network (BMT CTN) study. Biol Blood Marrow Transplant. 2013;19:S169.

[28] Petty TL, Reiss OK, Paul GW, et al. Characteristics of pulmonary surfactant in adult respiratory distress syndrome associated with trauma and shock. Am Rev Respir Dis. 1977;115:531–6.

[29] Hallman M, Spragg R, Harrell JH, et al. Evidence of lung surfactant abnormality in respiratory failure. Study of bronchoalveolar lavage phospholipids, surface activity, phospholipase activity, and plasma myoinositol. J Clin Invest. 1982;70:673–83.

[30] Gregory TJ, Longmore WJ, Moxley MA, et al. Surfactant chemical composition and biophysical activity in acute respiratory distress syndrome. J Clin Invest. 1991;88:1976–81.

[31] Willson DF, et al. Calf's lung surfactant extract in acute hypoxemic respiratory failure in children. Crit Care Med. 1996;24(8):1316–22.

[32] Luchetti M, Casiraghi G, Valsecchi R, et al. Porcinederived surfactant treatment of severe bronchiolitis. Acta Anaesthesiol Scand. 1998;42:805–10.

[33] Luchetti M, Ferrero F, Gallini C, et al. Multicenter, randomized, controlled study of porcine surfactant in severe respiratory syncytial virus-induced respiratory failure. Pediatr Crit Care Med. 2002;3:261–8.

[34] Willson DF, Zaritsky A, Bauman LA, et al. Instillation of calf lung surfactant extract (calfactant) is beneficial in pediatric acute hypoxemic respiratory failure. Members of the Mid-Atlantic Pediatric Critical Care Network. Crit Care Med. 1999;27:188–95.

[35] Möller JC, Schaible T, Roll C, et al. Surfactant ARDS study group. Treatment with bovine surfactant in severe acute respiratory distress syndrome in children: a randomized multicenter study. Intensive Care Med. 2003;29:437–46.

[36] Willson DF, Thomas NJ, Markovitz BP, et al. Effect of exogenous surfactant (calfactant) in pediatric acute lung injury: a randomized controlled trial. JAMA. 2005;293:470–6.

[37] Thomas NJ, Spear D, Wasserman E, et al. CALIPSO: a randomized controlled trial of calfactant for acute lung injury in pediatric stem cell and oncology patients. Biol Blood Marrow Transplant. 2018;24:2479–86.

[38] Willson DF, Thomas NJ, Tamburro R, et al. Pediatric calfactant in acute respiratory distress syndrome trial. Pediatr Crit Care Med. 2013;14:657–65.

[39] Choong K, Chatrkaw P, Frndova H, et al. Comparison of loss in lung volume with open versus in-line catheter endotracheal suctioning. Pediatr Crit Care Med. 2003;4:69–73.

[40] Boothroyd AE, Murthy BV, Darbyshire A, et al. Endotracheal suctioning causes right upper lobe collapse in intubated children. Acta Paediatr. 1996;85:1422–5.

[41] Ridling DA, Martin LD, Bratton SL. Endotracheal suctioning with or without instillation of isotonic sodium chloride solution in critically ill children. Am J Crit Care. 2003;12:212–9.

[42] Shein SL, Gallagher JT, Deakins KM. Prophylactic use of nebulized hypertonic saline in mechanically ventilated children: a randomized blinded pilot study. Respir Care. 2016;61:586–92.

[43] Singh B, Tiwari AK, Singh K, et al. β2 agonist for the treatment of acute lung injury: A systematic review and meta-analysis. Respir Care. 2014;59: 288–96.

[44] Abu-Hasan MN, Chesrown SE, Jantz MA. Successful use of bronchoscopic lung insufflation to treat left lung atelectasis. Pediatr Pulmonol. 2013;48:306–9.

[45] Nakamura CT, Ripka JF, McVeigh K, et al. Bronchoscopic instillation of surfactant in acute respiratory distress syndrome. Pediatr Pulmonol. 2001;31:317–20.

[46] Rafat N, Tönshoff B, Bierhaus A, Beck GC. Endothelial progenitor cells in regeneration after acute lung injury: do they play a role? Am J Respir Cell Mol Biol. 2013;48: 399–405.

[47] Lam CF, Liu YC, Hsu JK, et al. Autologous transplantation of endothelial progenitor cells attenuates acute lung injury in rabbits. Anesthesiology. 2008;108: 392–401.

[48] Mao M, Wang SN, Lv XJ, et al. Intravenous delivery of bone marrow-derived endothelial progenitor cells improves survival and attenuates lipopolysaccharide-induced lung injury in rats. Shock. 2010;34:196–204.

[49] Zhu H, Xiong Y, Xia Y, et al. Therapeutic effects of human umbilical cord-derived mesenchymal stem cells in acute lung injury mice. Sci Rep. 2017;7:39889.

第11章 儿童急性呼吸窘迫综合征的镇痛、镇静和神经肌肉阻滞治疗

Analgesia, Sedation, and Neuromuscular Blockade in PARDS

Christopher Heard　Joseph Tobias　**著**

杜帆帆　**译**

洪小杨　**校**

一、概述

镇静药的应用是治疗 PICU 中儿童急性呼吸窘迫综合征的重要组成部分之一。患有 ARDS 的儿童通常需要插管、镇静和通气治疗，持续时间可能长达数周。呼吸衰竭急性期儿童鉴于需要各种支持，因此应该接受催眠和镇痛。儿童从镇静和镇痛中受益有几个原因。当开始放置和持续来用刺激的侵入性操作（气管插管、置管等）时，需要使用镇静镇痛药物。儿童可能严重依赖这些器械，任何异常的过度活动都可能导致这些维持生命的支持物的功能丧失或功能障碍[1]。限制儿童的呼吸做功可以优化氧气输送到其他组织，限制呼吸机的不同步性可以改善气体交换。其他益处包括预防 ICU 不愉快记忆和控制神经内分泌应激反应。

避免过度镇静也很重要，这可能会导致心血管损害，并与住院期间长时间 ICU 有关。因此，镇静评估和可行的镇静方案在儿童 ARDS 的管理中占有重要地位，不再需要镇静药物时考虑撤药的危险因素很重要，因为患者正在脱离通气支持，镇静药物的管理对于患者舒适性和安全性也至关重要。谵妄和 ICU 后精神障碍也被认为是这些患者发病的潜在严重原因。

重症监护医师可在 PICU 中使用几类镇静药和镇痛药。值得注意的是，这些药物中的大多数实际上未经 FDA 批准用于儿童长期镇静。这些多数为麻醉药，用于麻醉时通常只是短时间应用。因此，与其疗效和并发症相关的数据可能无法完全传递到 ICU。最近关于麻醉药对幼儿大脑发育产生不利影响的担忧也应该引起儿科重症监护医师的关注。

最近，PALICC 关于 PARDS 的共识声明[2]包括了几个关于镇静的重要"强烈一致"建议。这些措施包括镇痛和镇静应具有针对性，但应该小剂量使用，使用经验证明的镇静和疼痛评分和目标导向方案；个体化撤药计划应以客观评估和评分为指导。

二、呼吸机策略和镇静

在 PARDS 中不同的呼吸支持策略会影响所需镇静药物的类型，允许性高碳酸血症的通

气策略经常使用，可能会增加人机不同步和患者的不适感[3]。使用阿片类药物或深度镇静来减少呼吸做功可能会减轻这种风险。反比通气策略可能导致不适，需要更深层次的镇静[4]。然而，与传统的低潮气量通气策略相比，APRV 患者对阿片类药物和苯二氮䓬类药物的需求量较少[5]。接受 HFOV 治疗的患者经常需要深度镇静，甚至麻醉，尽管一些患者（尤其是新生儿）可能并不需要[6, 7]。由于因素较多，ECMO 患者的镇静管理可能更加困难，包括导管脱落的灾难性后果、分布容量的增加，以及肾 / 肝功能的下降。对于某些镇静药来说，药物在回路组件上的吸附率可达 50%，尤其在 ECMO 治疗的最初 2 天内，故此剂量需求增加约 50%[8]。此外，使用非侵入性通气策略的患者可能需要使用辅助镇静来促进面罩耐受，而右美托咪定似乎是一个合适的选择[9]。

三、相关药理学

在 ICU 环境中存在着改变药物半衰期的重大风险[10]。在撤呼吸机时，这一点可能特别重要。因为许多药物的临床效果主要是由于再分布而不是消除而减弱的，所以输液的持续时间可能会影响半衰期，从而导致长期给药会使半衰期延长。这个恢复期被称为静脉输注即时半衰期。这通常与复杂的多室动力学模型有关。除这个模型之外，还有新陈代谢和排泄改变的影响，以及分布体积改变的影响。已发表的在 ICU 中使用的大多数镇静药的动力学数据并不代表这些复杂的情况。因此，在一些患者中，镇静药的临床效果可能比预期要长得多。需要镇静进行插管的儿童在气管插管时可能会很烦躁，但在拔管后刺激停止会变得安静。面对未知和不可预测的持续镇静效果，这可能会导致

拔管失败。使用过渡性镇静药拔管可以预防这种并发症。在这种情况下，夜间使用异丙酚或瑞芬太尼被证明是有效的。在幼儿拔管时，瑞芬太尼与芬太尼相比，拔管时间要快得多[11]。

四、镇静镇痛药类型

PARDS 患者通常需要长时间的机械通气，因此需要长时间的镇静治疗。回顾所有的镇静和（或）镇痛药物超出了本书的范围，但以下重点介绍了有关特定药物，该内容可能会对重症医师特别有用。

（一）阿片类药物

阿片类药物通常被用来为患 PRADS 的儿童提供镇痛。芬太尼和吗啡是常用的药物。μ 受体是重症监护病房中出现的大多数治疗和不良反应的原因，包括镇痛、减轻应激反应、镇静、抗焦虑、欣快、呼吸抑制、尿潴留和便秘。

吗啡可导致组胺释放和血管扩张[12]，因此可能不适合血流动力学不稳定的患者。吗啡通过肝脏中的葡萄糖醛酸代谢。足月儿和早产儿的清除率显著降低，导致半衰期长达 9h[13]。重症监护病房的给药建议为推注剂量为 0.05～0.1mg/kg，起始输液剂量为 10～30μg/(kg·h)。新生儿用量应减少。阿片类药物耐受主要局限于镇痛、呼吸抑制、缓解焦虑、嗜睡等抑制作用，但不包括便秘。这种耐受性在持续输注时出现得更快，在阿片类药物给药少于 3 天的情况下并不常见。长期应用，耐受水平可高达正常剂量的 20 倍。

芬太尼是一种合成的阿片类药物，由于其脂溶性，作用非常迅速，并且由于快速的再分布，单次给药的临床效果很短。长期输注，芬

太尼会在脂肪中积累，其消除半衰期约为4h[6]。其在肝脏中代谢为无活性的去甲芬太尼和羟基芬太尼衍生物。芬太尼推注剂量≥5μg/kg可能与胸壁强直有关，可用神经肌肉阻滞或纳洛酮治疗。芬太尼对血流动力学影响最小。在ICU中的给药剂量为推注（1μg/kg）和（或）输注［1~3μg/(kg·h)］，随着耐受性的增加而增加剂量。

哌替啶的效力是吗啡的1/10，由于其脂溶性增加，起效更快。由于其主要代谢产物去甲哌啶的累积效应，其使用已显著减少，它可导致震颤、肌阵挛、精神变化或癫痫发作[14]。

瑞芬太尼是一种较新的合成阿片类药物，由血浆酯酶代谢。因为它的半衰期很短，镇静的深度可以通过输液速率的变化迅速反映出来，而不需要推注。它比芬太尼更有效。在镇静方面，0.1~0.4μg/(kg·h)的镇静效果与1~4μg/(kg·h)的芬太尼相似。它具有与芬太尼类似的稳定心血管特征，可能适合于患有严重肾脏/肝脏疾病或可能需要快速苏醒进行神经系统评估的PICU患者[15]。

（二）苯二氮䓬类药物

苯二氮䓬类通常用于重症监护室镇静。它们与大脑中的苯二氮䓬受体结合，后者是γ-氨基丁酸A受体的一部分。氯离子通道的这种开放使神经元超极化，导致抗焦虑、镇静、遗忘、欣快、肌肉松弛和抗惊厥作用，但没有镇痛作用[16]。其具有负性变力和变时性作用，特别是当交感神经反应被消除时[17]，因此危重患者应注意避免低血压。

咪达唑仑是一种咪唑苯二氮䓬类药物，消除半衰期短，约为2h。输注起始剂量通常为0.03~0.05mg/(kg·h)，它在肝脏代谢。由于其广泛的蛋白结合，肝或肾衰竭可显著影响咪达

唑仑的游离水平及活性代谢物羟咪唑仑的排泄，这可能导致重症患者的半衰期显著延长。

劳拉西泮起效慢，半衰期长（14h）。通过葡萄糖醛酸途径进行代谢，没有活性代谢物。与咪达唑仑相比，肝功能障碍对代谢的影响较小[6]。因为持续输液可能导致丙二醇毒性，所以它通常用于间歇性用药，剂量为0.05~0.10mg/kg[12]。

地西泮的半衰期很长（24h），可以代谢成几种长效活性代谢物（12~90h），这些特性导致它很少在ICU中使用。口服用于缓解焦虑等指征时用药见效快，用于癫痫发作控制时直肠给药（地西泮直肠凝胶）亦有效。

（三）其他镇静药

异丙酚是一种起效快、短效、脂溶性高的静脉麻醉药，它有一个快速的再分布阶段（半衰期约3min），被肝脏迅速清除。然而，其在长时间输注后的半衰期与环境有关，可能大于6h。如果儿童病情严重，需要依靠交感神经张力来维持血压稳定，异丙酚可引起严重的低血压，尤其是在追加给药时。长期输注时，尤其是在较高剂量［>4mg/(kg·h)］时，往往与致命的异丙酚输注综合征（propofol infusion syndrome，PRIS）有关，因而许多儿科重症医师不使用它[18-20]。PRIS包括难治性代谢性酸中毒，伴有致命性心肌衰竭、心动过缓、脂血和横纹肌溶解，这可能与线粒体功能障碍有关。

右美托咪定是一种选择性α₂肾上腺素受体激动药，具有镇静、镇痛和抑制交感神经活性的作用。它在儿童体内的消除半衰期约为2h，但随着肝衰竭而延长[21]。右美托咪定的优点包括最小的呼吸抑制作用和较少的低血压（在某些情况下，有轻度高血压的报道）。心动过缓是一种常见的不良反应，尤其是在给予

负荷剂量的情况下。右美托咪定的镇静作用会在睡眠患者在受到刺激时更容易唤醒。这在一些情况下是可取的，如无创通气的使用、围拔管期和心脏手术后。与劳拉西泮相比，随机应用右美托咪定的成人脓毒症患者的通气天数和死亡率均有所改善[22]。在最近的一项研究[23-25]中，随机使用右美托咪定和咪达唑仑的接受机械通气的成人患者，尽管服右美托咪定患者发生低血压和心动过缓的情况更多，但他们的通气持续时间更短，与环境的相互作用得到改善。在儿童中，右美托咪定可以减少阿片类药物的需求、改善目标镇静范围内的时间，以及减少谵妄。

氯胺酮是一种苯环利定衍生物，具有解离镇静作用。氯胺酮由肝脏代谢，经肾脏排泄，消除半衰期约为 3h。氯胺酮是一种直接作用心肌的抑制药，但通常通过增加交感神经张力而引发心动过速和高血压。同时，它也是一种支气管扩张药，可能的不良反应包括颅内压升高和流涎。

依托咪酯是一种快速起效的静脉麻醉药，可引起轻微的心脏或呼吸抑制。由于它采用的是 30% 丙二醇配制，所以需避免连续输注。因为它对心脏的稳定性特别有利，常用于快速程序化插管，其消除半衰期约为 3h。依托咪酯的主要缺点是由于通过抑制 11-β- 羟化酶而抑制肾上腺皮质功能[26]，这种抑制可发生在单次给药后[27]，预防性的氢化可的松替代治疗不能改善结果[28]。

五、神经肌肉阻滞药

从 PICU 临床出现的各种情况看，完全预防骨骼肌运动是必要的，因此需要使用神经肌肉阻滞药（neuromuscular-blocking agent，NMBA）

（表 11-1）[29, 30]。这些药物可以单剂量给药，以便于进行气管插管等操作，需要更长时间使用时，也可以连续输注。总体而言，在 PICU 环境中 NMBA 的使用有所减少，这可能与在 PICU 环境中提供镇静和镇痛的改进技术及证明 NMBA 不良反应并质疑其在特定临床场景中的治疗效果有关。

表 11-1　儿童重症监护室神经肌肉阻滞的适应证

- 程序化或诊断性操作
  - 气管插管
  - 中心静脉置管
  - 放射成像（MRI、CT 扫描）

- 院间或院内运输期间的固定

- 重症监护适应证
  - 机械通气（尤其是高频技术）
  - 控制颅内压升高
  - 消除寒战（亚低温治疗）
  - 降低外周氧利用率
  - 控制没有充分镇静的严重躁动
  - 术后保持制动
  - 降低肺动脉高压患者发生肺血管痉挛的风险
  - 破伤风的管理

为了平衡风险和益处，NMBA 应仅在绝对必要的情况下使用，并对其药理学、代谢和不良反应方面进行适当的了解和培训。应避免使用"肌肉松弛剂"一词。相反，这些药物应该被称为神经肌肉阻滞药，从而以它们的定义确定它们的作用机制。这些药物应用时需提供有效的气道管理和机械通气，因为它们有中断和阻断骨骼肌功能的作用，从而导致呼吸停止。如果对气道的正常性或成功完成呼吸囊 – 面罩通气和气管插管的能力不能保证，则不应使用这些药物[31]。无法管理气道［包括提供呼吸囊 – 面罩通气和（或）气管插管］将导致缺氧和死亡。这些药物不具有遗忘、镇痛或镇静作用，不应在未同时使用镇静药（如苯二氮䓬类、异丙酚、氯胺酮、吸入麻醉剂）的情况下应用。神经肌肉阻滞的深度可以使用四个成串刺激（train of four，TOF）监测来客观地评估。

临床上有两类 NMBA（去极化和非去极化药物）可供使用。去极化药物，如琥珀酰胆碱、拟乙酰胆碱，它们与神经肌肉连接处的乙酰胆碱受体结合并激活它。由于琥珀酰胆碱仅用于气管插管时的快速神经肌肉阻滞，本章不作进一步讨论。非去极化的 NMBA 作为竞争性拮抗药，与乙酰胆碱竞争并阻断乙酰胆碱在受体上的作用。然而，这些药物并不激活乙酰胆碱受体。根据基本化学结构，非去极药物可分为两类，即氨基甾体化合物和苄基异喹啉化合物（表 11-2）。其化学结构上的基本差异可能会影响临床效果，包括作用开始时间、作用持续时间、心血管效应、代谢和代谢产物。第一代非去极化 NMBA（箭毒碱、加拉胺、甲筒箭毒）已经被最新一代的 NMBA 所取代，后者具有更有利的特征（心血管效应、起效时间、恢复时间和代谢转归）。

表 11-2　非去极化神经肌肉阻滞药的分类

- 氨基甾体化合物
  - 溴化双哌雄双酯（泮库溴铵）
  - 罗库溴铵
  - 维库溴铵
  - 派库溴铵
  - 瑞库溴铵（不再使用）

- 苄基异喹啉化合物
  - 美维库铵
  - 阿曲库铵
  - 顺阿曲库铵
  - 多库氯铵

维库溴铵是一种氨基类固醇 NMBA，于 20 世纪 80 年代用于临床。在 0.1～0.15mg/kg 的剂量下，可在 90s 内提供气管插管所需条件，完全神经肌肉阻滞；临床作用持续时间为 30～40min

（中效作用剂）[32]。通过将剂量增加至 0.3mg/kg 时，可更快地达到完全神经肌肉阻滞效果。大剂量时，起效时间为 60～75s，神经肌肉阻滞持续时间延长至 60～90min。即使在这些较高的剂量下，维库溴铵也没有心血管作用。70%～80% 由肝脏代谢，20%～30% 由肾脏代谢，因此肝功能或肾功能不全时其作用时间延长。

罗库溴铵是维库溴铵的去乙酰基类似物。它仍然是较新的氨基类固醇 NMBA 之一，已于20 世纪 90 年代初应用于临床。剂量为 0.6mg/kg时，作用持续时间为 20～40min。在快速气管插管期间经常使用较大剂量（1～1.2mg/kg），因为这些剂量的起效时间与琥珀胆碱的起效时间大致相当。临床研究表明[33-35]，大多数年龄较大的儿童和青少年可接受的 60s 内气管插管剂量为 1.0mg/kg。鉴于罗库溴铵起效迅速，已被许多从业者接受为标准化气管插管的首选药物。与其他药物一样，当给药剂量较大时，作用持续时间会延长，因此 1.0mg/kg 剂量后会出现 60～90min 的神经肌肉阻滞。它有轻微的迷走神经刺激作用，强度小于泮库溴铵，可能在给药后增加心率 10～20 次/min 和平均动脉压[36]。罗库溴铵主要经过肝脏代谢，因此在肝功能不全的儿童和肝微粒体酶不成熟的婴儿中，临床效果持续时间更长[37]。对肾衰竭患者使用罗库溴铵时，其临床效果也有轻微延长[38, 39]。

顺阿曲库铵是阿曲库铵的一种立体异构体，因为它会导致组胺释放，本身并不常用[40]。这两种药物都是苄基异喹啉类的非去极化 NMBA。顺阿曲库铵使用后可在约 2min 内提供气管插管条件[41]。其血流动力学影响很小。顺阿曲库铵的代谢是通过霍夫曼降解进行的，霍夫曼降解是一个依赖于酸碱度和温度的化学过程，以形成 N- 甲基四氢罂粟碱和单季铵盐丙烯酸酯代谢物。其代谢途径不受肾功能或肝功能的影响，因此即使在多系统器官衰竭的情况下也能提供稳定的药代动力学。N- 甲基四氢罂粟碱可以透过血脑屏障，动物数据[42] 表明，它可能引起中枢神经系统兴奋和癫痫发作。与氨基类甾体化合物相比，顺阿曲库铵在 ICU 治疗后虚弱的风险也更低[43]。

（一）神经肌肉阻滞药的逆转

在 PICU 环境中，当不再需要神经肌肉阻滞时，该药将停止使用，并允许自然恢复。在某些情况下，临床医生希望通过抑制乙酰胆碱酯酶的药物来逆转非去极化 NMBA 的作用，这在手术室中更常见。为了使这些药物有效地逆转神经肌肉阻滞，必须存在一定程度的残留神经肌肉功能，如四个成串刺激中出现 1～2 次抽搐。抑制乙酰胆碱酯酶会导致更多的乙酰胆碱积聚，从而在神经肌肉接头的烟碱受体上与 NMBA 竞争。常用的乙酰胆碱酯酶抑制药或"逆转剂"包括新斯的明、吡斯的明和滕喜龙。使用"逆转剂"相关的不良反应通常与它们在远离神经肌肉接头的部位抑制乙酰胆碱酯酶有关。由于毒蕈碱受体上乙酰胆碱酯酶的抑制会导致心动过缓甚至心搏停止等症状，因此在使用这些药物之前应始终使用抗胆碱能药物，如阿托品或格隆溴铵。与"逆转剂"相关的其他不良反应包括胆碱能功能增强，如胃肠道反应（流涎、腹泻、恶心和呕吐）和呼吸道反应（支气管痉挛）。一种较新的药物（舒更葡糖），并不抑制乙酰胆碱酯酶，而是通过包裹氨基甾体NMBA（如罗库溴铵和维库溴铵），从血浆中去除这些药物，从而逆转神经肌肉阻滞[44, 45]。

（二）神经肌肉阻滞药的不良反应

神经肌肉阻滞药最具伤害性的不良反应是无法提供足够的氧气和通气。因此，如果怀疑气道无法保持了，就不应该使用这些药物。NMBA 还可消除正常生理功能，如眨眼和避免受压的翻身。为避免角膜干燥或受损，要定期使用人工泪液护理眼睛[46, 47]，辅助治疗包括定期对患者进行翻身、尽早接受物理 / 专业治疗、使用特殊床垫、预防深静脉血栓形成，以及放置夹板以避免挛缩。为降低医院获得性肺炎和肺部力学恶化的风险，需要使用吸痰方案来应对无效的咳嗽和分泌物清除[48]。

在使用 NMBA 期间，最令人关注的可能是肌肉萎缩和无力的长期后遗症。这些问题通常会随着时间的推移自行恢复，不会对神经肌肉功能造成长期损害。更令人担忧的是，现在所说的急性四肢瘫痪性肌病综合征（acute quadriplegic myopathy syndrome，AQMS）[49]，其临床体征和症状包括虚弱甚至弛缓性瘫痪、眼外肌运动的相对保留、深肌腱反射减弱、呼吸功能不全、感觉功能完整及脑脊液检查正常，这些不良反应需要数周到数月的时间来恢复，同时需要长期的康复护理及需要气管切开术的慢性通气支持。AQMS 与 NMBA 和皮质类固醇的联合给药有关，因此对这类患者的意识应该提高[50, 51]。危重多发性神经病变可能与 AQMS 相混淆，它是一种由神经微血管缺血引起的运动神经和感觉神经病变，最常见于多系统器官衰竭的患者。肌电图也与 AQMS 不同。

（三）神经肌肉阻滞与急性肺损伤

尽管存在潜在的不良反应，但最近的研究表明，在成人 ARDS 患者早期使用 NMBA 可以改善预后，包括提高生存率。顺阿曲库铵用于 ARDS 患者神经肌肉阻滞的三个多中心随机试验[52-54] 证明了早期神经肌肉阻滞的临床优势，表现为氧合的改善。随后的一个 Meta 分析[55]显示，28 天和出院时死亡率降低，气压伤发生率也下降。来自中国文献的第四项研究[56]表明，使用维库溴铵输注可以降低成人 ARDS 患者的死亡率。尽管有这些发现，这些机制仍然是推测性的，可能与促进患者 – 呼吸机的同步性、减少气压伤 / 容积伤、减少肺剪切损伤及减少炎症介质的产生有关。基于这些发现，最近的危重病医学学会关于成人神经肌肉阻滞药使用的指南建议："对于 PaO_2/FiO_2 低于 150 的患者，在 ARDS 早期应持续静脉输注 NMBA。"这被列为证据质量中等的弱建议。PALICC 指南建议，"如果单独镇静不足以实现有效的机械通气，应考虑神经肌肉阻滞"，同时需要每日进行 NMBA 评估。

六、医源性戒断综合征

PICU 患者可能会对所有常用的镇静药和镇痛药产生耐受，需要增加剂量才能获得同样的临床效果。耐受可能是受体脱敏或受体后通路上调所致，通常导致生理依赖状态。当镇痛、镇静和神经肌肉阻滞停止使用时，医源性戒断综合征（iatrogenic withdrawal syndrome，IWS）的体征和症状就会出现，包括烦躁、面部扭曲、反常动作、腹泻、呼吸急促、心动过速、发热、出汗和高血压[57]。IWS 的危险因素包括较长的疗程和较高的剂量[58]。输注超过 5 天或芬太尼剂量 > 5μg/(kg·h) 似乎是危险因素[59]。由于患有 ARDS 的儿童经常需要长时间的通气和镇静，因此 IWS 的风险很高。IWS 已被证明可以延迟患者的康复和延长住院时间[58]。

为了便于管理，临床医生需要一个停药评估工具来确定 IWS 的存在和治疗效果。戒断评估工具 –1（WAT-1）是根据 PICU 患者中接受机械通气 5 天以上的儿童群体开发和验证

的[60]。计分迅速且容易进行，通常每班进行一次。WAT-1 评分为 3 分或更高（最高 12 分）可反映 IWS，评分的特点反映了阿片类药物的戒断（出汗、打哈欠、粪便）及苯二氮䓬类药物的戒断（烦躁、震颤、动作不协调）。Sophia 观测分数（Sophia Observational Score，SOS）也已在 PICU 中得到验证[61]。它与 WAT-1 有许多相似之处，但包括更多交感神经紧张和苯二氮䓬类药物戒断的迹象。这两种评估方法在业内分析很好，而且似乎都是有用的工具。

预防 IWS 最简单的方法是根据输液的持续时间，在数天到数周的时间内慢慢减少药物用量。对于阿片类药物，这通常是通过用同等剂量的美沙酮替代输注来治疗，最初开始静脉注射，然后转为口服给药和停药。除非使用极高的剂量或长时间的输注，使用美沙酮的停药持续时间通常为 5～10 天[62]。美沙酮口服生物利用度高（80%），半衰期长（24h），镇静效果不如吗啡或芬太尼。有研究[63]证明，使用约 3 倍于芬太尼每日总剂量（mg）的剂量，每天分 3 次服用是有效的。右美托咪定可以控制 PICU 患者阿片类药物戒断的体征和症状[64]。当停用咪达唑仑时，改为长效、有效的口服苯二氮䓬类药物与使用美沙酮用于芬太尼停药一样有用。美沙酮的转化率已经得到了很好的研究。然而，咪达唑仑到长效苯二氮䓬类药物的转化研究却少得多。劳拉西泮的口服剂量是咪达唑仑的每日总剂量（mg）除以 12，其具有高口服生物利用度（90%），然后可以直接停药[65]。

据报道，在 PICU，右美托咪定输注超过 48h 的 IWS 发生率为 35%[66]，更常见的体征和症状是烦躁、发热、稀便、呕吐和睡眠障碍，以及心动过速和高血压[67]。这些症状似乎反映了交感神经亢进，类似于阿片类药物戒断期间

的症状。几个小系列研究[66, 67] 中报道了使用可乐亭治疗右美托咪定的戒断。

七、PICU 中的谵妄

谵妄的特征是急性波动性意识水平和认知功能障碍，表现为注意障碍、思维混乱和记忆受损[68]。患有谵妄的儿童可能会有活动减退、活跃或混合症状。据报道[69, 70]，PICU 谵妄的发生率为 25%～40%，其危险因素包括年龄较小、发育迟缓和苯二氮䓬类药物的使用[71, 72]。在 PICU，识别谵妄通常最好使用评分系统，因为谵妄的体征和症状多种多样，而且是非特异性的。重症监护室儿童谵妄评估方法（pCAM-ICU）[73] 和儿童谵妄评估方法[70] 是在 PICU 评估谵妄的两种有效工具。

与其治疗谵妄，不如避免或者尽量把危害降到最低。使用苯二氮䓬类药物可以减少谵妄。在成人中，右美托咪定已被证明可降低重症监护病房相关谵妄的发生率[74]，但在儿童中支持这一点的证据并不充分。据报道[75]，早期活动是降低 PICU 患者发生谵妄的一种策略。重症监护室谵妄的药物治疗选择包括抗精神病药，如氟哌啶醇[76]。然而，因为不良反应较大，较新的非典型抗精神病药已取代氟哌啶醇。据报道[77]，奥氮平和瑞比利酮在 PICU 中有效，两者均可制成片剂或口腔崩解片。奥氮平镇静效果更强，这可能是一个额外的好处。然而，抗精神病药物治疗成人重症监护病房谵妄的随机试验结果通常效果较差[78]。

八、镇静药的免疫调节作用

在体外和体内的研究[79] 中，已经很好地证明了镇静药具有免疫调节特性。脓毒症病

例最大程度地证明了这一点。然而，ARDS 和脓毒症拥有共同的重要的免疫激活途径，并且在 ARDS 患者中，镇静也可能存在重要的免疫效应。PARDS 患者经常接受其他免疫调节治疗，这些治疗如何相互作用尚不清楚。因此，单独使用镇静药的预期效果是有益的还是有害的还不清楚。可能与异丙酚的抗氧化特性有关，它已被证明具有抗炎作用[80]，其免疫抑制作用部分源于对巨噬细胞和中性粒细胞功能的抑制。苯二氮䓬类药物也表现出类似的免疫抑制剂特征[81]。然而，研究[82] 发现，对烧伤患者进行短期、低剂量输注咪达唑仑可以增强免疫反应和组织保护 / 组织修复介质。不同的阿片类药物对免疫系统表现出不同的作用，免疫抑制和免疫激活的作用均有报道[83]，这可能反映了对免疫细胞的直接影响，以及与下丘脑 – 垂体 – 肾上腺轴的相互作用、糖皮质激素效应或交感神经活性和儿茶酚胺释放的调节。这些反应的相互作用是复杂的，在药物及种类上存在区别。吗啡在体外表现出抗炎作用，但是在体内、在感染动物模型中却增加了死亡率，这种对淋巴细胞功能的影响可能与晚期继发的感染有关。因此，阿片类药物的给药可能在危重患者中观察到免疫抑制作用。氯胺酮也证明了在实验性脓毒性休克中细胞因子产生的减少[84]，而右美托咪定似乎也有抗炎作用[85]。

九、镇静评估

作为 PICU 镇静管理的一部分，应定期评估镇静深度。有许多经过 PICU 验证的评分系统可供使用，床边护理人员可以使用这些系统来根据孩子的需要调整镇静药量。镇静评分系统的使用已被证明可以降低过度镇静及镇静不

足带来的相关并发症的发生率[86]。然而，在 RESTORE 研究[87] 中，使用护理主导方案并没有减少呼吸机的使用天数。实验组的患者不仅清醒或轻度镇静的时间更长，同时他们经历高疼痛分数或焦虑的时间也更长，这可能反映了镇静的不足。

Richmond 焦虑镇静量表（Richmond Agitation-Sedation Scale，RASS）[88]和状态行为量表（State Behavioral Scale，SBS）[89]是两种常用的工具。年龄较大的儿童可能在轻度镇静（RASS-1 或 2）或中度镇静（RASS-3）时感到平静和舒适，但年龄较小的儿童并不理解不舒适的管路需求，可能需要更深的镇静。脑电双频指数（BIS）监测仪可以消除镇静评估的主观性。BIS 监护仪通过参考专有波形数据库对脑电波形进行分析来测量镇静程度，并已在 PICU 得到验证[90]。它不反映任何特定药物的药物浓度，而是整体的镇静效果。因为大多数评分系统由于缺乏对刺激的运动反应而无法执行，因此 BIS 评分对瘫痪患者也很有帮助[91]。研究[91]证明，护士严重高估了瘫痪儿童的镇静程度。

用这些工具连续评估镇静可减少对这些药物的总体使用。减少镇静药的另一个潜在策略是镇静药的中断使用。尽管在儿童中评估这一策略的研究有限，但有一项研究[92] 显示，在呼吸机使用天数或镇静药量方面没有任何益处。也有研究对镇静药的循环使用进行评价。然而，不同镇静药循环使用并不能减少镇静相关的并发症[92]。镇静药的停药方式也可影响孩子的护理和预后。研究[93] 表明，持续减停比间断停药的停药速度更快，有更少的戒断症状。这可能与剂量和镇静需求关系更密切，而不是实际的镇静药减停。如果使用适当剂量的替代药物（如美沙酮）来停用镇静药，那么阿片类药物或苯二氮䓬类药物的停药可能更有可能成功[91]。但是，如果使用了错误的剂量，那么可能会出现过度镇静并延迟停药过程，而剂量不足则会导致戒断症状增加。

十、PICU 中的细胞凋亡与镇静

一些啮齿类动物和灵长类动物研究[94]表明，大多数全身麻醉药和镇静药（N- 甲基 –d– 天冬氨酸受体拮抗药，或 GABA_A 激动药）可以触发神经元凋亡[95]。2017 年，美国食品药品管理局发布了可能会对 3 岁以下儿童的大脑发育产生负面影响的药物警告，这些药物有氟化吸入剂、咪达唑仑、劳拉西泮、异丙酚、依托咪酯和氯胺酮。虽然回顾性研究表明，早期麻醉与不良的神经认知有关，但最近的前瞻性研究比较了婴儿期选择性疝修补术全麻和局麻的麻醉后 2 年[96] 和 5 年[97] 的研究，没有显示出任何麻醉药物的神经不良反应。然而，仍不清楚长期暴露于 GABA 激动药或 NMDA 拮抗药（如 PARDS 中经常需要）是否会影响神经认知结果[98]。

十一、结论

为了患者的舒适性、遗忘、安全性和呼吸机同步性，需要对机械通气的 ARDS 儿童进行镇静。有多个方案可供使用，每个方案都有独特的优点和缺点。虽然还没有具体的方案被证明可以改善 ARDS 儿童的预后，但建议使用系列客观评估来为患者提供实现个体化目标所需的最低剂量。考虑到谵妄、IWS 和神经元发育改变的风险，阿片类药物和右美托咪定的组合可能是最佳选择。从成人数据推断，在严重 PARDS 早期使用 NMBA 可能会改善结果。顺阿曲库铵具有不依赖终末器官消除的优点，肝衰竭或肾衰竭患者也不会改变该药物的剂量要求，所以可能更适用于肝衰竭或肾衰竭患者。应制订具体的方案，以确保对接受神经肌肉阻滞的患者进行恰当的护理，同时注意提供足够

的镇静和镇痛、眼部护理、预防压疮和呼吸道管理。总的来说，需要更多的研究来明确在儿童 ARDS 患者最佳的镇静、镇痛和神经肌肉阻滞的方法。

参 考 文 献

[1] Harris J, Ramelet A, Dijk M, et al. Clinical recommendations for pain, sedation, withdrawal and delirium assessment in critically ill infants and children: an ESPNIC position statement for healthcare professionals. Intensive Care Med. 2016;42:972–86.

[2] Jouvet P, Thomas NJ, Willson DF, et al. Pediatric acute respiratory distress syndrome: consensus recommendations from the pediatric acute lung injury consensus conference. Pediatric critical care medicine, vol. 16; 2015. p. 428–39.

[3] Jonghe BD. Permissive hypercapnia: does a high $PaCO_2$ level require high sedative doses? Crit Care Med. 2006; 34:1833–4.

[4] Marcy TW, Marini JJ. Inverse ratio ventilation in ARDS. Rationale and implementation. Chest. 1991;100:494–504.

[5] Zhou Y, Jin X, Lv Y, et al. Early application of airway pressure release ventilation may reduce the duration of mechanical ventilation in acute respiratory distress syndrome. Intensive Care Med. 2017;43:1648–59.

[6] Sessler CN. Sedation, analgesia, and neuromuscular blockade for high-frequency oscillatory ventilation. Crit Care Med. 2005;33:S209–16.

[7] Burry LD, Seto K, Rose L, Lapinsky SC, Mehta S. Use of sedation and neuromuscular blockers in critically ill adults receiving high-frequency oscillatory ventilation. Ann Pharmacother. 2013;47:1122–9.

[8] Schneider JB, Sweberg T, Asaro LA, et al. Sedation Management in Children Supported on extracorporeal membrane oxygenation for acute respiratory failure. Crit Care Med. 2017;45:e1001–10.

[9] Hungerford J, Venkatraman R, Ramesh A, Hall M, Tobias J. 883: Dexmedetomidine for sedation during non-invasive ventilation in pediatric patients. Crit Care Med. 2013;41:A221.

[10] Zagli G, Tarantini F, Bonizzoli M, et al. Altered pharmacology in the intensive care unit patient. Fundam Clin Pharmacol. 2008;22:493–501.

[11] Welzing L, Oberthuer A, Junghaenel S, Harnischmacher U, Stutzer H, Roth B. Remifentanil/ midazolam versus fentanyl/midazolam for analgesia and sedation of mechanically ventilated neonates and young infants: a randomized controlled trial. Intensive Care Med. 2012;38:1017–24. https://doi.org/10.1007/ s00134–012–2532–1.

[12] Zuppa AF, Curley MAQ. Sedation analgesia and neuromuscular blockade in pediatric critical care. Pediatr Clin North Am. 2017;64:1103–16.

[13] Kart T, Christrup LL, Rasmussen M. Recommended use of morphine in neonates, infants and children based on a literature review: part 1—pharmacokinetics. Paediatr Anaesth. 1997;7:5–11.

[14] Latta KS, Ginsberg B, Barkin RL. Meperidine: a critical review. Am J Ther. 2002;9:53–68.

[15] Germain J, Aneja R, Heard CMB, Dias M. Continuous remifentanil for pediatric neurosurgery patients. Pediatr Neurosurg. 2000;33:227–9.

[16] Sigel E. Mapping of the benzodiazepine recognition site on GABA(a) receptors. Curr Top Med Chem. 2002;2:833–9.

[17] Saegusa K, Furukawa Y, Ogiwara Y, et al. Pharmacologic basis of responses to midazolam in the isolated, cross-perfused, canine right atrium. Anesth Analg. 1987;66:711–8.

[18] Bodenham A, Culank LS, Park GR. Propofol infusion and green urine. Lancet. 1987;2:740.

[19] Testerman GM, Chow TT, Easparam St. Propofol infusion syndrome: an algorithm for prevention. Am Surg. 2011;77(12):1714–5.

[20] Markovitz BP. Proving propofol "safe" for continuous sedation in the PICU is an impossible task. Pediatr Crit Care Med. 2014;15(6):577.

[21] Baughman VL, Cunningham F, Layden T, et al. Pharmacokinetic/pharmacodynamic effects of dexmedetomidine in patients with hepatic failure. Anesth Analg. 2000;90:S391.

[22] Pandharipande P, Sanders R, Girard T, et al. Research effect of dexmedetomidine versus lorazepam on outcome in patients with sepsis: an a priori-designed analysis of the MENDS randomized controlled trial. Crit Care. 2010;14:R38.

[23] Tobias JD. Dexmedetomidine: applications in pediatric

critical care and pediatric anesthesiology. Pediatr Crit Care Med. 2007;8:115–31.

[24] Jiang L, et al. A retrospective comparison of Dexmedetomidine versus midazolam for pediatric patients with congenital heart disease requiring postoperative sedation. Pediatr Cardiol. 2015;36:993.

[25] Grant MJC, Schneider JB, Asaro LA, et al. Dexmedetomidine use in critically ill children with acute respiratory failure. Pediatr Crit Care Med. 2016;17:1131–41.

[26] Kenyon CJ, McNeil LM, Fraser R. Comparison of the effects of etomidate, thiopentone and propofol on cortisol synthesis. Br J Anaesth. 1985;57:509–11.

[27] Cotten JF, et al. Methoxycarbonyl-etomidate: a novel rapidly metabolized and ultra-short-acting etomidate analogue that does not produce prolonged adrenocortical suppression, vol. 111; 2009. p. 240.

[28] Payen J, et al. Corticosteroid after etomidate in critically ill patients: a randomized controlled trial. Crit Care Med. 2012;40(1):29–35.

[29] Lundstrøm LH, Duez CHV, Nørskov AK, Rosenstock CV, Thomsen JL, Møller AM, Strande S, Wetterslev J. Effects of avoidance or use of neuromuscular blocking agents on outcomes in tracheal intubation: a Cochrane systematic review. Br J Anaesth. 2018;120:1381–93.

[30] Sharpe MD. The use of muscle relaxants in the intensive care unit. Can J Anaesth. 1992;39:949–62.

[31] Bryant J, Krishna SG, Tobias JD. The difficult airway in pediatrics. Advan Anesth. 2013;31:31–60.

[32] Meistelman C, Agoston S, Kersten UW, et al. Pharmacokinetics and pharmacodynamics of vecuronium and pancuronium in anesthetized children. Anesth Analg. 1986;65:1319–23.

[33] Cooper R, Mirakhur RK, Clarke RSJ, Boulex Z. Comparison of intubating conditions after administration of rocuronium and suxamethonium. Br J Anaesth. 1992;69:269–73.

[34] Mazurek AJ, Rae B, Hann S, et al. Rocuronium versus succinylcholine: are they equally effective during rapid-sequence induction of anesthesia. Anesth Analg. 1998;87:1259–62.

[35] Scheiber G, Ribeiro FC, Marichal A, et al. Intubating conditions and onset of action after rocuronium, vecuronium and atracurium in young children. Anesth Analg. 1996;83:320–4.

[36] Mathew A, Sharma AN, Ganapathi P, Shankaranarayana P, Nazim M, Aiyappa DS. Intraoperative hemodynamics with vecuronium bromide and rocuronium for maintenance under general anesthesia. Anesth Essays Res. 2016;10:59–64.

[37] Wierda JM, Meretoja OA, Taivainen T, et al. Pharmacokinetics and pharmacodynamic modeling of rocuronium in infants and children. Br J Anaesth. 1997;78:690–5.

[38] Robertson EN, Driessen JJ, Booij LH. Pharmacokinetics and pharmacodynamics of rocuronium in patients with and without renal failure. Eur J Anaesthesiol. 2005;22:4–10.

[39] Driessen JJ, Robertson EN, Van Egmond J, et al. Time-course action of rocuronium 0.3 mg/kg in children with and without endstage renal failure. Pediatr Anesth. 2002;12:507–10.

[40] Savarese et al. The future of the benzylisoquinolinium relaxants. Acta Anaesthesiol Scand. 1995;106:91–3.

[41] Taivainen T, Meakin GH, Meretoja OA, et al. The safety and efficacy of cisatracurium 0.15 mg/kg during nitrous oxide-opioid anaesthesia in infants and children. Anaesthesia. 2000;55:1047–51.

[42] Fodale V, Santamaria LB. Laudanosine, an atracurium and cisatracurium metabolite. Eur J Anaesthesiol. 2002;19:466–73.

[43] Testelmans, et al. Infusions of rocuronium and cisatracurium exert different effects on rat diaphragm function. Intensive Care Med. 2007;33(5):872–9.

[44] Tobias JD. Current evidence for the use of sugamma dex in children. Paediatr Anaesth. 2017;27:118–25.

[45] Naguib M. Suggamadex: another milestone in clinical neuromuscular pharmacology. Anesth Analg. 2007;104:575–81.

[46] Rosenberg JB, Eisen LA. Eye care in the intensive care unit: narrative review and meta-analysis. Crit Care Med. 2008;36:3151–5.

[47] Sivasankar S, Jasper S, Simon S, et al. Eye care in ICU. Indian J Crit Care Med. 2006;10:11–4.

[48] Hodgin KE, Nordon-Craft A, McFann KK, et al. Physical therapy utilization in intensive care units: results from a national survey. Crit Care Med. 2009;37:561–56.

[49] Watling SM, Dasta JF. Prolonged paralysis in intensive care unit patients after the use of neuromuscular blocking agents: a review of the literature. Crit Care Med. 1994;22:884–93.

[50] Leatherman J, Fluegel W, David W, et al. Muscle weakness in mechanically ventilated patients with severe asthma. Am J Resp Crit Care Med. 1996;153:1686–90.

[51] Sladen RN. Neuromuscular blocking agents in the intensive care unit: a two edged sword. Crit Care Med. 1995;23:423–8.

[52] Forel JM, Roch A, Marin V, et al. Neuromuscular blocking agents decrease inflammatory response in patients presenting with acute respiratory distress syndrome. Crit Care Med. 2006;34:2749–57.

[53] Gainnier M, Roch A, Forel JM, et al. Effect of neuromuscular blocking agents on gas exchange in patients presenting with acute respiratory distress syndrome. Crit Care Med. 2004;32:113–9.

[54] Papazian L, Forel JM, Gacouin A, et al. ACURASYS

study investigators: neuromuscular blockers in early acute respiratory distress syndrome. N Engl J Med. 2010;363:1107–16.

[55] Alhazzani W, Alshahrani M, Jaeschke R, et al. Neuromuscular blocking agents in acute respiratory distress syndrome: a systematic review and meta–analysis of randomized controlled trials. Crit Care. 2013;17:R43.

[56] Lyu G, Wang X, Jiang W, et al. Clinical study of early use of neuromuscular blocking agents in patients with severe sepsis and acute respiratory distress syndrome. Zhonghua Wei Zhong Bing Ji Jiu Yi Xue. 2014;26: 325–9.

[57] Anand KJ, et al. Tolerance and withdrawal from prolonged opioid use in critically ill children. Pediatrics. 2010;125(5):e1208–25.

[58] Best KM, Boullata JI, Curley MAQ. Risk factors associated with iatrogenic opioid and benzodiazepine withdrawal in critically ill pediatric patients: a systematic review and conceptual model. Pediatr Crit Care Med. 2015;16:175–83.

[59] Katz R, Kelly HW, His A. Prospective study on the occurrence of withdrawal in critically ill children who receive fentanyl by continuous infusion. Crit Care Med. 1994;22:763–7.

[60] Franck LS, Scoppettuolo LA, Wypij D, Curley MAQ. Validity and generalizability of the withdrawal assessment Tool-1 (WAT-1) for monitoring iatrogenic withdrawal syndrome in pediatric patients. Pain. 2012;153:142–8.

[61] Ista E, Dijk M, Hoog M, Tibboel D, Duivenvoorden H. Construction of the Sophia observation withdrawal symptoms-scale (SOS) for critically ill children. Intensive Care Med. 2009;35:1075–81.

[62] Sanchez-Pinto LN, Nelson LP, Lieu P, et al. Implementation of a risk-stratified opioid weaning protocol in a pediatric intensive care unit. J Crit Care. 2018;43:214–9.

[63] Siddappa R, Fletcher JE, Heard AM, et al. Methadone dosage for prevention of opioid withdrawal in children. Paediatr Anaesth. 2003;13:805–10.

[64] Oschman A, McCabe T, Kuhn RJ. Dexmedetomidine for opioid and benzodiazepine withdrawal in pediatric patients. Am J Health Syst Pharm. 2011;68:1233–8.

[65] Vossen AC, Nuland M, Ista EG, Wildt SN, Hanff LM. Oral lorazepam can be substituted for intravenous midazolam when weaning paediatric intensive care patients off sedation. Acta Paediatr. 2018;107:1594–600.

[66] Haenecour AS, Seto W, Urbain CM, Stephens D, Laussen PC, Balit CR. Prolonged Dexmedetomidine infusion and drug withdrawal in critically ill children. J Pediatr Pharmacol Ther. 2017;22:453–60.

[67] Lardieri AB, Fusco NM, Simone S, Walker LK, Morgan

JA, Parbuoni KA. Effects of clonidine on withdrawal from long-term Dexmedetomidine in the pediatric patient. J Pediatr Pharmacol Ther. 2015;20:45–53.

[68] Smith HA, et al. Delirium: an emerging frontier in management of critically ill children. Crit Care Clinics. 2010.

[69] Traube C, et al. Pediatric delirium in critically-ill children: an international point prevalence study. Crit Care Med. 2018;45(4):584–90.

[70] Smith HA, et al. Diagnosing delirium in critically ill children: validity and reliability of the pediatric confusion assessment method for the intensive care unit. Crit Care Med. 2017.

[71] Turkel SB, Hanft A. The pharmacologic management of delirium in children and adolescents. Paediatr Drugs. 2014;16(4):267–74.

[72] Mody K, Kaur S, Mauer EA, et al. Benzodiazepines and development of delirium in critically ill children: estimating the causal effect. Crit Care Med. 2018;46:1486–91.

[73] Smith HA, Boyd J, Fuchs DC, et al. Diagnosing delirium in critically ill children: validity and reliability of the pediatric confusion assessment method for the intensive care unit. Crit Care Med. 2011;39:150–7.

[74] Skrobik Y, et al. Low-dose nocturnal dexmedetomidine prevents ICU delirium. a randomized, placebocontrolled trial. AJRCCM. 2018;197(9):1147–56.

[75] Simone S, Edwards S, Lardieri A, et al. Implementation of an ICU bundle: an Interprofessional quality improvement project to enhance delirium management and monitor delirium prevalence in a single PICU. Pediatr Crit Care Med. 2017;18:531–40.

[76] Kramer B, Joshi P, Heard C. Noise pollution levels in the pediatric intensive care unit. J Crit Care. 2016;36:111–5.

[77] Schieveld JN, Leroy PL, van Os J, Nicolai J, Vos GD, Leentjens AF. Pediatric delirium in critical illness: phenomenology, clinical correlates and treatment response in 40 cases in the pediatric intensive care unit. Intensive Care Med. 2007;33(6):1033–40.

[78] Girard TD, et al. Haloperidol and ziprasidone for treatment of delirium in critical illness. N Engl J Med. 2019;380(18):1779–80.

[79] MacLaren R. Immunosedation: a consideration for sepsis. Crit Care. 2009;13:191.

[80] Sanders RD, Hussell T, Maze M. Sedation & immunomodulation. Crit Care Clin. 2009;25:551–70.

[81] Kim SN, et al. Midazolam inhibits proinflammatory mediators in the lipopolysaccharide-activated macrophage. Anesthesiology. 2006;105(1):105–10.

[82] Chen L, Meng K, Su W, Fu Y. The effect of continuous sedation therapy on immunomodulation, plasma levels of antioxidants, and indicators of tissue repair in post-burn

Sepsis patients. Cell Biochem Biophys. 2015;73:473–8.

[83] Heil LBB, Silva PL, Pelosi P, Rocco PRM. Immunomodulatory effects of anesthetics in obese patients. World J Crit Care Med. 2017;6:140.

[84] Cruz F, Rocco P, Pelosi P. Anti-inflammatory properties of anesthetic agents. Crit Care. 2017;21:67.

[85] Wang K, et al. Effects of dexmedetomidine on inflammatory factors, T lymphocyte subsets and expression of NF-κB in peripheral blood mononuclear cells in patients receiving radical surgery of colon carcinoma. Oncol Lett. 2018;15(5):7153–7.

[86] Brattebø G, Hofoss D, Flaatten H, et al. Effect of scoring system and protocol for sedation on duration of patients' need for ventilator support in a surgical intensive care unit. BMJ. 2002;324:1386–9.

[87] Curley MAQ, Wypij D, Watson RS, et al. Protocolized sedation vs usual care in pediatric patients mechanically ventilated for acute respiratory failure: a randomized clinical trial. JAMA. 2015;313:379–89.

[88] Kerson AG, et al. Validity of the Richmond Agitation-Sedation Scale (RASS) in critically ill children. J Intens Care. 2016;4:–65.

[89] Curley MA. State Behavioral Scale (SBS): a sedation assessment instrument for infants and young children supported on mechanical ventilation. Pediatr Crit Care Med. 2006;7(2):107–14.

[90] Berkenbosch JW, Fichter CR, Tobias JD. The correlation of the bispectral index monitor with clinical sedation scores during mechanical ventilation in the pediatric intensive care unit. Anesth Analg. 2002;94:506–11.

[91] Aneja R, Heard AMB, Fletcher JE, Heard CMB. Sedation monitoring of children by the Bispectral index in the pediatric intensive care unit. Pediatr Crit Care Med. 2003;4:60–4.

[92] Vet NJ, de Wildt SN, Verlaat CWM, et al. A randomized controlled trial of daily sedation interruption in critically ill children. Intensive Care Med. 2016;42:233.

[93] Best KM, Asaro LA, Franck LS, et al. Patterns of sedation weaning in critically ill children recovering from acute respiratory failure. Pediatr Crit Care Med. 2016;17:19–29.

[94] Lee J, Loepke AW. Does pediatric anesthesia cause brain damage? – addressing parental and provider concerns in light of compelling animal studies and seemingly ambivalent human data. Korean J Anesthesiol. 2018;71:255–73.

[95] Blaylock M, Engelhardt T, Bissonnette B. Fundamentals of neuronal apoptosis relevant to pediatric anesthesia. Paediatr Anaesth. 2010;20:383–95.

[96] Davidson AJ, Disma N, Graaff d, Jurgen C, et al. Neurodevelopmental outcome at 2 years of age after general anaesthesia and awake-regional anaesthesia in infancy (GAS): an international multicentre, randomised controlled trial. The Lancet. 2016;387:239–50.

[97] ME MC, et al. Neurodevelopmental outcome at 5 years of age after general anaesthesia or awake-regional anaesthesia in infancy (GAS): an international, multicentre, randomised, controlled equivalence trial. Lancet. 2019;393(10172):664–77.

[98] Kamat PP, et al. Sedative and anesthetic neurotoxicity in infants and young children: not just an operating room concern. J Pediatr. 2019;204:285–90.

第 12 章　儿童急性呼吸窘迫综合征的液体管理、营养和急性肾损伤

Fluids, Nutrition, and Acute Kidney Injury in Pediatric Acute Respiratory Distress Syndrome

Ayse Akcan-Arikan　Katri V. Typpo　**著**

吴方方　**译**

邢　燕　**校**

一、概述

　　液体和营养支持在治疗儿童急性呼吸窘迫综合征患儿的过程中起着至关重要的作用。适当的液体复苏可维持器官灌注，而过量液体则会导致患者预后恶化。同样，充足的肠内营养（enteral nutrition，EN）可以保持去脂体重，为急性期蛋白的产生提供底物，并与机械通气儿童 60 天死亡率的增加有关[1-3]。充足的蛋白质输送可防止呼吸和心肌功能的丧失，并与无呼吸机天数的增加相关，与 PARDS 死亡率的增加独立相关[4]。儿童有持续的生长和神经发育，使它们对哪怕是短暂的饥饿都特别敏感。目标肠内营养的提供存在若干障碍。因此，在 PICU 住院治疗的第 1 周，EN 的中位给予量仅占总目标的 40%～75%[3, 5-10]。提供 EN 的障碍包括延迟启动、被认定的喂养不耐受、延长治疗过程中的禁食时间，以及禁止或限制 EN 以避免或管理液体过载。在 PARDS 中液体过载和（或）急性肾损伤（acute kidney injury，AKI）

的情况下，通常会牺牲营养支持以限制进一步的液体过载，对患者结局的影响未知。AKI 在危重患者中非常常见，在所有 PICU 患者中有 1/3 的患者发生 AKI[11, 12]。液体过载的管理包括限制总液体量、利尿药治疗和通过肾脏替代疗法（renal replacement therapy，RRT）进行机械性液体清除，经常是体外连续的。连续性肾脏替代治疗（continuous renal replacement therapy，CRRT）是在资源充足环境中管理 AKI 的标准重症措施。10% 的严重 AKI 患者需要 RRT。研究者们早已提出肺 - 肾交互作用。事实上，接受机械通气的儿童中，AKI 的发病率上升到 80% 以上[13]。虽然非少尿性 AKI 的治疗相对容易，但少尿性 AKI 的保守治疗需要明显的液体限制，只需要补充不敏感和可以计量的液体损失，这为提供充足的营养造成障碍。事实上，儿科特有的 RRT 适应证是为营养"腾出空间"，通过机械排液预防和治疗液体积聚，允许无限制的液体给予，以促进最佳营养输送。

二、ARDS 液体管理

（一）保守和开放性液体管理策略

没有足够的证据来指导复苏期后儿科 ICU 患者的液体管理。液体管理仍然是医学治疗的基石，以恢复有效的循环容量和维持危重患者的终末器官灌注。然而，目前使用的维持液计算是从健康儿童中得出的，可能不适用于危重患者。一些重症监护医师采用了适度的液体限制策略，即仅开具 75% 的"常规"维持液量 [即 1200ml/(m² · d)，而不是 1600ml/(m² · d)]，理由是在湿化回路上插管的患者没有跨肺损失。众所周知，大部分液体集中输注发生在 ICU 入院的第 1 周。事实上，Abulebda 等研究表明，在一个风险分层的异质性儿童感染性休克队列中，无论是在最初 24h 内，还是在 ICU 住院期间的累积，液体正平衡仅在低风险患者中与死亡率相关，而在中高风险组中与死亡率无关，从而导致低风险组出现过度治疗的可能性 [14]。最近的一项 Meta 分析评估了不良后果与液体负荷过大的关系，结果表明液体负荷过

大与住院死亡率增加相关，液体负荷百分比每增加 1%，死亡率增加 6% [15]。需要机械通气的呼吸衰竭患者的每日液体正平衡具有不良影响，发病率增加，无呼吸机天数减少。此外，累积液体平衡与急性肺损伤患儿的氧合不良、肺力学受损和较高死亡率相关 [16, 17]（表 12-1）。此外，在需要 RRT 的危重病患者的数据中，液体过载（fluid overload，FO）< 20% 的幸存者比液体过载大于 20% 的幸存者的肾脏恢复时间更短（8 天 vs. 26 天）[21]。Li 等在一组危重患儿的前瞻性队列研究中指出，ICU 入院后 24h 内的早期液体超载与 AKI 相关（包括研究队列中液体平衡较高的无论非存活者或存活者）[25]。此外，对从心脏手术中康复的危重病儿童的研究表明，液体过载的峰值累积百分比与更高的峰值氧合指数存在显著关联 [26]。然而，目前尚不清楚是最初的复苏还是持续的液体输注导致了这种液体累积。液体积聚与终末器官功能障碍和整体预后的负相关关系不能证明系因果关系，需要进一步的前瞻性研究证明。

在 PARDS 中，正的液体平衡与氧合和无呼吸机天数的减少有关 [17]。肺水潴留增加可能

表 12-1 报道的液体平衡与呼吸系统和整体转归的相关性

作 者	队 列	FO 阈值	结 果
Gillespie 等[18]	CRRT	10%	> 10%FO，死亡 OR=3.02
Foland 等[19]	CRRT	10% 定期增加	FO 每增加 10%，死亡 OR 值增加 1.78
Goldstein 等[20]	CRRT	20%	< 20%FO：58% 生存期 > 20%FO：40% 生存期
Hayes 等[21]	CRRT	20%	> 20%FO，死亡 OR 值 6.1
Akcan-Arikan 等[16]	PICU	15%	机械通气时间越长，氧合越差
Valentine 等[22]	PICU	第 3 天 10%	机械通气时间更长
Sinitsky 等[23]	PICU	在第 48 小时，< 5、< 10、< 15、> 15	OI 更高，机械通气时间更长
Ingelse 等[24]	PICU	不限	机械通气时间更长

CRRT. 持续性肾脏替代治疗；PICU. 儿科重症监护病房；FO. 液体过负荷；OI. 氧合指数；OR. 比值比

是导致肺水肿加重氧合恶化的一种解释，而肺水肿又可能导致顺应性恶化，并易患呼吸机相关疾病，如感染。由于对呼吸衰竭患者自由使用液体可能导致液体积聚，对氧合、通气时间和 ICU 住院时间产生有害影响，因此需要提高警惕液体暴露的意识。不幸的是，尽管建议采用保守的液体治疗策略，重症监护医师仍然在儿童急性肺损伤中大量使用液体[17]。在开具液体医嘱时，不特别注意强制服用药物引起的其他液体摄入，尤其是以滴注的形式，这种情况并不少见。相反，不加选择的液体限制也可能是有害的，因为它可能导致低血糖，特别是在内源性储存和糖异生能力有限的年轻患者中，这使得他们更依赖于外源性葡萄糖输注速率[27]，更好地管理液体输送的策略包括实施抢先液体治疗集成束，以防止患有 PARDS 和脓毒症的儿童液体过载[27]。最近，由于观察性研究报道使用低渗液体时低钠血症的高患病率，PICU 中出现了仅使用等渗液体进行维持液体给药的实践趋势[28]。由于最常用的等渗液体，0.9N 氯化钠（生理盐水）包含超生理量的钠和氯化物，钠超载可能会导致液体积聚恶化，从而产生意想不到的后果。此外，在脓毒症和 CRRT 患者中，高氯水平与更差的 AKI 和更差的预后相关，并可能增加分钟通气量以补偿非阴离子间隙代谢性酸中毒[29, 30]。

在美国国家心肺血液研究所（National Heart, Lung, and Blood Institute, NHLBI）ARDS 网络的 FACTT（液体与导管相关治疗试验）试验中[31]，急性肺损伤的危重患者随机采用保守液体策略，获得了氧合更好、机械通气时间更短、ICU 住院时间更短的效果，但保守的液体管理可能不适用于所有患者。保守策略与长期神经发病率相关[32]。此外，在液体有治疗反应的两种成人 ARDS 亚型患者中实施相反

方向的两种限制性液体策略表明，各 ARDS 亚型组存在不同的潜在病理生理学机制[33]。亚型 2 的特点是较高的炎症生物标志物和低血压，液体保守策略与 40% 的死亡率相关，而液体开放策略与 50% 的死亡率相关。亚型 1 是一种"炎症"的生物标志物较少的表型，在液体保守治疗中死亡率为 26%，在液体开放治疗中死亡率为 18%。虽然提出 PARDS 儿童可能存在类似的亚型是合理的，但没有证据表明哪种液体给药方案对儿科 ARDS 或多或少的"炎症"亚型有益。

在缺乏明确的亚型数据或分类的情况下，儿科急性肺损伤共识会议建议给予足够的容量，以确保足够的血管内容量，同时采用目标导向的方法避免液体的正平衡（表 12-2）[34, 35]。不幸的是，客观可靠的指标来指导液体管理并不存在于儿科。下腔静脉（inferior vena cava, IVC）直径、最佳中心静脉压（central venous pressure, CVP）目标、脉搏波变异性、每搏量变异性及通过有创和无创监测器评估血管外肺水，所有这些都在成人中进行了不同预后的研究，但儿科数据不足以指导临床实践。一些研究人员报道了生物阻抗测量的不同成功率，虽

表 12-2　关于 PARDS 液体管理的儿童急性肺损伤共识会议建议

PALICC 液体管理建议[34]	
总液体目标	建议 PARDS 患儿应接受总液体管理，以维持充分的血管内含量，终末器官灌注和最佳氧气递送
目标导向型液体管理	初始液体复苏并稳定后，建议进行目标导向型液体管理。应监测并用滴定法测量液体平衡，以维持充分的血管内含量并防止液体正平衡
液体滴定	建议通过一种目标导向型方案管理液体滴定，包括总液体摄入、输出和净平衡

改编自 Valentine et al.[34]
PARDS. 儿童急性呼吸窘迫综合征

然该工具用于慢性儿科透析人群，但尚未在危重儿童中得到验证。液体摄入量滴定至保持足够的灌注和尿量，不断了解液体总暴露情况，仍然是 PARDS 液体管理的基础。

鉴于缺乏关于最佳液体管理方法的儿科文献，建议尽量减少无意的液体摄入，同时仔细注意液体总摄入量，同时优先考虑分解代谢患者的营养需求。如果严重 AKI 由于需要限制体液而阻碍营养，应考虑早期使用 CRRT 进行液体和代谢管理。与一般观点相反，AKI 管理中不需要蛋白质限制。由于开具处方不足和输液不足，患有 AKI 的儿童已经处于营养不良的高风险中[36]，蛋白质给药，尤其是静脉补充，增加肾小球滤过率，并可能加速肾脏恢复[37]。营养指南的使用改善了 AKI 患者的蛋白质输送，使得满足 80% 以上蛋白质需求的患者更有可能恢复肾功能[36]。

（二）利尿治疗和机械液体清除

仔细注意液体过负荷和目标导向利尿药的早期干预对成人 ARDS 患者可能是有益的。低白蛋白血症患者可通过白蛋白增加利尿作用[38, 39]。然而，PICU 目前使用的利尿药可能不足以实现液体平衡目标，尽管使用了相当大剂量的利尿药，但儿童急性肺损伤患者在 PICU 第 3 天时通常无法实现负液体平衡[22]。应考虑在早期实施 CRRT 的情况下对严重 PARDS 患者的低氧血症进行管理，以防止其发生液体过载，尤其是在相对少尿的情况下，或液体摄入（由于持续复苏、需要血液制品或大量药物）远远超过尿量时。不幸的是，恢复正常液体平衡并未使与液体积聚的负相关转归结果消失，这表明导致不良预后的不仅是水肿本身，而是一个潜在的混杂因素，如目前使用的评分系统没有反映疾病的严重程度，导致了这样的观察性

研究结果。例如，在连接 RRT 或其他机械清除液体的儿童体外膜肺氧合患者，通过清除液体来逆转液体过载并没有改善转归[40]。或者，这一观察结果也可能表明，与清除液体相比，旨在预防液体积聚的干预措施可能更有效。也许即便是最基本的措施，如早期使用最高浓度的营养喂养和药物，包括注意静脉输液和肠外营养与肠内喂养相比的自由水含量，可能对防止液体积聚有更大的影响。

（三）PARDS 并急性肾损伤

AKI 与肺功能障碍的关系已在成人和儿童中广泛报道[41-45]。AKI 患者的通气持续时间较长，急性呼吸衰竭患者的 AKI 发生率较高。肾和肺的器官交互作用，细胞因子和损伤相关分子模式溢出到循环中，介导远端器官的炎症，已被认为是 AKI 与肺损伤传播的联系。更重要的是，这种关系在本质上似乎是双向的。已存在的 AKI 可导致肺血管通透性和白细胞运输增加，促进肺损伤。据报道，成人呼吸机相关性肺炎患者 AKI 的发病率较高。在实验条件下，高平均气道压力可导致近端肾小管凋亡。液体过载，常伴有少尿型 AKI，可导致静脉压升高，进而导致肾静脉压升高，影响肾灌注。这一机制可能在平均气道压力较高的有创通气患者（如严重 PARDS 患者）中得到加强。需要谨慎注意机械通气和肺肾相互作用的管理，以解决这种有害的器官互作。目前尚不清楚且需要进一步研究的是，与 AKI 相关的少尿是否会导致肺液积聚，从而加重肺损伤，或者预防 AKI 是否可以调节炎症状态并防止远处器官损伤。在一项前瞻性多中心研究中，每 4 名 ARDS 患者中就有 1 名在 PARDS 的第 1～3 天出现严重的 AKI。当肌酐因为体液积聚而上调时，AKI 的患病率增加。如果同时患有

AKI，则患有 PARDS 的儿童的累积液体平衡每增加 20ml/kg，ICU 死亡率就会增加 8%。有趣的是，在第 3 天，患有 AKI 的患者的液体摄入量略高于未患有 AKI 的患者，尽管其输出量相似[46]。对液体摄入驱动因素的评估可以识别可改变的原因，如无意中的液体处方——从而为改善管理提供机会。更重要的是，在目前使用的器官功能障碍评价系统中，AKI 的现代定义和液体过载程度都不是疾病严重程度的组成部分。来自通气危重成人的数据表明，肺水肿 / 液体积聚导致高达 50% 的呼吸机相关事件[47]。液体过载、AKI 和肺部发病率的关联很容易被忽略，除非将其转化为客观、可量化和可追踪的指标，同时纳入观察指标[48]。

AKI 通常发生在 PICU 住院的早期，大多数病例发生在前 3 天，80% 以上发生在 ICU 入院的第 1 周。正液体平衡也与这一时期有关，通常约在 PICU 第 5 天达到峰值。早期液体过载和每天的净正液体平衡都与呼吸系统和全身并发症发病率增加有关[16, 22, 23]。血清肌酐（AKI 的当前功能标志物）随其溶解的全身水的变化而变化，因此快速体液积聚可导致血清肌酐水平被稀释而掩盖 AKI[49]。最近一项关于儿童 AKI 的国际多中心研究表明，如果只考虑血清肌酐的升高，超过 2/3 的使用当前共识标准的少尿标准诊断的病例将被遗漏[12]。研究这种关系的复杂性在于缺乏量化液体平衡的一致方法。在危重患者中很难可靠地获得体重，由于分解代谢和去脂体重的减少，患者在 PICU 停留期间体重通常会减轻，因此液体积聚的程度也会降低，这一点常常被低估。

众所周知，大部分积液发生在 ICU 入院的第 1 周。在 PICU 治疗过程的初始阶段，儿童 AKI 的发病率增高表明液体过载和 AKI 密切相关。事实上，液体超负荷发生的时间与危重病（相关的儿科 AKI）直接重叠，后者也主要发生在 ICU 入院的第 1 周。这种暂时的关联导致许多人猜测液体过载是一种排泄问题，也是一种疾病少尿性 AKI 的替代指标（至少是相对少尿）。液体过负荷很有可能是 AKI 的自然后果，特别是少尿性 AKI（尤其是如果没有考虑到记尿量可能未被发现）。

（四）PARDS 患儿的营养

当通过肠内途径供应营养时，能量和蛋白质充足性的改善与 PARDS 患者较低的 ICU 死亡率相关[4]。提高 EN 充足性以改善患者预后的机制与充足的 EN 营养性和非营养性作用有关。营养不足的直接营养后果是由于产生急性期和免疫蛋白的蛋白质底物不足，以及去脂体重的损失。利用瘦肉块补充氨基酸池合成急性期和免疫蛋白会导致呼吸肌和心肌的丧失及呼吸机撤机困难。EN 的非营养益处包括改善肠道屏障功能、改善免疫功能和维持肠道微生物多样性。因此，"最佳"营养可以根据具体转归或目标进行不同的定义。最佳营养可定义为：足够的 EN 满足代谢需求、足够的 EN 维持去脂体重和功能恢复、足够的 EN 维持神经认知发育、足够的 EN 维持肠道屏障功能或足够的肠道成分维持微生物多样性。

（五）儿童危重症期间的代谢率转换

了解儿童的正常营养需求和对危重疾病的代谢反应有助于指导危重儿童的营养支持建议。严重疾病导致分解代谢状态，并使患儿正常生长停止[1, 50]。全身代谢逐渐消失，包括从生长到产生急性期蛋白质、酶和葡萄糖[50, 51]。如果这一过程延长，营养资源就会逐渐枯竭，从而导致肌肉萎缩、免疫功能下降和伤口愈合不良。由于大量营养素和微量营养素储备有限，先前患有慢性病或营养不良的儿童患者尤其容易出现营养供应不足的不良转归[52]。此外，许多儿童在 PICU 期间营养不良。虽然高达 30% 的患者在 PICU 入院时已有急性或慢性营养不良，但高达 58% 的患者在 PICU 出院时营养不良[3, 6, 53]。当机械通气时，与正常体重儿童相比，肥胖和体重不足儿童的风险都会增加，从而导致更糟糕的预后[54]。因此，综合营养支持策略应包括营养不合理（营养不良和肥胖）的早期筛查和诊断[55]。在 PARDS 定义范围内，去脂体重的减少可能会影响呼吸肌功能，延长呼吸机依赖性。此外，通常用于 PARDS 患者的治疗（如 ECMO 和 CRRT），可能会增加营养需求或增加特定营养缺乏的风险。

三、儿童 ARDS 期间的营养需求

（一）蛋白

早期蛋白质输送增加与 PARDS 死亡率降低独立相关[4]。尽管正常生长停止，但由于急性期和免疫蛋白的产生，儿童危重症期间的蛋白质需求量增加，用于组织修复，并可能在 CRRT 或 ECMO 支持下进一步增加[1]。蛋白质周转率的增加是危重病和 PARDS 患者应激代谢反应的标志。足够的蛋白质输送对于年幼儿童和营养不良患者最为重要，因为他们的蛋白质储备有限，可能很快发展为严重的肌肉萎缩。接受 ECMO 和 CRRT 的儿童蛋白质周转率增加，因此蛋白质需求增加[56]。早期蛋白质输送的目标是限制蛋白质分解代谢对去脂体重的影响，并防止严重的肌肉消耗。与 PARDS 患者相关的是，长期分解代谢状态的患者可能会经历继发于心肌和呼吸肌群的破坏导致的心肺功能下降。蛋白质的早期输送可防止瘦肉块的补充，瘦肉块是急性期和免疫蛋白产生的主要氨基酸来源[56, 57]。目前危重病儿童的蛋白质推荐量为 1.5～3mg/(kg·d)，指南建议的所有年龄组的最低蛋白质摄入量为 1.5mg/(kg·d)（表 12-3）[58, 59]。烧伤患者在补充蛋白质方面表现出独特的 PARDS 类型。在烧伤急性期和恢复期，补充蛋白质可能不足以防止肌肉萎缩，需要使用合成代谢类固醇或其他辅助代谢

表 12-3 儿童急性肺损伤共识会议和美国危重病医学学会／美国肠外与肠内营养学会关于营养风险筛查和营养管理的肠外和肠内营养建议

指　令	PALICC[34]	SCCM/ASPEN[58]
营养筛查	无建议	早期筛查营养状况，以识别处于高营养风险的患儿
营养管理		
营养计划	建议 PARDS 患儿接受营养计划以促进其恢复、维持生长并满足其代谢需求	当间接测热法不可用时，用预测方程确定无添加应激因子下的能量需求 危重症第 1 周的目标能量需求应至少是总能量需求的 2/3 最低蛋白递送量为 1.5g/（kg·d）
肠内营养	如果耐受，建议优先采用 EN 营养	EN 是营养递送的优选途径
目标靶向营养管理	建议通过跨专业团队联合制定的目标靶向方案管理 EN 监测、进展和维持	应在住进 ICU 后的 24～48h 内开始 EN，按各机构习惯性算法逐步改进

改编自 Valentine et al.[34] 和 Mehta et al.[58]

PALICC. 小儿急性肺损伤共识会议；ASPEN. 美国肠外与肠内营养学会；PARDS. 儿童急性呼吸窘迫综合征；EN. 肠内营养；ICU. 重症监护病房

药物治疗[60]。尽管 CRRT 体外支持可以在防止体液积聚的过程中更自由地输液，但透析和超滤会产生营养后果。高达 20% 的输送氨基酸在 CRRT 废水中被去除，这些损失预计会在接受更高清除率的患者中增加[61]。在开营养处方时，需要考虑 CRRT 废水中水溶性维生素损失和肉碱去除引起的其他特定营养缺陷[62]。监测蛋白质耐受性是必要的，因为过量蛋白质输送与代谢性酸中毒、氮质血症和神经功能障碍有关[63, 64]。PARDS 期间身体成分评估的研究进展可能会提供信息，包括超声、生物电阻抗、CT 成像和用以监测去脂体重的功能转归评估。在 PARDS 期间密切监测去脂体重是可能的，但需要进一步研究[65-68]。新技术可能提供基于保持去脂体重监测使营养达到充足性的优势，可作为直接测量蛋白质需求的替代方法。

（二）能量

多项回顾性研究报道了早期能量充足与儿童危重病死亡率降低的关系[3, 69]。然而，计算儿科危重病期间的能量需求具有挑战性。危重病对儿童新陈代谢的影响不可预测，在 ICU 住院期间，能量需求会发生变化[70-72]。然而，精准的能量处方很重要，因为喂食不足和喂食过量都与较差的临床转归相关[3, 58, 72]。与喂养不足相关的并发症，包括呼吸机撤机延迟、蛋白质合成受损、器官衰竭和败血症风险增加[7, 10, 73, 74]。过度喂养与延迟呼吸机撤机、脂肪生成、肝功能障碍、高血糖、死亡率增加和住院时间延长有关。过度喂食对患者预后的负面影响存在几种潜在机制，如二氧化碳产生增加、肠内营养和肠外营养不耐受增加、再喂食综合征、过量蛋白质摄入引起的氮质血症和代谢性酸中毒、过量葡萄糖输送引起的肝脂肪变性、高血糖、高甘油三酯血症，（在细胞水平上）抑

制自噬[72, 75-77]。可能增加或降低 PARDS 总能量消耗的常见因素，包括发热、镇静、体温支持、瘫痪、肾脏替代疗法、呼吸机支持。ICU 住院期间能量消耗的个体间和个体内差异需要经常重新评估和调整营养支持，以避免喂养不足和过量。

用于确定能量需求的预测方程是在患者群体中建立的，当应用于个体患者时是不准确的，因为它们不能充分考虑能量消耗的个体差异。正确确定日常能源需求的方法，如间接热量测定法（indirect calorimetry，IC）是劳动密集型方法，并非所有机构都提供[78]。临床检查也不能正确识别低代谢、正常代谢或高代谢的患者[72]。如果可用，IC 应该可以用于确定能量消耗和指导能量处方，尤其是对有营养风险的患者[58]。根据当前的美国指南建议，特别推荐在 BMI＜第 5 百分位或＞第 85 百分位、体重变化＞ 10%、延长通气时间、延长肌肉松弛时间、热损伤、肿瘤诊断或伴有自主神经功能障碍的神经损伤的情况下使用间接热量测定法[58, 59]。当 IC 不可用或无法执行时，应在不添加应激因素情况下使用预测方程（如 Schofield 或世界卫生组织提出的），以避免过度喂养的风险（表 12-3）[58]。由于大多数 CRRT 溶液含有碳酸氢盐，如果 IC 将用于 CRRT 患者，则需要考虑碳酸氢盐通量的影响。

能量应以碳水化合物和脂质的混合物提供，并提供足够的蛋白质以保持去脂体重。除了适当的蛋白质外，碳水化合物和脂类的平衡配方提供能量，提供足够的大量营养素，同时避免过量蛋白质、碳水化合物或脂类的潜在并发症。应避免摄入过量的碳水化合物，因为它们会随着二氧化碳形成的副产物转化为脂质，从而可能延长机械通气[79]。在儿科危重病患者中，脂质周转增加，脂质通常限制在热量的

30%～40%。脂肪处方不足可能导致基线脂肪储备有限的婴儿和儿童的脂肪酸缺乏症的快速进展。

（三）早期营养支持

在 ICU 入院后 48h 内实施早期 EN 与提高对未来 EN 的耐受性及降低一般危重病、机械通气儿童和 PARDS 患者的 90 天死亡率相关 [3, 69]。对危重儿童的多个回顾性研究表明，死亡率降低与能量和蛋白质充足性的改善存在关联 [2, 3, 69]。在 Mehta 等对 500 名机械通气儿童的营养实践进行的前瞻性国际研究发现，每增加 1/3 的能量输送，死亡率就会降低。当能量增加时，通过肠内营养而非肠外营养时，也可观察到这种关联 [3]。Wong 等对 107 名患有 PARDS 的儿童进行了研究，发现早期摄入能量和蛋白质与 ICU 死亡率降低相关，而蛋白质充足性也与无呼吸机天数增加相关 [4]。优化早期、安全的 EN，而不是通过其他途径输送能量或蛋白质，对于改善治疗效果非常重要，符合 2015 年 PALICC 指南和 2017 年 ASPEN/SCCM 营养支持指南 [34, 58]。

（四）肠内营养的途径

目前指导关于胃喂养和幽门后喂养途径的决策数据有限。在一项 74 名危重儿童随机分为胃喂养组和幽门后喂养组的研究中，各研究组的并发症没有发现差异。接受幽门后喂养的患者确实接受了更多每天摄入的热量 [80]。尽管如此，尚不清楚这一益处是否超过 EN 开始放置和确认幽门后喂养管位置的延迟，或 EN 幽门后喂养管因更换移位或堵塞而中断带来的不良反应。鼻胃管总是相对放置得更快，更容易更换。成人 ICU 患者的数据也不确定使用幽门后喂养管的益处。一项对严重创伤性脑损伤成年

患者的大型 Meta 分析显示，使用幽门后喂养管降低肺炎风险 [81]。其他研究人员发现，当脓毒症患者或使用肾上腺素的患者使用幽门后喂养时，胃肠道并发症的风险增加 [82, 83]。到目前为止，还没有专门评估在 PARDS 环境下的胃喂养与幽门后喂养的比较研究。

（五）PARDS 患儿的肠外营养

美国目前的标准做法是在 EN 失败或不可能的情况下保留 PN。重症监护病房儿童早期与晚期肠外营养对比研究（PEPaNIC）是一项国际性、多中心、随机对照试验，比较危重患儿早期和晚期 PN 的情况 [84]。PEPaNIC 试验将 1440 名新生儿至 17 岁儿童随机分为早期和晚期 PN 供给组。他们发现研究分配组的死亡率没有差异，但早期 PN 组医院获得性感染增加 [85]。这项研究并不局限于患有 PARDS 的儿童，而是支持以下建议：PN 仅应用于不能耐受 EN 或在 ICU 住院第 1 周不能肠道喂养的 PARDS 患者。来自新生儿重症监护的研究支持早期使用营养性 EN 和 PN 供给，以支持肠道健康和满足代谢需求 [86]。从早产儿生命的最初数小时到数天开始，使用肠内营养和肠外营养联合支持在中期（18 个月）和长期（5 年）随访中，与生长改善、神经发育改善、EN 耐受性改善和发病率降低相关 [87-90]。尚不清楚患有 PARDS 的较大或足月儿是否能从类似的早期 PN 策略中关于长期神经认知转归方面获益。尽管有 PEPaNIC 研究的结果，但这方面的均势仍然与 PARDS 种群有关。EN 和 PN 支持的最佳大量营养素剂量、时间和配方尚未阐明，因为越来越多的证据表明免疫系统、体内平衡和营养摄入存在联系 [81, 91-94]。问题仍然存在，如早期 PN 对 PARDS 是有益还是有害，或者各种静脉注射脂质制剂或补充剂是否有益。目前的

临床重点是在安全的情况下通过肠道途径优先提供足够的能量和蛋白质，直到进一步的研究完成。

（六）未能接受肠内营养治疗

在危重病的第 1 周，肠内营养的中位数为目标的 40%～75%[3, 5-10]。未能接受 EN 的原因大致可分为医疗禁忌证、对喂养处方不适和频繁中断[7, 9, 95, 96]。无创通气（noninvasive ventilation，NIV）是越来越多地被用作 PARDS 的一线呼吸支持方式，并与较差的营养充足性相关[97]。我们不知道避免有创机械通气的 NIV 的潜在益处是否被喂食不足的风险所抵消。EN 的相关禁忌证通常包括液体容量限制、血流动力学不稳定和定义不清的喂养不耐受。血流动力学不稳定需要血管升压药的成年人在接受早期 EN 治疗时，死亡率较低[98]。大型数据库研究并未证明，在接受血管活性输注时，肠道喂养的儿童不良后果增加。然而，在小型研究中，发生 EN 并发症的血流动力学不稳定儿童的预后比从未接受肠道喂养的儿童差[82, 99]。因此，在血流动力学不稳定的情况下，临床医师不愿意启动或推进 EN 可能是合理的[82]。尚需要进一步研究，以更好地确定患者在接受血管活性输注时是否会出现 EN 并发症。

喂养不耐受是肠内营养中断的最常见原因，45%～57% 的危重患儿发生喂养不耐受[9, 100]。临床医生对喂养不耐受的评估和常用的临床标准（如呕吐、肠鸣音、腹部检查、胃残留量、腹泻和乳酸水平）存在巨大差异，要么不精确，要么主观，要么不可靠[9, 95, 101, 102]。喂养不耐受的定义在医务人员和研究中心差异很大，没有标准化的定义或"评分"得到验证。高达 50% 的危重患儿出现胃排空延迟，但在 PICU 中，这一临床问题仍未得到充分认识[103]。由于阿片类药物滴注和其他危重疾病因素，肠动力不良通常是多因素的。只有红霉素和甲氧氯普胺被 FDA 批准为促进剂，用于治疗儿童危重症期间的胃肠运动障碍，在改善 PICU 中的不良胃肠运动方面具有不同的成功率。较新的促进剂，如胆囊收缩素受体拮抗药、生长激素释放肽和甲基纳曲酮，在阿片类药物引起的运动障碍的情况下，在儿科危重病中正在进行评估[104, 105]。应尽早开始肠道治疗，以预防便秘和随后的喂养不耐受，并监测患者是否腹泻和便秘，尤其是服用阿片类药物的儿童。肠运动功能差、胃排空延迟和缺乏适当的肠道方案可能会延迟目标 EN 的实现。

基于目标生物标志物的 EN 安全启动和推进的工具将减少营养支持的障碍并改善 EN 的输送，但目前还没有此类工具。理想情况下，指导 EN 进展的生物标志物可以预测哪些患者在 ICU 住院的第 1 周会出现 EN 并发症，并确定哪些患者可能受益于 PN 以实现大量营养素目标。手术也是营养支持中断的常见原因[9]。无创通气和强化治疗（如 ECMO）与未能实现 EN 目标相关[106, 107]。在成人 ICU 中成功采用的一种改善营养充分性的策略是基于量的每日肠道喂养目标策略，而不是每小时喂养目标策略[108]。基于喂养容积的医嘱规定了 EN 的每日量目标，通常在 18～20h 内交付输送，而不是传统的 24h 输送。该策略自动调整因手术而中断的日常喂养，以便在可能的情况下全天输送规定的 EN 总量。无论采用哪种方法，组建一个 PICU 营养支持的多学科团队是顺利完成营养计划的重要组成部分。早期 EN 指南的实施改善了多个回顾性研究中目标能量和蛋白质的百分比，这可能是由于特定 PICU 根据该指南对营养的重视及临床医生营养处方的行为变化导致的[109, 110]。

四、肠道－ARDS 的发动机

（一）ARDS 患儿的胃肠道和微生物组影响免疫系统和肺功能

胃肠道是主要的淋巴器官，容纳 70% 的人体免疫细胞[111-114]。肠道微生物群不仅在婴儿期免疫系统的发育中起着重要作用，而且在严重疾病期间形成全身和肺免疫反应中也起着重要作用[115, 116]。饮食是肠道微生物组多样性和肠道屏障功能的有效决定因素，在小鼠模型中，在预测微生物群落组成方面比遗传背景更重要[117]。Carmoty 等发现，饮食的快速变化导致微生物成分的快速变化[117]。在健康方面，肠道微生物组通过多种机制帮助调节肺免疫和宿主防御。肠道共生（有益）细菌直接作用于对抗促炎症细菌，降低整体炎症"张力"，保护肠上皮屏障功能，防止炎症诱导细菌成分移位[115, 116, 118, 119]。在 ARDS 中肠道微生物组出现不平衡及失调，以病理生物相对丰度增加和共生细菌相对丰度降低为特点，因抗生素使用、肠道 pH 值改变和长期危重病等治疗因素而进一步恶化[115, 120, 121]。在儿科危重病中，这种失调的特征是致病菌（如肠球菌和葡萄球菌）的相对丰度增加，以及有益共生生物的相对丰度降低，如瘤胃球菌和粪杆菌[120, 122]。此外，在全身应激或阿片类药物暴露期间发生营养缺乏时，革兰阴性病原菌的毒力增强，这是 PARDS 患者常见的临床情况[123]。通过对肠道微生物组和肠上皮屏障的影响，特定营养素和益生菌前体或益生菌可能会影响肺和全身促炎张力及 PARDS 环境中中性粒细胞的积聚[124-126]。肠内喂养的非营养益处包括减少肺部的促炎症信号，这是 PARDS 的一个重要潜在治疗靶点[111, 127, 128]。新兴领域研究围绕营养支持和肠道微生物群在参与 ARDS 的全身和肺部炎症和免疫反应中的作用展开。

（二）免疫营养

尽管个体药物营养素的小型单中心研究最初取得了令人鼓舞的结果，但旨在调节危重成人的炎症反应的多个大型联合药物营养素试验既没有显示出益处，也没有显示出危害[129, 130]。联合疗法包括各种抗氧化剂、精氨酸、谷氨酰胺、甲氧氯普胺、ω-3 多不饱和脂肪酸（多不饱和脂肪酸）、锌和硒[131-137]。儿科危重病应激诱导免疫抑制（critical illness stress-induced immune suppression, CRISIS）预防药物有效性的随机对照研究试验评估了危重病儿童每日肠道锌、硒、谷氨酰胺和甲氧氯普胺的使用情况。主要的结局指标是医院感染的发生率。尽管数据集的二次分析确实表明需要对基线免疫功能障碍患者进行进一步研究，但是由于干预无效，该试验提前停止[134]。

研究继续评估 ω-3 多不饱和脂肪酸及其下游介质作为 PARDS 中潜在的药物营养素靶点。ω-3 多不饱和脂肪酸的基本原理是，它们将直接与 ω-6 多不饱和脂肪酸竞争，并起到降低促炎性花生酸合成的作用，增加抗炎性脂质介质（如溶血素和保护素）的产生，减少趋化、活性氧（reactive oxygen species, ROS）和促炎性细胞因子，通过减少黏附分子的表达以减少白细胞结合和活化[138]。目前尚不清楚改善这些中间生化指标是否会导致临床转归的改善，这可能取决于对 PARDS 更具促炎亚型的适当识别，因此更有可能从抗炎治疗策略中获益。

多项研究确定了维生素 D 水平降低与 ARDS 风险增加的关联，尽管这种关联的机制目前尚不清楚[139-141]。维生素 D 缺乏与 ARDS 相关的肺功能受损和病毒细菌感染的发病率

增加有关[142-144]。维生素 D 缺乏状态可能是
PARDS 预测治疗反应亚型的一个重要因素。已
知维生素 D 可调节巨噬细胞、淋巴细胞和上皮
细胞功能，因此是 ARDS 病理生理学进一步研
究的合理靶点[140, 145]。补充维生素 D 治疗是否
对 PARDS 的治疗有任何作用尚不清楚。已知
多种营养素缺乏在危重病期间发生，但尚不清
楚这些营养素缺乏是否真正反映了其缺乏状态，
或是否反映了对危重病的适应或再分配。需要
进一步的临床试验来评估特定微量营养素替代
物和免疫系统营养调节的个体贡献，以了解这
些疗法在 PARDS 中是否有作用。

五、结论

营养状况、液体超载和 AKI 的平衡管理在
治疗患有 PARDS 的儿童时提出了独特的挑战。
需要严谨的多学科团队医疗，开具指南建议的
最低大营养素需求，以保持去脂体重和呼吸肌
功能，避免液体超载，并与 AKI 的治疗协调一
致。随着我们对 ARDS 患者表型及肺、肾和胃
肠道交互作用的理解不断提高，根据患者病情
严重程度、病前营养风险、ARDS 的炎症表型、
测量的能量消耗、去脂体重及患者肠道微生物
组成的积极监测，可能会出现高度个性化的营
养和体液管理策略。一组经过挑选的高危患者
可能特别受益于严格滴定的营养、液体和肾脏
复苏计划，其中可能包括早期机械性液体清除。
长期住院患者，患有 PARDS、脓毒症或烧伤的
患者，以及先前存在严重营养不良的儿童最有
可能受益于个性化的营养和液体疗法，该疗法
考虑了这些器官系统的相互关系。

参考文献

[1] American Academy of Pediatrics. Committee on Nutrition, Barness LA. Pediatric nutrition handbook. 6th ed. Elk Grove Village: American Academy of Pediatrics; 2009.

[2] Mehta NM, Bechard LJ, Zurakowski D, Duggan CP, Heyland DK. Adequate enteral protein intake is inversely associated with 60–d mortality in critically ill children: a multicenter, prospective, cohort study. Am J Clin Nutr. 2015;102(1):199–206.

[3] Mehta NM, Bechard LJ, Cahill N, et al. Nutritional practices and their relationship to clinical outcomes in critically ill children--an international multicenter cohort study*. Crit Care Med. 2012;40(7):2204–11.

[4] Wong JJ, Han WM, Sultana R, Loh TF, Lee JH. Nutrition delivery affects outcomes in pediatric acute respiratory distress syndrome. JPEN J Parenter Enteral Nutr. 2017; 41(6):1007–13.

[5] de Neef M, Geukers VG, Dral A, Lindeboom R, Sauerwein HP, Bos AP. Nutritional goals, prescription and delivery in a pediatric intensive care unit. Clin Nutr. 2008;27(1):65–71.

[6] Hulst J, Joosten K, Zimmermann L, et al. Malnutrition in critically ill children: from admission to 6 months after discharge. Clin Nutr. 2004;23(2):223–32.

[7] Hulst JM, Joosten KF, Tibboel D, van Goudoever JB. Causes and consequences of inadequate substrate supply to pediatric ICU patients. Curr Opin Clin Nutr Metab Care. 2006;9(3):297–303.

[8] Malakouti A, Sookplung P, Siriussawakul A, et al. Nutrition support and deficiencies in children with severe traumatic brain injury. Pediatr Crit Care Med. 2012;13(1):e18–24.

[9] Mehta NM, McAleer D, Hamilton S, et al. Challenges to optimal enteral nutrition in a multidisciplinary pediatric intensive care unit. JPEN J Parenter Enteral Nutr. 2010; 34(1):38–45.

[10] Pollack MM, Ruttimann UE, Wiley JS. Nutritional depletions in critically ill children: associations with physiologic instability and increased quantity of care. JPEN J Parenter Enteral Nutr. 1985;9(3):309–13.

[11] Goldstein SL, Basu RK, Kaddourah A. Acute kidney injury in critically ill children and young adults. N Engl J Med. 2017;376(13):1295–6.

[12] Kaddourah A, Basu RK, Bagshaw SM, Goldstein SL, Investigators A. Epidemiology of acute kidney injury in critically ill children and young adults. N Engl J Med. 2017;376(1):11–20.

[13] Akcan-Arikan A, Zappitelli M, Loftis LL, Washburn KK, Jefferson LS, Goldstein SL. Modified RIFLE criteria in

critically ill children with acute kidney injury. Kidney Int. 2007;71(10):1028–35.

[14] Abulebda K, Cvijanovich NZ, Thomas NJ, et al. Post-ICU admission fluid balance and pediatric septic shock outcomes: a risk-stratified analysis. Crit Care Med. 2014;42(2):397–403.

[15] Alobaidi R, Morgan C, Basu RK, et al. Association between fluid balance and outcomes in critically ill children: a systematic review and meta-analysis. JAMA Pediatr. 2018;172(3):257–68.

[16] Arikan AA, Zappitelli M, Goldstein SL, Naipaul A, Jefferson LS, Loftis LL. Fluid overload is associated with impaired oxygenation and morbidity in critically ill children. Pediatr Crit Care Med. 2012;13(3):253–8.

[17] Willson DF, Thomas NJ, Tamburro R, et al. The relationship of fluid administration to outcome in the pediatric calfactant in acute respiratory distress syndrome trial. Pediatr Crit Care Med. 2013;14(7):666–72.

[18] Gillespie RS, Seidel K, Symons JM. Effect of fluid overload and dose of replacement fluid on survival in hemofiltration. Pediatr Nephrol. 2004;19(12):1394–9.

[19] Foland JA, Fortenberry JD, Warshaw BL, et al. Fluid overload before continuous hemofiltration and survival in critically ill children: a retrospective analysis. Crit Care Med. 2004;32(8):1771–6.

[20] Goldstein SL, Somers MJ, Baum MA, et al. Pediatric patients with multi-organ dysfunction syndrome receiving continuous renal replacement therapy. Kidney Int. 2005;67(2):653–8.

[21] Hayes LW, Oster RA, Tofil NM, Tolwani AJ. Outcomes of critically ill children requiring continuous renal replacement therapy. J Crit Care. 2009;24(3):394–400.

[22] Valentine SL, Sapru A, Higgerson RA, et al. Fluid balance in critically ill children with acute lung injury. Crit Care Med. 2012;40(10):2883–9.

[23] Sinitsky L, Walls D, Nadel S, Inwald DP. Fluid overload at 48 hours is associated with respiratory morbidity but not mortality in a general PICU: retrospective cohort study. Pediatr Crit Care Med. 2015;16(3):205–9.

[24] Ingelse SA, Wiegers HM, Calis JC, van Woensel JB, Bem RA. Early fluid overload prolongs mechanical ventilation in children with viral-lower respiratory tract disease. Pediatr Crit Care Med. 2017;18(3):e106–11.

[25] Li Y, Wang J, Bai Z, et al. Early fluid overload is associated with acute kidney injury and PICU mortality in critically ill children. Eur J Pediatr. 2016;175(1):39–48.

[26] Seguin J, Albright B, Vertullo L, et al. Extent, risk factors, and outcome of fluid overload after pediatric heart surgery*. Crit Care Med. 2014;42(12):2591–9.

[27] Diaz F, Nunez MJ, Pino P, Erranz B, Cruces P. Implementation of preemptive fluid strategy as a bundle to prevent fluid overload in children with acute respiratory distress syndrome and sepsis. BMC Pediatr. 2018;18(1):207.

[28] Foster BA, Tom D, Hill V. Hypotonic versus isotonic fluids in hospitalized children: a systematic review and meta-analysis. J Pediatr. 2014;165(1):163–169 e162.

[29] Barhight MF, Brinton J, Stidham T, et al. Increase in chloride from baseline is independently associated with mortality in critically ill children. Intensive Care Med. 2018;44(12):2183–91.

[30] Barhight MF, Lusk J, Brinton J, et al. Hyperchloremia is independently associated with mortality in critically ill children who ultimately require continuous renal replacement therapy. Pediatr Nephrol. 2018;33(6):1079–85.

[31] National Heart Lung and Blood Institute Acute Respiratory Distress Syndrome Clinical Trials Network, Wiedemann HP, et al. Comparison of two fluid-management strategies in acute lung injury. N Engl J Med. 2006;354(24):2564–75.

[32] Mikkelsen ME, Christie JD, Lanken PN, Biester RC, Thompson BT, Bellamy SL, Localio AR, Demissie E, Hopkins RO, Angus DC. The adult respiratory distress syndrome cognitive outcomes study: longterm neuropsychological function in survivors of acute lung injury. Am J Respir Crit Care Med. 2012;185(12):1307–15. https://doi.org/10.1164/ rccm.201111–2025OC.

[33] Famous KR, Delucchi K, Ware LB, et al. Acute respiratory distress syndrome subphenotypes respond differently to randomized fluid management strategy. Am J Respir Crit Care Med. 2017;195(3):331–8.

[34] Valentine SL, Nadkarni VM, Curley MA. Pediatric acute lung injury consensus conference G. nonpulmonary treatments for pediatric acute respiratory distress syndrome: proceedings from the pediatric acute lung injury consensus conference. Pediatr Crit Care Med. 2015;16(5 Suppl 1):S73–85.

[35] Khemani RG, Smith LS, Zimmerman JJ, Erickson S. Pediatric acute lung injury consensus conference G. pediatric acute respiratory distress syndrome: definition, incidence, and epidemiology: proceedings from the pediatric acute lung injury consensus conference. Pediatr Crit Care Med. 2015;16(5 Suppl 1):S23–40.

[36] Kyle UG, Akcan-Arikan A, Silva JC, Goldsworthy M, Shekerdemian LS, Coss-Bu JA. Protein feeding in pediatric acute kidney injury is not associated with a delay in renal recovery. J Ren Nutr. 2017;27(1):8–15.

[37] Pu H, Doig GS, Heighes PT, et al. Intravenous amino acid therapy for kidney protection in cardiac surgery patients: a pilot randomized controlled trial. J Thorac Cardiovasc Surg. 2018; https://doi.org/10.1016/j. jtcvs.2018.11.097. pii: S0022–5223(18)33243–4.

[38] Martin GS, Moss M, Wheeler AP, Mealer M, Morris JA, Bernard GR. A randomized, controlled trial of furosemide

with or without albumin in hypoproteinemic patients with acute lung injury. Crit Care Med. 2005;33(8):1681–7.

[39] Martin GS, Mangialardi RJ, Wheeler AP, Dupont WD, Morris JA, Bernard GR. Albumin and furosemide therapy in hypoproteinemic patients with acute lung injury. Crit Care Med. 2002;30(10):2175–82.

[40] Selewski DT, Cornell TT, Blatt NB, et al. Fluid overload and fluid removal in pediatric patients on extracorporeal membrane oxygenation requiring continuous renal replacement therapy. Crit Care Med. 2012;40(9):2694–9.

[41] Guess R, Vaewpanich J, Coss-Bu JA, et al. Risk factors for ventilator-associated events in a PICU. Pediatr Crit Care Med. 2018;19(1):e7–e13.

[42] Basu RK, Wheeler DS. Kidney-lung crosstalk and acute kidney injury. Pediatr Nephrol. 2013;28(12):2239–48.

[43] Liu KD, Altmann C, Smits G, et al. Serum interleukin-6 and interleukin-8 are early biomarkers of acute kidney injury and predict prolonged mechanical ventilation in children undergoing cardiac surgery: a case-control study. Crit Care. 2009;13(4):R104.

[44] Faubel S, Edelstein CL. Mechanisms and mediators of lung injury after acute kidney injury. Nat Rev Nephrol. 2016;12(1):48–60.

[45] Grams ME, Rabb H. The distant organ effects of acute kidney injury. Kidney Int. 2012;81(10):942–8.

[46] Zinter MS, Spicer AC, Liu KD, et al. Positive cumulative fluid balance is associated with mortality in pediatric acute respiratory distress syndrome in the setting of acute kidney injury. Pediatr Crit Care Med. 2019;20(4):323–31.

[47] Mekontso Dessap A, Katsahian S, Roche-Campo F, et al. Ventilator-associated pneumonia during weaning from mechanical ventilation: role of fluid management. Chest. 2014;146(1):58–65.

[48] Akcan-Arikan A, Gebhard DJ, Arnold MA, Loftis LL, Kennedy CE. Fluid overload and kidney injury score: a multidimensional real-time assessment of renal disease burden in the critically ill patient. Pediatr Crit Care Med. 2017;18(6):524–30.

[49] Liu KD, Thompson BT, Ancukiewicz M, et al. Acute kidney injury in patients with acute lung injury: impact of fluid accumulation on classification of acute kidney injury and associated outcomes. Crit Care Med. 2011;39(12):2665–71.

[50] Duggan CWJ, Walker WA. Nutrition in pediatrics: basic science, clinical application. 4th ed. Hamilton: BC Decker; 2008.

[51] Mehta NM, Duggan CP. Nutritional deficiencies during critical illness. Pediatr Clin N Am. 2009;56(5):1143–60.

[52] Irving SY, Daly B, Verger J, et al. The association of nutrition status expressed as body mass index z score with outcomes in children with severe sepsis: a secondary analysis from the Sepsis prevalence, outcomes, and therapies (SPROUT) study. Crit Care Med. 2018;46(11):e1029–39.

[53] Delgado AF, Okay TS, Leone C, Nichols B, Del Negro GM, Vaz FA. Hospital malnutrition and inflammatory response in critically ill children and adolescents admitted to a tertiary intensive care unit. Clinics (Sao Paulo). 2008;63(3):357–62.

[54] Bechard LJ, Duggan C, Touger-Decker R, et al. Nutritional status based on body mass index is associated with morbidity and mortality in mechanically ventilated critically ill children in the PICU. Crit Care Med. 2016;44(8):1530–7.

[55] Mehta NM, Corkins MR, Lyman B, et al. Defining pediatric malnutrition: a paradigm shift toward etiology-related definitions. JPEN J Parenter Enteral Nutr. 2013;37(4):460–81.

[56] Agus MS, Javid PJ, Piper HG, et al. The effect of insulin infusion upon protein metabolism in neonates on extracorporeal life support. Ann Surg. 2006;244(4):536–44.

[57] Botran M, Lopez-Herce J, Mencia S, Urbano J, Solana MJ, Garcia A. Enteral nutrition in the critically ill child: comparison of standard and proteinenriched diets. J Pediatr. 2011;159(1):27–32.

[58] Mehta NM, Skillman HE, Irving SY, et al. Guidelines for the provision and assessment of nutrition support therapy in the pediatric critically ill patient: Society of Critical Care Medicine and American Society for Parenteral and Enteral Nutrition. JPEN J Parenter Enteral Nutr. 2017;41(5):706–42.

[59] Mehta NM, Compher C. A.S.P.E.N. clinical guidelines: nutrition support of the critically ill child. JPEN J Parenter Enteral Nutr. 2009;33(3):260–76.

[60] Diaz EC, Herndon DN, Porter C, Sidossis LS, Suman OE, Borsheim E. Effects of pharmacological interventions on muscle protein synthesis and breakdown in recovery from burns. Burns. 2015;41(4):649–57.

[61] Zappitelli M, Juarez M, Castillo L, Coss-Bu J, Goldstein SL. Continuous renal replacement therapy amino acid, trace metal and folate clearance in critically ill children. Intensive Care Med. 2009;35(4):698–706.

[62] Kamel AY, Dave NJ, Zhao VM, Griffith DP, Connor MJ Jr, Ziegler TR. Micronutrient alterations during continuous renal replacement therapy in critically ill adults: a retrospective study. Nutr Clin Pract. 2018;33(3):439–46.

[63] Goldman HI, Freudenthal R, Holland B, Karelitz S. Clinical effects of two different levels of protein intake on low-birth-weight infants. J Pediatr. 1969;74(6):881–9.

[64] Goldman HI, Liebman OB, Freudenthal R, Reuben R. Effects of early dietary protein intake on lowbirth-

weight infants: evaluation at 3 years of age. J Pediatr. 1971;78(1):126–9.

[65] Martinez EE, Smallwood CD, Bechard LJ, Graham RJ, Mehta NM. Metabolic assessment and individualized nutrition in children dependent on mechanical ventilation at home. J Pediatr. 2015;166(2):350–7.

[66] Tillquist M, Kutsogiannis DJ, Wischmeyer PE, et al. Bedside ultrasound is a practical and reliable measurement tool for assessing quadriceps muscle layer thickness. JPEN J Parenter Enteral Nutr. 2014;38(7):886–90.

[67] Savalle M, Gillaizeau F, Maruani G, et al. Assessment of body cell mass at bedside in critically ill patients. Am J Physiol Endocrinol Metab. 2012;303(3):E389–96.

[68] Sheean PM, Peterson SJ, Gomez Perez S, et al. The prevalence of sarcopenia in patients with respiratory failure classified as normally nourished using computed tomography and subjective global assessment. JPEN J Parenter Enteral Nutr. 2014;38(7):873–9.

[69] Mikhailov TA, Kuhn EM, Manzi J, et al. Early enteral nutrition is associated with lower mortality in critically ill children. JPEN J Parenter Enteral Nutr. 2014;38(4):459–66.

[70] Coss-Bu JA, Jefferson LS, Walding D, David Y, Smith EO, Klish WJ. Resting energy expenditure in children in a pediatric intensive care unit: comparison of Harris-Benedict and Talbot predictions with indirect calorimetry values. Am J Clin Nutr. 1998;67(1):74–80.

[71] Leong AY, Field CJ, Larsen BM. Nutrition support of the postoperative cardiac surgery child. Nutr Clin Pract. 2013;28(5):572–9.

[72] Mehta NM, Bechard LJ, Dolan M, Ariagno K, Jiang H, Duggan C. Energy imbalance and the risk of overfeeding in critically ill children. Pediatr Crit Care Med. 2011; 12(4):398–405.

[73] Mehta NM, Duggan CP. Nutritional deficiencies during critical illness. Pediatr Clin North Am. 2009;56(5):1143–60.

[74] Briassoulis G, Zavras N, Hatzis T. Malnutrition, nutritional indices, and early enteral feeding in critically ill children. Nutrition. 2001;17(7–8):548–57.

[75] Preiser JC, van Zanten AR, Berger MM, et al. Metabolic and nutritional support of critically ill patients: consensus and controversies. Crit Care. 2015;19:35.

[76] Berger MM, Chiolero RL. Hypocaloric feeding: pros and cons. Curr Opin Crit Care. 2007;13(2):180–6.

[77] Alaedeen DI, Walsh MC, Chwals WJ. Total parenteral nutrition-associated hyperglycemia correlates with prolonged mechanical ventilation and hospital stay in septic infants. J Pediatr Surg. 2006;41(1):239–44; discussion 239–244.

[78] Vazquez Martinez JL, Martinez-Romillo PD, Diez SJ, Ruza TF. Predicted versus measured energy expenditure by continuous, online indirect calorimetry in ventilated, critically ill children during the early postinjury period.

Pediatr Crit Care Med. 2004;5(1):19–27.

[79] Letton RW, Chwals WJ, Jamie A, Charles B. Early postoperative alterations in infant energy use increase the risk of overfeeding. J Pediatr Surg. 1995;30(7):988–92; discussion 992–983.

[80] Meert KL, Daphtary KM, Metheny NA. Gastric vs small-bowel feeding in critically ill children receiving mechanical ventilation: a randomized controlled trial. Chest. 2004;126(3):872–8.

[81] Wang D, Zheng SQ, Chen XC, Jiang SW, Chen HB. Comparisons between small intestinal and gastric feeding in severe traumatic brain injury: a systematic review and meta-analysis of randomized controlled trials. J Neurosurg. 2015;123(5):1194–201.

[82] Lopez-Herce J, Mencia S, Sanchez C, Santiago MJ, Bustinza A, Vigil D. Postpyloric enteral nutrition in the critically ill child with shock: a prospective observational study. Nutr J. 2008;7:6.

[83] Lopez-Herce J, Santiago MJ, Sanchez C, Mencia S, Carrillo A, Vigil D. Risk factors for gastrointestinal complications in critically ill children with transpyloric enteral nutrition. Eur J Clin Nutr. 2008;62(3):395–400.

[84] Fivez T, Kerklaan D, Verbruggen S, et al. Impact of withholding early parenteral nutrition completing enteral nutrition in pediatric critically ill patients (PEPaNIC trial): study protocol for a randomized controlled trial. Trials. 2015;16:202.

[85] Fivez T, Kerklaan D, Mesotten D, et al. Early versus late parenteral nutrition in critically ill children. N Engl J Med. 2016;374(12):1111–22.

[86] Denne SC, Poindexter BB. Evidence supporting early nutritional support with parenteral amino acid infusion. Semin Perinatol. 2007;31(2):56–60.

[87] Ehrenkranz RA, Das A, Wrage LA, et al. Early nutrition mediates the influence of severity of illness on extremely LBW infants. Pediatr Res. 2011;69(6):522–9.

[88] Evans RA, Thureen P. Early feeding strategies in preterm and critically ill neonates. Neonatal Netw. 2001;20(7): 7–18.

[89] Franz AR, Pohlandt F, Bode H, et al. Intrauterine, early neonatal, and postdischarge growth and neurodevelopmental outcome at 5.4 years in extremely preterm infants after intensive neonatal nutritional support. Pediatrics. 2009;123(1):e101–9.

[90] Lucas A, Morley R, Cole TJ. Randomised trial of early diet in preterm babies and later intelligence quotient. BMJ (Clinical Research ed). 1998;317(7171):1481–7.

[91] Grau-Carmona T, Bonet-Saris A, Garcia-de-Lorenzo A, et al. Influence of n-3 polyunsaturated fatty acids enriched lipid emulsions on nosocomial infections and clinical outcomes in critically ill patients: ICU lipids study. Crit Care Med. 2015;43(1):31–9.

[92] Grintescu IM, Luca Vasiliu I, Cucereanu Badica I, et al. The influence of parenteral glutamine supplementation on glucose homeostasis in critically ill polytrauma patients--a randomized-controlled clinical study. Clin Nutr. 2015;34(3):377–82.

[93] Najmi M, Vahdat Shariatpanahi Z, Tolouei M, Amiri Z. Effect of oral olive oil on healing of 10%~20% total body surface area burn wounds in hospitalized patients. Burns. 2015;41(3):493–6.

[94] Zhang WC, Zheng XJ, Du LJ, et al. High salt primes a specific activation state of macrophages, M(Na). Cell Res. 2015;25(8):893–910.

[95] King W, Petrillo T, Pettignano R. Enteral nutrition and cardiovascular medications in the pediatric intensive care unit. JPEN J Parenter Enteral Nutr. 2004;28(5):334–8.

[96] Rogers EJ, Gilbertson HR, Heine RG, Henning R. Barriers to adequate nutrition in critically ill children. Nutrition. 2003;19(10):865–8.

[97] Canarie MF, Barry S, Carroll CL, et al. Risk factors for delayed enteral nutrition in critically ill children. Pediatr Crit Care Med. 2015;16(8):e283–9.

[98] Khalid I, Doshi P, DiGiovine B. Early enteral nutrition and outcomes of critically ill patients treated with vasopressors and mechanical ventilation. Am J Crit Care. 2010;19(3):261–8.

[99] Panchal AK, Manzi J, Connolly S, et al. Safety of enteral feedings in critically ill children receiving vasoactive agents. JPEN J Parenter Enteral Nutr. 2016;40(2):236–41.

[100] Meyer R, Harrison S, Sargent S, Ramnarayan P, Habibi P, Labadarios D. The impact of enteral feeding protocols on nutritional support in critically ill children. J Hum Nutr Diet. 2009;22(5):428–36.

[101] McClave SA, Lukan JK, Stefater JA, et al. Poor validity of residual volumes as a marker for risk of aspiration in critically ill patients. Crit Care Med. 2005;33(2):324–30.

[102] Metheny NA, Mills AC, Stewart BJ. Monitoring for intolerance to gastric tube feedings: a national survey. Am J Crit Care. 2012;21(2):e33–40.

[103] Martinez EE, Douglas K, Nurko S, Mehta NM. Gastric dysmotility in critically ill children: pathophysiology, diagnosis, and management. Pediatr Crit Care Med. 2015;16(9):828–36.

[104] Martinez EE, Katherine BS, Nurko S, Mehta NM. Gastric dysmotility in critically ill children: pathophysiology, diagnosis, and management. Pediatr Crit Care Med. 2015;16(9):828–36.

[105] Deane A, Chapman MJ, Fraser RJ, Bryant LK, Burgstad C, Nguyen NQ. Mechanisms underlying feed intolerance in the critically ill: implications for treatment. World J Gastroenterol. 2007;13(29):3909–17.

[106] Reeves A, White H, Sosnowski K, Tran K, Jones M, Palmer M. Energy and protein intakes of hospitalised patients with acute respiratory failure receiving noninvasive ventilation. Clin Nutr. 2014;33(6):1068–73.

[107] Ridley EJ, Davies AR, Robins EJ, et al. Nutrition therapy in adult patients receiving extracorporeal membrane oxygenation: a prospective, multicentre, observational study. Crit Care Resusc. 2015;17(3):183–9.

[108] Haskins IN, Baginsky M, Gamsky N, et al. A volume-based enteral nutrition support regimen improves caloric delivery but may not affect clinical outcomes in critically ill patients. JPEN J Parenter Enteral Nutr. 2017;41(4):607–11.

[109] Hamilton S, McAleer DM, Ariagno K, et al. A stepwise enteral nutrition algorithm for critically ill children helps achieve nutrient delivery goals*. Pediatr Crit Care Med. 2014;15(7):583–9.

[110] Joffe A, Anton N, Lequier L, et al. Nutritional support for critically ill children. Cochrane Database Syst Rev. 2016;5:CD005144.

[111] Rendon JL, Choudhry MA. Th17 cells: critical mediators of host responses to burn injury and sepsis. J Leukoc Biol. 2012;92(3):529–38.

[112] Ichinohe T, Pang IK, Kumamoto Y, et al. Microbiota regulates immune defense against respiratory tract influenza a virus infection. Proc Natl Acad Sci U S A. 2011;108(13):5354–9.

[113] Sodhi CP, Jia H, Yamaguchi Y, et al. Intestinal epithelial TLR-4 activation is required for the development of acute lung injury after trauma/hemorrhagic shock via the release of HMGB1 from the gut. J Immunol. 2015;194(10):4931–9.

[114] Galperin C, Gershwin ME. Immunopathogenesis of gastrointestinal and hepatobiliary diseases. JAMA. 1997;278(22):1946–55.

[115] Samuelson DR, Welsh DA, Shellito JE. Regulation of lung immunity and host defense by the intestinal microbiota. Front Microbiol. 2015;6:1085.

[116] Meng M, Klingensmith NJ, Coopersmith CM. New insights into the gut as the driver of critical illness and organ failure. Curr Opin Crit Care. 2017;23(2):143–8.

[117] Carmody RN, Gerber GK, Luevano JM Jr, et al. Diet dominates host genotype in shaping the murine gut microbiota. Cell Host Microbe. 2015;17(1):72–84.

[118] McDermott AJ, Huffnagle GB. The microbiome and regulation of mucosal immunity. Immunology. 2014;142(1):24–31.

[119] Shimizu K, Ogura H, Hamasaki T, et al. Altered gut flora are associated with septic complications and death in critically ill patients with systemic inflammatory response syndrome. Dig Dis Sci. 2011;56(4):1171–7.

[120] Rogers MB, Firek B, Shi M, et al. Disruption of the microbiota across multiple body sites in critically ill

children. Microbiome. 2016;4(1):66.

[121] Cho I, Yamanishi S, Cox L, et al. Antibiotics in early life alter the murine colonic microbiome and adiposity. Nature. 2012;488(7413):621–6.

[122] McDonald D, Ackermann G, Khailova L, et al. Extreme dysbiosis of the microbiome in critical illness. mSphere. 2016;1(4) https://doi.org/10.1128/ mSphere.00199–16.

[123] Zaborin A, Smith D, Garfield K, et al. Membership and behavior of ultra-low-diversity pathogen communities present in the gut of humans during prolonged critical illness. MBio. 2014;5(5): e01361–14.

[124] Seki H, Fukunaga K, Arita M, et al. The anti-inflammatory and proresolving mediator resolvin E1 protects mice from bacterial pneumonia and acute lung injury. J Immunol. 2010;184(2):836–43.

[125] Eickmeier O, Seki H, Haworth O, et al. Aspirintriggered resolvin D1 reduces mucosal inflammation and promotes resolution in a murine model of acute lung injury. Mucosal Immunol. 2013;6(2):256–66.

[126] Jacobs BR, Nadkarni V, Goldstein B, et al. Nutritional immunomodulation in critically ill children with acute lung injury: feasibility and impact on circulating biomarkers. Pediatr Crit Care Med. 2013;14(1):e45–56.

[127] Kudsk KA. Effect of route and type of nutrition on intestine-derived inflammatory responses. Am J Surg. 2003;185(1):16–21.

[128] Janu P, Li J, Renegar KB, Kudsk KA. Recovery of gut-associated lymphoid tissue and upper respiratory tract immunity after parenteral nutrition. Ann Surg. 1997;225(6):707–15; discussion 715–707

[129] Heyland DK, Dhaliwal R, Day AG, et al. REducing deaths due to OXidative stress (the REDOXS study): rationale and study design for a randomized trial of glutamine and antioxidant supplementation in critically-ill patients. Proc Nutr Soc. 2006;65(3):250–63.

[130] Andrews PJ, Avenell A, Noble DW, et al. Randomised trial of glutamine and selenium supplemented parenteral nutrition for critically ill patients. Protocol Version 9, 19 February 2007 known as SIGNET (Scottish Intensive care Glutamine or sele–Nium Evaluative Trial). Trials. 2007;8:25.

[131] Allingstrup M, Afshari A. Selenium supplementation for critically ill adults. Cochrane Database Syst Rev. 2015;(7):CD003703.

[132] Barbosa E, Moreira EA, Goes JE, Faintuch J. Pilot study with a glutamine-supplemented enteral formula in critically ill infants. Rev Hosp Clin Fac Med Sao Paulo. 1999;54(1):21–4.

[133] Brodska H, Valenta J, Malickova K, Kohout P, Kazda A, Drabek T. Biomarkers in critically ill patients with systemic inflammatory response syndrome or sepsis supplemented with high-dose selenium. J Trace Elem Med Biol. 2015;31:25–32.

[134] Carcillo JA, Dean JM, Holubkov R, et al. The randomized comparative pediatric critical illness stressinduced immune suppression (CRISIS) prevention trial. Pediatr Crit Care Med. 2012;13(2):165–73.

[135] Heyland DK, Dhaliwal R, Drover JW, Gramlich L, Dodek P. Canadian critical care clinical practice guidelines C. Canadian clinical practice guidelines for nutrition support in mechanically ventilated, critically ill adult patients. JPEN J Parenter Enteral Nutr. 2003; 27(5):355–73.

[136] Mayes T, Gottschlich MM, Kagan RJ. An evaluation of the safety and efficacy of an anti-inflammatory, pulmonary enteral formula in the treatment of pediatric burn patients with respiratory failure. J Burn Care Res. 2008;29(1):82–8.

[137] Tao KM, Li XQ, Yang LQ, et al. Glutamine supplementation for critically ill adults. Cochrane Database Syst Rev. 2014;9:CD010050.

[138] Garcia de Acilu M, Leal S, Caralt B, Roca O, Sabater J, Masclans JR. The role of omega-3 polyunsaturated fatty acids in the treatment of patients with acute respiratory distress syndrome: a clinical review. Biomed Res Int. 2015;2015:653750.

[139] Onwuneme C, Martin F, McCarthy R, et al. The association of vitamin D status with acute respiratory morbidity in preterm infants. J Pediatr. 2015;166(5): 1175–1180.e1171.

[140] Dancer RC, Parekh D, Lax S, et al. Vitamin D deficiency contributes directly to the acute respiratory distress syndrome (ARDS). Thorax. 2015;70(7):617–24.

[141] Thickett DR, Moromizato T, Litonjua AA, et al. Association between prehospital vitamin D status and incident acute respiratory failure in critically ill patients: a retrospective cohort study. BMJ Open Respir Res. 2015;2(1):e000074.

[142] Parekh D, Thickett DR, Turner AM. Vitamin D deficiency and acute lung injury. Inflamm Allergy Drug Targets. 2013;12(4):253–61.

[143] Heulens N, Korf H, Cielen N, et al. Vitamin D deficiency exacerbates COPD-like characteristics in the lungs of cigarette smoke-exposed mice. Respir Res. 2015;16:110.

[144] Foong RE, Bosco A, Jones AC, et al. The effects of in utero vitamin D deficiency on airway smooth muscle mass and lung function. Am J Respir Cell Mol Biol. 2015;53(5):664–75.

[145] Nouari W, Ysmail-Dahlouk L, Aribi M. Vitamin D3 enhances bactericidal activity of macrophage against Pseudomonas aeruginosa. Int Immunopharmacol. 2016;30:94–101.

第13章 儿童急性呼吸窘迫综合征的心肺交互作用与心血管支持

Heart-Lung Interactions and Cardiovascular Support in Pediatric Acute Respiratory Distress Syndrome

Saul Flores　Rohit S. Loomba　Ronald A. Bronicki　著

李梦丽　译

李　峥　校

一、概述

ARDS 的特点是影像学上的双侧弥漫性肺泡病变、肺顺应性减低、FRC 减少、肺内分流和低氧血症。ARDS 患者通常需要显著的气道正压来复张塌陷的肺泡并维持肺泡开放。尽管使用 PPV 可以改善氧合，但可能导致心排血量（cardiac output，CO）的减少，抵消氧含量的增加，或者在更严重情况下可导致体循环氧输送（oxygen delivery，DO$_2$）减少。在本章中，我们将讨论心肺交互作用的生理基础，重点讨论 PPV 对 RV 负荷状态和输出量的影响及对 ARDS 病理生理的重要影响，目的是为了探讨在儿童 ARDS 中 PPV 诱导的心血管功能障碍的影响、评估和治疗。

虽然儿童和成人的 ARDS 有相似之处，但儿童的一些特有因素可能影响 ARDS 病理生理过程和疾病进展[1]。儿童时期肺实质经历明显的结构重塑和发育。儿童和成人对感染和损伤的先天性和适应性免疫反应不同，在原发疾病情况（如肺炎与脓毒症、致病微生物类型）和并发症方面也存在差异。当我们讨论儿童 ARDS 时，应记住这些与年龄相关的差异和事实上我们对疾病过程和治疗策略的理解主要来源于成人研究。

二、呼吸对心血管功能的影响

（一）呼吸对右心室前负荷的影响

呼吸对体循环静脉回流有重要影响。因此，回顾静脉回流的决定因素与讨论心肺交互作用密切相关。驱动体循环静脉血液从外周返回到中心静脉的动力是静脉血贮存池和右心房（right atrium，RA）的压力梯度[2]。在一些情况下，包括大量肾上腺素刺激时，静脉回流的阻力可固定不变。

体循环静脉血贮存池的压力等于平均循环充盈压（P$_{ms}$）。P$_{ms}$ 与血管内容积和血管容量相关，体循环静脉血贮存池占其中绝大部分。这些静脉血贮存池中，最重要的是内脏和皮肤循环，它们比体循环动脉阻力血管顺应性更好，容量是体循环动脉阻力血管的 18 倍，包含了大部分血管内容积（占总容积的 70% 以上）。所以，静脉血贮存池的功能是决定体循环静脉回流和心排血量的重要因素。Guyton 及同事发现，狗的平均循环充盈压为 7mmHg，RA 平均压正常为 2mmHg，正常情况下产生 5mmHg 的体循环静脉回流的驱动压力[3]。基于这一概念框架，心脏产生的压力对静脉回流没有直接影响，进入体循环动脉系统的血流仅在其负责维持静脉贮存池容量的情况下才相关[4]。

P_{ms} 会随着血管内容积的扩大而增加，在神经激素通路的刺激下会持续数小时，也会随着输入容量的增加而急剧增加。血管内容积扩张会使 P_{ms} 呈线性增加。当静脉容量血管收缩时，P_{ms} 会立即出现代偿性增加。静脉张力的增加降低了静脉贮存池的顺应性和容量，增加了静脉血管内的压力。静脉收缩增加 P_{ms}，然后趋于平稳，库欣反应引起的血管舒缩张力增加最为显著。内源性儿茶酚胺、血管紧张素和升压素是急性循环代偿机制中维持足够的 P_{ms} 和静脉回流的主要介质。药物作用，如呋塞米（速尿）、促进一氧化氮释放的药（如硝普钠和硝酸甘油），以及兼有血管扩张作用的药（如米力农和多巴酚丁胺），可使血管扩张及静脉贮存池容量增加，减少平均循环充盈压和体循环静脉回流。病理生理状态下（如脓毒症）可导致血管麻痹，静脉容量增加，同时可由于微血管通透性增加而血管内容积减少，最终导致 P_{ms} 明显下降及体循环静脉回流明显减少。

静脉回流的下游压力是 RA 压，它受许多因素的影响，包括心功能和心动周期（所谓的心脏抽吸因素）和极为重要的呼吸的影响。例如，在自主呼吸期间，胸腔内压（intrathoracic pressure，ITP）下降、胸腔内结构的跨壁压力（P_{tm}= 内部压 – 外部周围压力）增加，当胸腔呈正向扩张时，胸腔内结构与其顺应性（P_{tm}= 容积 / 顺应性）成正比例扩张。因此，随着 ITP 的降低、RA P_{tm} 和 RV 容积增加、RA 压下降，从而驱动体循环静脉回流。

对于 PPV，正好相反。在 PPV 期间，整个呼吸周期中胸腔内压都在大气压之上，从而降低了 RA 的 P_{tm}，使其压力上升。对于给定的 P_{ms}，仅增加 1mmHg 的 RA 压力就会减少 14% 的静脉回流。当 RA 压接近 P_{ms} 时，静脉回流停止，除非循环反射性增加 P_{ms} 来代偿[2]，这种代偿是通过肾上腺素能刺激迅速完成，以及随着时间的推移通过增加和保持血管内容量而实现。

重要的是要认识到，在 PPV 期间发生的 RA 压增加是由于 ITP 的增加导致 RA P_{tm} 的减少，而不是由于静脉回流和 RA 充盈的增加。RA 压增加可能与体循环静脉回流、RA 充盈及最终 RV 搏出量的减少有关，这似乎不符合直觉，因为 RA 压常被用作 RV 前负荷的指标。然而，RA 压增加是因其有效顺应性的降低，这是由于周围压力的增加 /P_{tm} 的减少所致。Pinsky 及同事证明了 RA 压改变是由于改变 ITP 或血管内容积等干预措施对 RA P_{tm} 产生影响造成的，而不是 RA 压自身与 RV 每搏量改变相关所致[5]。

PPV 对体循环静脉回流的影响程度取决于几个因素，包括气道正压传递到胸腔内血管的大小（在下面的呼吸力学中讨论）及循环反射是否能够维持足够的 P_{ms}。另一个重要的相关因素是 RV 处在压力每搏量曲线的位置（图 13-1）。充盈的 RV 保持在其压力每搏量曲线的平坦部分时可以耐受静脉回流的减少（即每搏量将保持不变）。然而，如果静脉回流的减少导致 RV 压力落到其压力每搏量曲线的上升部分时，每搏量将会减少。最后，RV 舒张末容积由舒张期 P_{tm} 和顺应性决定，RA 也是类似机制，对于给

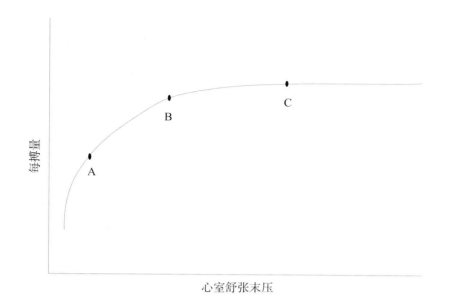

▲ 图 13-1　心室压力每搏量曲线

当体循环静脉回流减少时，心室状态从 C 点到 B 点，舒张末容积减少，但每搏量保持不变。当全身静脉回流进一步减少（B 到 A），心室舒张末容积和压力进一步下降，每搏量减少。相反，例如输液增加容量时，从 A 点到 B 点舒张容积增加，每搏量增加；然而，额外的液体输入（B 到 C）增加舒张容积和压力，但每搏量不会增加

定的 RV 充盈压力，随着周围压力的增加，其有效顺应性和充盈程度降低。

（二）呼吸对右心室后负荷的影响

呼吸通过改变血液 pH、肺泡氧分压和肺容积来影响肺血管阻力（pulmonary vascular resistance，PVR）。呼吸性和代谢性碱中毒引起肺血管扩张，而酸中毒引起血管收缩。

呼吸也通过改变肺容积来影响 PVR。这种心肺交互作用不是由 ITP 本身的变化介导的，而是与肺泡 P_{tm} 相关，与通气模式和呼吸系统顺应性无关。肺泡血管位于隔膜内，隔膜将相邻的肺泡隔开。肺泡压力是这些血管周围的压力。肺泡外血管位于间质中，暴露于胸膜内或 ITP。因为肺泡和肺泡外血管是串联的，所以每个血管提供的阻力是相加的。FRC 是正常潮气量呼吸时形成的肺容积。PVR 在接近 FRC 时最低，在高肺容积和低肺容积时均增高，尽管原因不同。

在低肺容积时，肺间质提供的径向牵引力减弱，导致肺泡外血管横截面积减小。此外，低呼气末肺容积和肺泡塌陷导致缺氧性肺血管收缩，肺泡外血管阻力进一步增加。同时，由于肺泡的 P_{tm} 降低，导致肺泡血管的 P_{tm} 增高、血管扩张、阻力下降。尽管如此，净效应是低肺容量时 PVR 增高。

当肺容积增加到高于 FRC 较多时，PVR 增高。较大的潮气量或潮气量叠加在升高的 FRC 上会显著增加 PVR。当肺体积较大时，过度扩张的肺泡会压迫肺泡间血管，降低肺泡间血管的 P_{tm}，增加 PVR。PPV 时，间质压力是正的，也降低了肺泡外血管的 P_{tm}，导致 PPV 诱导的 PVR 增高。换句话说，在 PPV 期间，吸气和呼气期间肺泡和胸腔内压力均为正值，在整个呼吸周期中，肺泡和肺泡外血管的阻力均升高。这与间质压力为负的负压通气导致的肺容积增加形成对比。尽管肺泡复张改善了氧合而解除了肺泡外血管的缺氧性血管收缩，且肺容积的增加，增大了肺泡外血管的径向牵引力和横截面积，然而大的肺容积的净效应是 PVR 增高。

肺容积对 PVR 的影响程度主要取决于肺血管静水压（图 13-2）。在肺部，肺动脉压是流入压（P_i），肺静脉压是流出的下游压力（P_o），

肺泡压是毛细血管周围压力（P_s）。此外，从肺的最低的重力依赖区到最上部有一个垂直的静水压力梯度。因为空气的重量可以忽略不计，所以肺泡压力没有可测量出的垂直梯度。在肺的重力依赖区 P_i 和 P_o 大于 P_s，肺泡血管的 P_{tm} 始终为阳性，血管广泛开放（Ⅲ区状态）（图

13-2）。随着进展到肺的非重力依赖性区域，当 P_s 大于 P_o 时，PVR 开始增加，但仍小于 P_i（Ⅱ区状态）（图 13-2）。如果 P_s 变得大于 P_i（与 PPV 一样），并且肺泡血管的 P_{tm} 变为负值，则血管塌陷并血液停止流动（Ⅰ区状态）（图13-2）。在没有心肺疾病的情况下，Ⅰ区的状

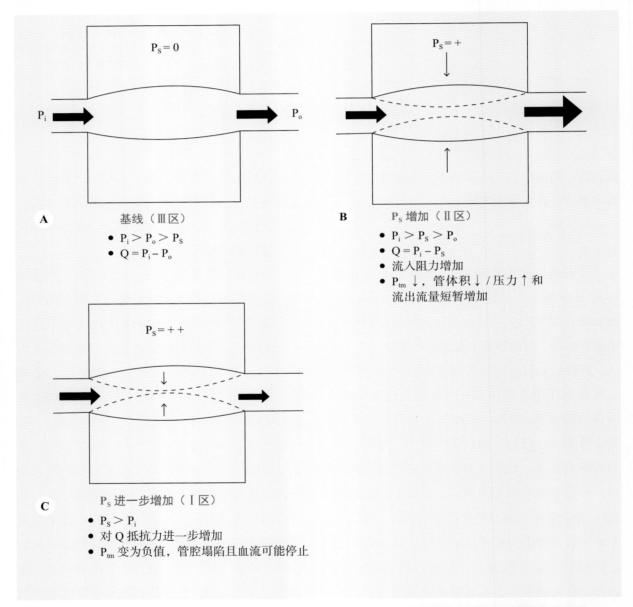

A 基线（Ⅲ区）
- $P_i > P_o > P_s$
- $Q = P_i - P_o$

B P_s 增加（Ⅱ区）
- $P_i > P_s > P_o$
- $Q = P_i - P_s$
- 流入阻力增加
- $P_{tm}\downarrow$，管体积↓/压力↑和流出流量短暂增加

C P_s 进一步增加（Ⅰ区）
- $P_s > P_i$
- 对 Q 抵抗力进一步增加
- P_{tm} 变为负值，管腔塌陷且血流可能停止

▲ 图 13-2　急性呼吸窘迫综合征患者接受正压通气治疗的肺容积、肺血管静水压和肺血管阻力的关系

P_s. 肺泡间血管周围（肺泡）压；P_i 和 P_o. 肺泡间血管进、出口压；Q. 流量；P_{tm}. 跨壁压。状态 A：肺底静水压力最大，P_s 最低（塌陷肺）；P_i 和 P_o 大于 P_s，肺泡血管广泛通畅；Ⅲ区状态；$Q=P_i-P_o$。状态 B：从肺底向肺尖进行。由于重力的影响，血管静水压下降，当气道压力使肺中重力依赖性较低的部分肺泡扩张到更大程度时，P_s 增加。$P_i > P_s > P_o$，随着肺泡血管的 P_{tm} 降低和血管部分受压，血流阻力增加；$Q=P_i-P_s$；Ⅱ区状态。状态 C：肺尖，血管静水压力最低，肺泡过度扩张。$P_s > P_i$，肺泡血管的 P_{tm} 变为负值，血管塌陷，Q 停止；Ⅰ区状态

态是不存在的。然而，在不同的临床情况下，处于Ⅰ区和Ⅱ区状态的肺单位比例增加，如肺泡过度扩张或肺灌注减少时。相反，在Ⅰ区和Ⅱ区状态下，像左心病变这样的情况即使不能消除也可以明显减轻肺出现Ⅰ区和Ⅱ区状态的倾向，因为肺静脉高压会导致整个肺的 P_o 和 P_i 超过 P_s。

（三）右心室功能和心室的相互作用

PPV 诱导的 RV 后负荷增加对心肺功能影响的一个重要决定因素是 RV 的收缩功能。RV 收缩有 3 种机制，即游离壁向内移动产生风箱样效果，纵向纤维收缩使长轴缩短并将三尖瓣环拉向心尖部，左心室（left ventricular，LV）收缩通过心肌的连接对游离壁产生牵引力（即收缩期心室相互作用，见下文）[6]。随着 RV 后负荷的逐渐增加，心室肌代偿性肥厚以维持心室动脉耦联，保持每搏量不变[7]。然而，如果后负荷急剧增加，即使增加的幅度不是很大，也会导致 RV 收缩功能代偿不全而每搏量减少。相对于 LV，前负荷增加对 RV 影响不明显，而 RV 对后负荷的增加更敏感。

RV 收缩功能障碍（原发或继发于后负荷急性增加）通过三种机制减少 LV 充盈和 CO。除了 RV 每搏量和心排血量的减少外，由于心室间相互依赖性，RV 功能障碍还会影响 LV 充盈[6]。心室相互依赖描述为一个心室的容积和压力的变化如何影响另一个心室的压力 - 容积关系，以及 LV 收缩如何影响 RV 收缩压和射血（图 13-3）。这种现象的基础是左右两心室密切的解剖关系，包括交错的肌束、房室间隔和心包。

RV 后负荷增加引起的收缩功能障碍会导致心室容积和压力在整个心动周期内升高，从而降低甚至消除正常的跨间隔压力梯度（图

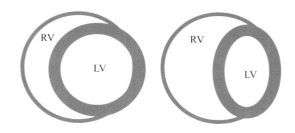

▲ 图 13-3　心室相互依赖，胸骨旁短轴切面左心室和右心室的示意图

正常情况下，室间隔在 LV 短轴上呈圆形。在 RV 压力升高的情况下，室间隔向左移位，降低了 LV 的有效顺应性。在 LV 舒张期跨壁压不增加的情况下，LV 充盈程度降低

13-3）。在正常情况下，LV 舒张压大于右 RV 压力，导致室间隔（interventricular septum，IVS）凸向 RV（图 13-3）。RV 舒张期高压力时，IVS 将更靠近两心室间的中间位置（图 13-3）。如果 RV 舒张期压力上升高于左侧，IVS 会凸向 LV。在这些情况下，LV 不仅受到 RV 压力和 IVS 偏移的限制，而且其游离壁也受到心包和可能受到肺的限制。这些因素降低了 LV 的有效顺应性。虽然 LV 舒张压升高，但心包内压升高的程度更大，最终结果是 LV 舒张期 P_{tm} 和 LV 充盈减少，这种现象称为舒张期心室相互依赖。

随着 LV 充盈的减少，LV 产生张力和压力的能力降低。这与肺动脉高压和右室收缩功能障碍的循环改变有重要关系，因为 LV 负责产生超过 40% 的 RV 收缩压。这一现象似乎是由 IVS 介导的。收缩时 LV 凸进 RV 腔越多，IVS 移位越大，对 RV 收缩压的产生贡献越大。LV 辅助射血的减少会导致 RV 容积和压力的进一步增加，从而进一步减弱 LV 充盈和压力的产生，形成恶性循环（图 13-4）。这种现象被称为收缩期心室相互依赖。不良的舒张期和收缩期心室相互作用是几种疾病病理生理的重要组成部分，其中包括 RV 后负荷引起的 RV 收缩衰竭。评估心室间相互作用和解决这些不良相

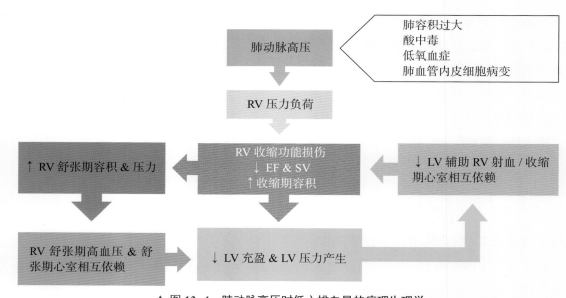

▲ 图 13-4　肺动脉高压时低心排血量的病理生理学

RV. 右心室；LV. 左心室；EF. 射血分数；SV. 每搏量

互作用的治疗策略，对于优化 PPV 所致 RV 收缩功能受损患者的治疗至关重要。

（四）呼吸力学

ARDS 患者呼吸系统顺应性降低或弹性增加通常被归因于肺顺应性的改变。然而，在实施 PPV 以改善氧合及考虑和讨论 PPV 对 RV 负荷状态和心排血量的影响时，考虑胸壁顺应性的变化是重要的。

呼吸系统包括肺和胸，整体力学行为取决于其组成部分的力学特性及其相互作用。胸腔壁由胸廓和膈肌组成（后者将腹腔与胸腔机械连接），和肺相关联，当气道阻力最小时可用公式表示为：$P_{aw}=P_{tp}+P_{pl}$，$E_{tot}=E_L+E_{cw}$，其中 P_{aw} 是静态气道压，P_{tp} 是跨肺压，P_{pl} 是胸膜压，E_{tot} 是总呼吸系统弹性（弹性与顺应性成反比），E_L 是肺弹性，E_{CW} 是胸壁弹性[8]。重新整合公式，得出：$P_{pl}=P_{aw}\times E_{CW}/E_{tot}$，我们可以通过这个公式考虑肺和胸壁弹性的变化对 P_{pl}（ITP）的影响，从而考虑不同条件下 P_{aw} 对 RV 负荷状态的影响。

对于给定的 P_{aw}，随着 E_{cw} 的增加，P_{pl} 增加，ITP 和 RA 压力增加，可能减少体循环静脉回流，同时 RV 舒张期 P_{tm} 降低，导致 RV 充盈减少。对于相同的 P_{aw}，随着 P_{pl} 的增加，P_{tp} 降低，呼气末肺容积和潮气量减少，对 RV 后负荷的影响有不确定（肺塌陷和缺氧性肺血管收缩对比降低肺泡过度扩张程度和减少 I 区和 II 区肺所占比例）。相反，对于给定的 P_{aw}，随着 E_L 的增加，气道压力跨越肺泡壁减少，因此 P_{pl} 降低。

胸壁弹性升高因素很多，包括胸壁水肿和胸腔积液，以及导致腹压增加的因素，如肥胖、腹水和内脏肿大。在 ARDS 患者管理中 E_{cw} 的重要性再强调也不为过，因为 E_{CW} 对呼吸和心血管功能有极大的影响，至少在成人中可能会影响预后[8]。

（五）呼吸对左心室后负荷的影响

虽然 PPV 对 ARDS 患者心血管功能的主要影响是 RV 负荷，但其他因素也可能对 LV 功能产生不利影响（如潜在的 LV 功能障碍、脓毒症介导的心室功能障碍）。因此，了解呼吸对 LV 功能的影响对于 ARDS 危重患者的治疗有意义[2]。正如 ITP 的变化会影响血液从外周回流到心脏一样，它也会影响血液从胸腔到胸外动脉系统的流出。

在自主呼吸过程中，ITP 下降导致胸内动脉 P_{tm} 增加，从而胸内动脉系统的容量增加。结果，这些结构的压力相对于胸外动脉降低且 LV 后负荷增加。如果心室舒张期 ITP 下降，顺行血液径流减少，可导致胸主动脉血容量增加及在之后的心室收缩时血流与射血相反的惯性力增加。心室收缩时 ITP 下降会减少 LV 射血和每搏量，并减少血液从胸腔流出。当 LV 收缩功能减弱或 ITP 变得更负时，呼吸对 LV 后负荷的不利影响增加。对于 PPV，胸动脉系统 P_{tm} 的降低增加了这些结构内的压力（"逆脉搏反常现象"），产生瀑布效应，将血液注入胸腔外。

随着 LV 收缩功能受损，肺静脉压的升高会显著增加血管外肺水（extravascular lung water，EVLW）形成速度和程度，从而需要更大的气道正压支持。然而，肺静脉压的升高显著降低了肺局部发展为Ⅰ区和Ⅱ区状态的倾向。同时，由于 RV 的后负荷升高，它处于压力每搏量曲线的平坦部分，对全身静脉回流减少反应不敏感。因此，这些情况下，PPV 应该对心肺功能有明显有益的影响。

三、急性呼吸窘迫综合征

（一）病理生理过程

ARDS 是由肺和（或）肺外伤害（最常见的是肺炎和脓毒症）引起的炎症所致，这些伤害导致肺内皮细胞表型转化为高凝和促炎状态。

活化的中性粒细胞在肺血管内，引起内皮和肺泡上皮损伤，造成血管通透性增加，发生间质和肺泡水肿及血浆蛋白外溢和肺泡透明膜形成。肺泡Ⅱ型上皮细胞的损伤使表面活性物质产生减少，渗出的血浆蛋白也可造成表面活性物质失活。表面活性物质减少增加了肺泡表面张力，促进了肺泡塌陷。

虽然气 – 血屏障通透性增加是均匀分布的，EVLW 呈弥漫性增加，但肺密度和 EVLW 的形成存在垂直的重力梯度[9]。增加的肺重量使肺实质中重力引起的压缩力较正常时增大，导致在肺的重力依赖区域形成非充气组织。肺非重力依赖区的组织充气良好，具有接近正常的生理特性[9]。

ARDS 患者均存在不同程度的肺动脉高压[10]。有些因素与肺动脉高压的形成有关，包括前面提到过的与肺容积有关的因素，也包括肺内皮细胞表型向高凝和促炎状态的转变，血栓和细胞（中性粒细胞和血小板）导致微血管阻塞和内皮损伤及功能障碍，导致血管扩张和收缩介质之间的失衡。

ARDS 的气体交换异常主要是因为肺泡塌陷引起的氧合功能受损。成人 ARDS 患者的研究表明，动脉低氧血症主要由肺内分流造成，只有一小部分肺单位表现出低通气/灌注比（V/Q）[11]。与其他研究一样，弥散异常不会使氧合降低[12]。缺氧性肺血管收缩限制了不通气或通气不良肺泡的灌注，改善了通气、灌注和氧合之间的关系。另一个引起动脉低氧血症的因素是经卵圆孔未闭的右向左心房间分流。高通气/灌注比值区域存在无效通气和影响二氧化碳清除，导致 ARDS 患者气体交换受损，也造成肺泡过度扩张和肺灌注量减少。右向左的心房间分流和无效腔通气不仅影响成人 ARDS 患者急性期治疗，对预后也有重要意义[13-15]。

（二）正压通气引起的急性呼吸窘迫综合征患者心血管功能障碍

尽管使用肺保护性通气治疗 ARDS，但 PPV 可能会引起显著的心肺交互作用，从而对气体交换、RV 负荷状态、CO 及最终对全身 DO_2 产生不利影响[16]。PPV 可能影响 RV 输出，主要原因是 ITP 增加引起静脉回流和 RV 充盈减少，以及 PVR 增加导致 RV 收缩功能受损，或两者兼而有之[16]。

超过 60% 的成人 ARDS 患者会经历血流动力学衰竭，需要血管活性药物支持[17, 18]。ARDS 经常与 RV 功能障碍有关，其中最严重的是急性肺心病，它发生在 25%～30% 的成人 ARDS 患者中[19, 20]。此外，在这些患者中，RV 功能障碍已被证明与较高的死亡风险独立相关[21, 22]。

PPV 通过增加 RA 压力和降低体循环静脉回流压力梯度来减少 RV 充盈。发生这种情况的程度取决于循环反射是否足以增加 P_{ms}、RV 位于压力每搏量曲线上的位置、气道压力传递到胸腔内结构程度，后者与呼吸系统弹性相关。由于 PPV 降低了 RV 的有效顺应性，在任何情况下都需要更大的 RV 舒张期 P_{tm} 来维持 RV 充盈。

RV 输出量减少的主要原因是后负荷增加，这是 PPV 引起的肺泡过度扩张所致。正如所讨论的，在 PPV 期间，肺的非重力依赖区域充气良好，具有接近正常的顺应性，因此接受到过大的气道压力而导致肺泡过度扩张（图 13-2）[9]。由于重力对肺灌注的影响，该区域的血流受限，再加上限制 RV 输出量的因素，如 RV 前负荷储备减少、肺内皮细胞功能障碍，严重脓毒症时细胞因子介导的心肌细胞功能障碍（图 13-2）[23, 24]。肺血管阻力的增加会扩大肺内 I 区和 II 区状态的范围，这取决于肺泡和肺泡间血管压力。

前负荷受限和后负荷增加可能会共同减少 RV 的输出。随着后负荷增加，需要代偿性增加前负荷来维持每搏量，代偿可能由于讨论过的原因受到限制[25]。Vieillard-Baron 及同事在对成人 ARDS 患者的研究中描述了这一发现，他们使用多普勒超声心动图来评估呼吸周期中心脏每次搏动的流入和流出血流及心室内径[25]。结果显示吸气时 RV 收缩面积分数减少，相应为 RV 收缩末期内径显著增加，而 RV 舒张末期面积保持不变。这可能反映了 RV 前负荷的相对减少，因为后负荷和收缩末期容积的增加应该产生相应的（补偿性）前负荷增加。

儿童 ARDS 中 PPV 引起的心血管功能障碍的发生率和严重程度尚不清楚。及时、客观地评估心血管功能对于优化 ARDS 儿童的治疗至关重要。

四、心血管功能和组织氧合的评估

对 ARDS 患者进行标准的血流动力学监测（血压、中心静脉 /RA 压、心率）及应用其他辅助监测，可确定 PPV 是否及通过何种机制损害心血管功能（表 13-1）。儿科急性肺损伤共识会议建议，当呼气末压力的增加和动脉血氧饱和度（SaO_2）低于 92% 时，应密切监测 DO_2（O_2ER）和相关的血流动力学的指标[26]。

持续的血压监测可以评估气体交换，但不能指示 CO 和组织氧合情况。在 PPV 期间监测的动脉血压变异已被证明可以高度预测成人危重患者 RV 输出减少[27]。在呼吸暂停时 ITP 的基线上，由于 ITP 增加对胸动脉血管的影响，PPV 导致动脉压升高（"逆脉搏反常现象"）。在 1～2 个心动周期后，由于 PPV 对 RV 负荷状态的不利影响，动脉压下降。PPV 期间通过

表 13-1　血流动力学异常的评估和治疗策略

- 客观地确定心排血量受限的状态
  - 升高的 O_2ER
  - 乳酸酸中毒，由 DO_2 不足造成，而不是因为乳酸清除受损，后者产生正常或下降的 O_2ER
  - 应用热稀释法测量的心排血量

- 前负荷不足状态
  - RV 无扩张
  - RA 压 "低"
  - 动脉压变异（不能区分是前负荷还是后负荷效应）

- 治疗
  - 增加血管内容量
  - 考虑降低气道压力

- 后负荷所致 RV 收缩功能障碍
  - 扩张的 RV，RV/LV 内径或面积的比值增大
  - 肺动脉高压
    - 基于三尖瓣反流速度的估测
    - 室间隔偏斜
  - RV 收缩功能降低
  - 经卵圆孔未闭的右向左房水平分流
  - RA 压 "高"
  - 动脉压变异（不能区分是前负荷还是后负荷效应）

- 治疗
  - 减少或避免增加血管内容量
  - 正性肌力药
  - 选择性肺血管扩张药
  - 考虑减少肺容积，避免酸血症
  - 如果 LV 收缩功能正常，考虑血管升压治疗，使室间隔位置恢复

O_2ER. 氧摄取率；DO_2. 氧输送；RA. 右心房；RV. 右心室；LV. 左心室

动脉压的变化识别 RV 输出的减少很重要，这可能是由于 RV 充盈减少或收缩功能受损造成的[16, 25]。成人最常用的评估参数是脉压变异(最大脉压与最小脉压的差值除以这两个压力的平均值）及收缩压变异（最大和最小收缩压之差）。治疗有效的（RV 输出增加）表现为动脉压变异程度的降低。虽然动脉压变异已被证明可以预测成人的容量反应性，但在危重儿童治疗中的有效性仍有待确定[28]。

中心静脉或 RA 压被用作 RV 舒张末容积的替代指标。然而，在正常个体或危重患者中，

中心静脉压和 RV 舒张末容积没有相关性，因为心室顺应性（对于每个心室）总是受到疾病和 ITP 变化的影响，并在不同的患者、发病时间和干预措施有很大差异[5, 29, 30]。此外，在心肺疾病的情况下，没有发现中心静脉 /RA 压与 LA 和 LV 舒张末压有相关性[31]。如 RV 一样，LV 舒张期 P_{tm} 和顺应性决定了 RV 舒张末容积和每搏量。由于这些原因，在某些情况下可能需要确定合适的中心静脉压和合适的 RA/RV 舒张末压。

静脉血氧测定是简便易行的，可提供有关全身氧供和氧需求关系的客观信息[32]。中心静脉血氧饱和度（$ScvO_2$）是混合静脉血氧饱和度的一个很好的替代指标，可以从颈静脉或上腔静脉获得，如果没有心房水平分流，也可以从 RA 获得。从下腔静脉获得的 $ScvO_2$ 受到血液流动的影响，可能会提供误导的信息。氧摄取率（O_2ER：$O_2ER=SaO_2-ScvO_2/SaO_2$）正常为 25%～30%，当 O_2ER 为 30%～50% 时，符合 DO_2 受限制和组织氧摄取相应增加的情况。临界 O_2ER（以启动无氧代谢为标准）为 60%。当达到临界 O_2ER 和乳酸生成超过清除时，血清乳酸水平才开始增加，对这点的认识很重要。

超声心动图是 ARDS 患者不可或缺的一种监测方式，因为其他监测技术很少提供有关 PPV 对 RV 负荷状态和心排血量产生不利影响的程度和机制的信息[16, 25, 33-35]。评估包含 RV 功能和大小的测定。RV 面积变化分数是 RV 整体收缩功能的一个指标，它是通过在心尖四腔切面描记 RV 收缩末和舒张末的心内膜测得的。这个参数提供有关 RV 纵向和径向收缩的信息，它的局限性在于很难清楚地界定心内膜边界，这可能会导致观察者间的显著差异。三尖瓣环收缩期位移（tricuspid annular plane systolic excursion，TAPSE）通过在心尖四腔切面 M 型超声测量收缩期间三尖瓣环向 RV 尖端的位移来评估 RV 纵向收缩功能。TAPSE 是 RV 功能的一个很好的指标，但是存在节段收缩功能障碍时不适用。

因为评估 RV 收缩功能的方法有局限性，所以应该评估其他参数，如 RV 内径，这些参数对确定 PPV 改变 RV 负荷状态的程度是必不可少的[16, 25, 33-38]。由于心室相互依赖性导致 RV 扩张时 LV 受限，评估 RV 扩张的最好方法是评估心室容积比值。这种方法也避免了心脏大小的个体差异[16, 25, 33-38]。PPV 引起的 RV 收缩功能障碍会导致整个心动周期的 RV 容积和压力升高。心室舒张末和收缩末内径（面积或直径）可从心尖四腔或胸骨旁短轴切面获得。比值 0.5 左右是正常的，比值接近 1 为 RV 轻中度扩张，比值大于 1 为 RV 重度扩张[16, 33-38]。

肺动脉收缩压可通过测量三尖瓣反流速度 $[4×（速度）^2+RA 压力]$ 来估算。当没有三尖瓣反流时，可以用心室收缩时 IVS 方向和位置大概估测 RV 收缩压。收缩期 IVS 变平，RV 收缩压至少是 LV 的一半，当 RV 压接近但不超过 LV 收缩压时，IVS 会在收缩期末凸向 LV[39]。超声心动图对于明确通过卵圆孔未闭分流的存在和程度也是必不可少的。

对于严重 ARDS 病例，当临床治疗过程欠佳时，应该考虑使用肺动脉或经肺动脉热稀释导管，以便客观全面地监测血流动力学。CO 可以测量并推导出 PVR 和体循环血管阻力（systemic vascular resistance，SVR）。通过肺动脉导管测量出肺动脉压和肺动脉阻塞压，后者可以明确渗出和静水压增高导致的 EVLW 的程度。

五、治疗

利用上面讨论的监测策略，可以及时准确地评估心血管功能受损的程度和机制，并据此制定相应的治疗方案（表 13-1）。如果 RV 输出量减少，则可能需要优化气道压力[即调整呼气末压力和功能残气量，或驱动压（平台压 - 呼气末压）和潮气量，或者以上同时调整]。降低气道压可以改善静脉回流，但由于存在肺复张与肺泡过度扩张和肺萎陷与缺氧性肺血管收缩的矛盾作用，其对后负荷的影响不确定。当增加气道压力时，情况相反。增加气道压力不仅会对 RV 负荷状况和 CO 产生不利影响，而且气体交换的预期改善可能会被那些相矛盾的作用所抵消。增加气道压力可能会增加肺静脉饱和度。然而，RV 后负荷的增加和 RV 射血分数的减少会增加 RV 和 RA 的容积和压力，从而增加心脏从右向左分流的程度[13]。同样，增加通气支持可能会对 CO_2 清除产生不确定的影响，因为它可能会进一步增加通气 / 灌注比，增加无效通气的程度[11, 40, 41]。

前负荷不足时会对扩容有明显反应（表 13-1）。如果后负荷引起的右室收缩功能受损是 CO 减少的主要原因，则扩容不会改善 CO，并且可能由于不利的心室间相互作用恶化而进一步降低 LV 顺应性和 CO（图 13-1 和表 13-1）。这种情况应考虑使用正性肌力药、优化气道压力和选择性肺血管扩张药。允许性高碳酸血症和由此导致的 PVR 升高是不能被忍受的（表 13-1）。后负荷引起的 RV 损害和静脉回流受限都可能会引起 CO 的下降。如果血流动力学和超声心动图的综合信息不能清楚地提示右室功能障碍，那么评估容量反应性是合理的。

对于 LV 收缩功能完整的患者，另一个要考虑的策略是增加 SVR 和体循环动脉血压[42-44]。LV 后负荷的增加会导致 LV 舒张末容积和压力代偿性增加，其压力 – 容积环向右移动，改变了舒张期跨 IVS 的压力梯度，将 IVS 向 RV 回推。结果，LV 舒张末容积和每搏量增加（异常自身调节）。除 LV 舒张末容积增加外，随着 LV 后负荷的增加，变力状态（等长调节）也随之增加。这些都导致 LV 收缩压的增加，通过心室收缩的相互依赖性提高了 LV 对 RV 收缩压产生和心排血量的贡献。血管收缩药（如血管升压素和去甲肾上腺素）是这一策略的理想选择。降低体循环动脉压将促进 IVS 进一步偏向 LV，使 LV 顺应性、充盈和输出量恶化，如使

用非选择性血管扩张药时可能会出现这种情况，非选择性血管扩张药在降低 SVR 和体循环动脉压的同时，对 PVR 的影响极小[45]。

六、总结

ARDS 患者治疗的目标是恢复和维持足够的呼吸功能，以便有时间解决原发病。合理使用 PPV 可以改善氧合，同时最大限度地减少呼吸机相关肺损伤。然而，PPV 可能会对 RV 的负荷状态和心排血量产生负面影响。应及时、客观和准确地评估心血管功能，并开始适当的治疗，以产生足够的气体交换和 CO，达到提供充足的 DO_2 的总体目标。

参 考 文 献

[1] Smith LS, Zimmerman JZ, Martin TR. Mechanisms of acute respiratory distress syndrome in children and adults: a review and suggestions for future research. Pediatr Crit Care Med. 2013;14:631–43.

[2] Bronicki RA, Anas NG. Cardiopulmonary interaction. Pediatr Crit Care Med. 2009;10:313–22.

[3] Guyton AC, Lindsey AW, Abernathy B, Richardson T. Venous return and various right atrial pressures and the normal venous return curve. Am J Phys. 1957;189(3): 609–15.

[4] Magder S. Volume and its relationship to cardiac output and venous return. Crit Care. 2016;20:271.

[5] Pinsky MR. Determinants of pulmonary arterial flow variation during respiration. J Appl Physiol Respir Environ Exerc Physiol. 1984;56:1237–45.

[6] Bronicki RA, Baden HP. Pathophysiology of right ventricular failure in pulmonary hypertension. Pediatr Crit Care Med. 2010;11(Suppl):S15–22.

[7] Noordegraaf AV, Westerhof BE, Westerhof N. The relationship between the right ventricle and its load in pulmonary hypertension. J Am Coll Cardiol. 2017;69: 236–43.

[8] Gattinoni L, Chiumello D, Carlesso E, Valenza F. Bench-to-bedside review: chest wall elastance in acute lung injury/acute respiratory distress syndrome patients. Crit Care. 2004;8(5):350–5.

[9] Gattinoni L, Marini JJ, Pesenti A, et al. The "baby lung" became as adult. Intensive Care Med. 2016;42:663–73.

[10] Price LC, McAuley DF, Marino PS, et al. Pathophysiology of pulmonary hypertension in acute lung injury. Am J Physiol Lung Cell Mol Physiol. 2012;302:L803–15.

[11] Dantzker DR, Brook CJ, Dehart P, Lynch JP, Weg JG. Ventilation-perfusion distributions in the adult respiratory distress syndrome. Am Rev Respir Dis. 1979;120: 1039–52.

[12] Wagner PD. Diffusion and chemical reaction in pulmonary gas exchange. Physiol Rev. 1977;57(2): 257–312.

[13] Dessap AM, Boissier F, Leon R, Carreira S, Campo FR, Lemarie F, et al. Prevalence and prognosis of shunting across patent foramen ovale during acute respiratory distress syndrome. Crit Care Med. 2010;38:1786–92.

[14] Yehya N, Bhalla AK, Thomas NJ, Khemani RG. Alveolar dead space fraction discriminates mortality in pediatric acute respiratory distress syndrome. Pediatr Crit Care Med. 2016;17(2):101–9.

[15] Nuckton TJ, Alonso JA, Kallet RH, Daniel BM. Pulmonary dead-space fraction as a risk factor for death in the acute respiratory distress syndrome. N Engl J Med. 2002;346:1281–6.

[16] Vieillard-Baron A, Matthay M, Teboul JL, Bein T, Schultz M, Magder S, et al. Experts' opinion on

management of hemodynamics in ARDS patients: focus on the effects of mechanical ventilation. Intensive Care Med. 2016;42:739–49.

[17] Mekontso Dessap A, Boissier F, Charron C, Begot E, Repesse X, Legras A, et al. Acute cor pulmonale during protective ventilation for acute respiratory distress syndrome: prevalence predictors, and clinical impact. Intensive Care Med. 2016;42:862–70.

[18] McAuley DF, Laffey JG, O'Kane CM, Perkins GD, Mullan B, Trinder TJ, et al. Simvastatin in the acute respiratory distress syndrome. N Engl J Med. 2014;371:1695–703.

[19] Vieillard-Baron A, Schmitt JM, Augarde R, Fellahi JL, Prin S, Page B, et al. Acute cor pulmonale in acute respiratory distress syndrome submitted to protective ventilation: incidence, clinical implications, and prognosis. Crit Care Med. 2001;29(8):1551–5.

[20] Osman D, Monnet X, Castelain V, Anguel N, Warszawski J, Teboul JL. Incidence and prognostic value of right ventricular failure in acute respiratory distress syndrome. Intensive Care Med. 2009;35(1):69–76.

[21] Monchi M, Bellenfant F, Cariou A, Joly LM, Thebert D, Laurent I, et al. Early predictive factors of survival in the acute respiratory distress syndrome. A multivariate analysis. Am J Respir Crit Care Med. 1998;158:1076–81.

[22] Boissier F, Katsahian S, Razazi K, Thille AW, Roche-Campo F, Leon R, et al. Prevalence and prognosis of cor pulmonale during protective ventilation for acute respiratory distress syndrome. Intensive Care Med. 2013;39:1725–33.

[23] Vieillard-Baron A, Loubieres Y, Schmitt J-M, et al. Cyclic changes in right ventricular output impedance during mechanical ventilation. J Appl Physiol. 1999;87:1644–50.

[24] Rudiger A, Singer M. Mechanisms of sepsisinduced cardiac dysfunction. Crit Care Med. 2007;35:1599–608.

[25] Beesley SJ, Weber G, Sarge T, Nikravan S, Grissom CK, Lanspa MJ, et al. Septic cardiomyopathy. Crit Care Med. 2018;46(4):625–34.

[26] Rimensberger PC, Cheifetz IM, Pediatric Acute Lung Injury Consensus Conference Group. Ventilatory support in children with pediatric acute respiratory distress syndrome: proceedings from the pediatric acute lung injury consensus conference. Pediatr Crit Care Med. 2015;16:S51–60.

[27] Gunn SR, Pinsky MR. Implications of arterial pressure variation in patients in the intensive care unit. Curr Opin Crit Care. 2001;7:212–7.

[28] Gan H, Cannesson M, Chandler J, Ansermino J. Predicting fluid responsiveness in children: a systematic review. Anesth Analg. 2013;117:1380–92.

[29] Reuse C, Vincent JL, Pinsky MR. Measurements of right ventricular volumes during fluid challenge. Chest. 1990;98:1450–4.

[30] Kumar A, Anel R, Bunnell E, Habet K, Zanotti S, Marshall S, et al. Pulmonary artery occlusion pressure and central venous pressure fail to predict ventricular filling volume, cardiac performances, or the response to volume infusion in normal subjects. Crit Care Med. 2004;32:691–9.

[31] Toussaint GPM, Burgess JH, Hampson LG. Central venous pressure and pulmonary wedge pressure in critical surgical illness. Arch Surg. 1974;109:265–9.

[32] Bronicki RA. Venous oximetry and the assessment of oxygen transport balance. Pediatr Crit Care Med. 2011;12(Suppl):S21–6.

[33] Vieillard-Baron A, Prin S, Chergui K, Dubourg O, Jardin F. Echo-Doppler demonstration of acute cor pulmonale at the bedside in the medical intensive care unit. Am J Respir Crit Care Med. 2002;166:1310–9.

[34] Jardin F, Dubourg O, Bourdaria JP. Echocardiographic pattern of acute cor pulmonale. Chest. 1997;111(1):209–17.

[35] Cortes-Puentes G, Oeckler RA, Marini JJ. Physiologyguided management of hemodynamics in acute respiratory distress syndrome. Ann Translant Med. 2018;6(18):353.

[36] Jone PN, Ivy D. Echocardiography in pediatric pulmonary hypertension. Front Pediatr. 2014;2(124):1–15.

[37] Kassem E, Humpl T, Friedberg MK. Prognostic significance of 2–dimensional, M-mode, and Doppler echo indices of right ventricular function in children with pulmonary arterial hypertension. Am Heart J. 2013;165:1024–31.

[38] Jone PN, Hinzman J, Wagner BD, Ivy DD, Younoszai A. Right ventricular to left ventricular diameter ratio at end-systole in evaluating outcomes in children with pulmonary hypertension. J Am Soc Echocardiogr. 2014;27(2):172–8.

[39] King ME, Braun H, Goldblatt A, Liberthson R, Weyman AE. Interventricular septal configuration as a predictor of right ventricular systolic hypertension in children: a cross-sectional echocardiographic study. Circulation. 1983;68(1):68–75.

[40] Radermacher P, Maggiore SM, Mercat A. Gas exchange in acute respiratory distress syndrome. Am J Respir Crit Care Med. 2017;196(8):964–84.

[41] Beydon L, Uttman L, Rawal R, Jonson B. Effects of positive end-expiratory pressure on dead space and its partitions in acute lung injury. Intensive Care Med. 2002;28:1239–45.

[42] Belenkie I, Horne SG, Dani R, Smith ER, Tyberg JV. Effects of aortic constriction during experimental acute right ventricular pressure loading. Circulation.

1995;92:546–54.

[43] Apitz C, Honjo O, Friedberg MK, Assad RS, Van Arsdell G, Humpl T, et al. Beneficial effects of vasopressors on right ventricular function in experimental acute right ventricular failure in a rabbit model. Thorac Cardiovasc Surg. 2012;60:17–25.

[44] Apitz C, Honjo O, Humpl T, Li J, Assad RS, Cho MY, et al. Biventricular structural and functional responses to aortic constriction in a rabbit model of chronic right ventricular pressure overload. J Thorac Cardiovasc Surg. 2012;144:1494–501.

[45] Ricciardi MJ, Bossone E, Bach DS, Armstrong WF, Rubenfire M. Echocardiographic predictors of an adverse response to a nifedipine trial in primary pulmonary hypertension: diminished left ventricular size and leftward ventricular septal bowing. Chest. 1999;116:1218–23.

第 14 章 儿童急性呼吸窘迫综合征中红细胞的输注

Red Blood Cell Transfusion in Pediatric Acute Respiratory Distress Syndrome

Kenneth E. Remy   Daniel A. Mannion   Jennifer A. Muszynski   著

吴方方 译

李 峥 校

缩略语

ALI	acute respiratory distress syndrome	急性肺损伤
ARDS	acute respiratory distress syndrome	急性呼吸窘迫综合征
CFH	cell-free hemoglobin	游离血红蛋白
NO	nitric oxide	一氧化氮
RBC	red blood cell	红细胞
TACO	transfusion-associated circulatory overload	输血相关循环过负荷
TLR-4	Toll-like receptor-4	Toll 样受体 –4
TRALI	transfusion-related acute lung injury	输血相关急性肺损伤
TRIM	transfusion-related immunomodulation	输血相关免疫调节

一、概述

急性呼吸窘迫综合征的发病机制包括肺内皮细胞和上皮细胞的激活与损伤、弥漫性炎症与凝血功能障碍、肺泡毛细血管屏障通透性增高等，这些机制导致肺泡水肿和细胞（包括红细胞）碎片在肺泡腔内的积聚。ARDS 最初曾被描述为肺泡出血，直到最近，肺泡出血主要被视为肺泡毛细血管通透性和疾病严重程度的标志，而不是造成肺损伤的病理介质[1, 2]。在考虑给儿童急性呼吸窘迫综合征的危重患儿输注红细胞时，必须明确以下两个重要问题，即输注红细胞可改善氧输送与红细胞输注可能加重肺损伤。ARDS 时肺气体交换受损和（或）血流动力学不稳定，氧输送可能受到威胁，红细胞输注通常用于改善氧输送，但指导 PARDS 患儿进行红细胞输注的临床研究数据很少。重要的是，红细胞可能通过多种机制参与 ARDS 的发病，包括溶血导致游离血红蛋白（cell-free hemoglobin，CFH）、血红素和铁的逸出，可影响血管内皮细胞和造成凝血、宿主防御和炎症的改变。新近研究的临床数据表明，红细胞产物可能直接损伤肺内皮和上皮细胞，可能是 ARDS 进展的病理因素。因此，仔细考虑 ARDS 中输注红细胞的潜在风险和益处是极为重要的。

二、输注红细胞在 PARDS 中常见

由气体交换障碍和（或）通气 / 灌注（V/Q）不匹配导致的低氧血症是 PARDS 的病理特点，低氧血症的程度定义了 PARDS 的严重程度[3]。此外，近一半的 PARDS 患儿伴有休克症状，这可能进一步威胁到低氧血症时的组织内氧输送[4]。输注红细胞在 PARDS 治疗中常用，目的是改善氧输送。调查显示，儿科医生表示在低氧血症时会输注红细胞提高血红蛋白浓度[5, 6]。在单中心观察性研究的数据中，43% 的 PARDS 患儿在治疗的前 3 天内接受过红细胞输注[5]。

三、PARDS 患儿红细胞输注的临床结果

尽管，对 PARDS 患儿进行输注红细胞常用，但很少有研究数据可用于指导红细胞输注的决策。有限的临床研究评估了危重儿童红细胞输注与呼吸相关临床转归的关系（表 14-1）[5, 7-10]。在一项关于 PARDS 患儿的单中心研究中，接受红细胞输注与延长机械通气时间［成功拔管时间的 aSHR 为 0.65（95%CI 0.51～0.83）］[5] 存在独立相关性。在考虑到输注红细胞和未输注红细胞的患儿的重要差异后，这种独立关系仍然显著，并观察到存在剂量反应关系。危重儿童的其他观察性研究数据表明，红细胞输注与 ARDS 的进展、呼吸功能障碍的新发或恶化、机械通气持续时间、呼吸机相关性肺炎的发生发展存在关联[5, 7-10]。同样，在成人的观察性研究中，红细胞输注是围术期和创伤患者发生 ARDS 的独立危险因素[2, 8, 11-14]。总之，这些发现支持了这样的假设，即红细胞输注可能对肺部有害，并可能加重现有的肺部疾病。然而，值得注意的是，尽管这些研究在统计学上解释了输注和未输注患者的差异，但观察性研究设计不能排除因适应证偏差而产生的残留混杂因素，也不能得出红细胞输注与不良临床转归的因果关系。

表 14-1　观察性研究显示，危重症和创伤儿童的输血与呼吸道不良反应有关

患儿类型	例　数	设　计	结　果	参考文献
PARDS 的患儿	357	单中心回顾	红细胞输注与拔管时间延长存在独立相关性［aSHR=0.65（0.51, 0.83）］	[5]
创伤儿童	488, 381	注册研究（NTD）	输血与 ARDS 的发展存在独立相关性［aOR=4.7（4.3, 5.2）］	[9]
危重患儿	842	单中心回顾	红细胞输注引起新的或恶化的呼吸功能障碍的发生率为 43%，红细胞输注与 MV 持续时间延长存在独立相关性［aHR=0.59（0.45, 0.79）］	[7]
有 ALI 的危重患儿	79	单中心回顾	红细胞输注与 OI 增加相关（11.7～18.7 vs. 12.3～11.1 未输注中）和增加 MV 持续时间（15.2 vs. 9.5, $P < 0.001$）	[8]

PARDS. 儿童急性呼吸窘迫综合征；NTD. 国家创伤数据库；aSHR. 调整后的亚分布危险比；aOR. 调整的优势比；ALI. 急性肺损伤；OI. 氧合指数；MV. 机械通气

已有一项随机对照试验用于评估儿科重症监护病房患儿红细胞输注的阈值。TRIPICU 的研究随机选择了 637 名儿童接受红细胞输注，他们输注的血红蛋白阈值分别为 7g/dl 和 9.5g/dl[15]。试验组间临床结果无显著性差异，包括作为主要结果的新发或进行性多器官功能障碍综合征（NP-MODS）的发生（两组均为 12%，绝对危险差为 0.4%，95%CI 4.6%～5.4%）。同样，对 TRIPICU 研究中纳入的 48 名 ARDS 患儿做亚组研究，试验组之间的 NP-MODS 没有显著差异，受试者队列中 ARDS 患者数量较少限制了结论性解释[16]。根据这些数据，最近关于危重儿童红细胞输注的共识指南建议，在没有严重低氧血症、慢性发绀、溶血性贫血或血流动力学损害的情况下，血红蛋白 ≥ 7g/dl 时，呼吸衰竭儿童不常规输注红细胞[16, 17]。但重要的是，TRIPICU 研究排除了有严重低氧血症的患儿，因此对有严重低氧血症患儿的输血决策，并没有给出指导性的建议。目前，红细胞输注对伴有休克的 PARDS 患儿是否有益，尚不清楚。

四、临床前数据表明，红细胞输注可能参与 ARDS 病理生理改变

为了避免不必要的红细胞输注，了解哪些患者可以从红细胞输注中受益很重要，因为红细胞输注本身可能参与 ARDS 的病理生理改变。一些危重疾病（包括 ARDS），都与溶血和游离血红蛋白的产生有关。红细胞输注可能进一步提高 CFH 水平。正常情况下，血浆结合珠蛋白与 CFH 结合形成复合物，使 CFH 与血液隔离，通过 CD163 受体的介导由巨噬细胞摄取，随后通过血红素氧化酶 1 代谢[18–21]。然而，在一些危重疾病中，即使是中度溶血时也可能超过结合珠蛋白的结合能力，导致血浆中 CFH 的积聚及其降解产物游离血红素和铁的产生[18, 19, 21–23]，这三个不同的物质通过独特和重叠的生化机制引起组织损伤[12]。

CFH 主要作用之一是迅速清除 NO，使内皮细胞 NO 迅速丧失，导致血管收缩及凝血和促炎状态的发展[12]。由于与 ARDS 有关，这些作用机制可能是较为特别的问题，因为它们与呼吸功能障碍发病机制有着错综复杂的关联。CFH 还能诱导氧化损伤与组织损伤相关[2, 14, 24]。令人感兴趣的是，为了支持 CFH 参与 ARDS 发病机制的假设（无论是否输注红细胞），已有的研究显示 CFH 水平在成人 ARDS 患者中升高，并与肺泡毛细血管屏障通透性程度相关[14, 24, 25]。

与 CFH 类似，游离血红素被血浆中结合血红素的蛋白（包括血红素结合蛋白和白蛋白）结合与血液隔离，随后从循环中转移出，在血红素氧合酶 –1 的作用下降解。游离血红素较多时这些清除机制可能会不堪重负，导致游离血红素积聚[18, 26, 27]。与血红蛋白不同，游离血红素不与 NO 产生相互作用。然而，它有促氧化作用，特别是在促进脂质过氧化方面，会导致炎症和组织损伤[19, 26–30]。对于接受红细胞输注的 ARDS 患者来说，尤其重要的是，有数据显示血红素作为另一种溶血诱导的应激源（针对 ARDS 本身）会迅速导致不良反应的加重，这可能是输注红细胞加重 ARDS 病情的机制[12]。

随着结合珠蛋白和血红素结合蛋白结合的能力饱和，游离铁也会积聚[18, 23, 31–36]。铁有害的原因可能在于它具备介导促氧化反应的能力且可以在细菌生长和增殖中充当底物[12]。后者应着重强调，因为脓毒症是导致成人和儿童人群 ARDS 最常见的病因之一。即使在其他原因

导致的 ARDS 中，铁存在促进细菌生长的机制，也可能会增加院内感染的风险[12]。

与红细胞、游离血红蛋白、游离血红素和游离铁等相关的溶血后导致的生化改变可能参与 ARDS 发病机制，即使在无红细胞输注的情况下也可以存在，当红细胞输注后可能会导致 ARDS 加重。

五、红细胞输注后的免疫学改变

除了与 CHF 和铁释放相关的直接细胞损伤外，红细胞输注导致的免疫改变可能影响 ARDS 的临床病程[18,37,38]。游离血红素本身可以通过修饰、激活和结合脂多糖受体——Toll 样受体 4（TLR-4）影响免疫反应[27,39,40]。这会促进炎症或引起免疫抑制。促炎作用源于 NF-κB 的活性增加和促进促炎细胞因子的产生[21,27,30,39,40]。实验还表明血红素可以激活中性粒细胞和通过呼吸爆发刺激活性氧的产生，从而加剧 ARDS 中的急性炎症和氧化应激反应[41]。相反，游离血红素的免疫抑制作用一般认为是通过单独途径产生的[27]。其他临床前数据表明，红细胞产物可以通过多种潜在介质如细胞外囊泡、生物活性脂质、游离的核酸和残留的血小板或白细胞等影响免疫细胞功能[18,38]。其中一些介质具有多效作用，评估的免疫细胞类型和实验条件不同时可呈现出促炎或免疫抑制作用。关于红细胞输注是否会导致危重患者临床相关的免疫调节作用，目前尚未明确，仍是一个正在积极研究的领域。现有的红细胞输注后免疫调节的临床研究在很大程度上受限于样本量小和依赖于血浆蛋白或转录组生物标志，这可能无法完全反映宿主免疫反应的复杂性。对于全面阐述红细胞输注潜在的免疫后果及临床意义，仍有许多工作等待完成。

六、红细胞输注和 TRALI/TACO 的病理生理学

虽然本章主要关注红细胞在 ARDS 病理生理学中的作用及红细胞输注潜在的有害影响，但输注也会损害之前呼吸功能完好患者的呼吸。有两种不同的输注后呼吸系统并发症，即输血相关急性肺损伤（transfusion-associated acute lung injury，TRALI）和输血相关循环超负荷（transfusion-associated circulatory overload，TACO），它们分别是美国输血导致死亡的第一和第二大原因[42,43]。

一般认为 TACO 的发病机制与其他造成急性充血性心力衰竭的病因相似，即肺毛细血管静水压增加导致液体外渗到肺泡[44]。TACO 的呼吸损伤机制与 ARDS 不同，但它仍然是输血重要的呼吸系统并发症，如果 ARDS 患者继发 TACO，病程会变得更复杂。在儿童中，3 岁以下的 ARDS 患儿发生 TACO 的风险最大[44]。

TRALI 是一种在输血后 6h 内发生的非心源性肺水肿[42]。TRALI 的病理生理机制主要在于中性粒细胞介导的急性炎症反应，造成肺血管损伤，类似 ARDS 破坏肺泡毛细血管屏障[42,43,45]。据推测，TRALI 是至少两个独立的临床损伤的结果（所谓的两次打击假说）。第一个打击是中性粒细胞的"启动"，这与患者的临床状况有关，它可能由手术、组织损伤或感染等损伤引起，涉及肺内促炎刺激，如内皮细胞血管黏附分子的上调。第二个打击是由抗人白细胞抗原（human leukocyte antigen，HLA）抗体和（或）来自输血后产物中的生物活性脂质等物质造成的促炎刺激，使致敏的中性粒细胞"激活"[46]。令人感兴趣的是，虽然 TRALI 是一种独特的临床过程，但它也是观察 PARDS 儿童接受输血后临床恶化的一种可能解释，其中

输血是导致病程恶化和延长的第二次打击或附加打击[5, 8]。

七、未来方向

评估红细胞输注在 ARDS 病理生理学中作用的研究大多数都是在动物模型或成人患者身上进行的。研究对象与儿科人群存在较大差异，这些研究不一定能得出适用于儿科的准确结论。因此，未来针对儿童的 ARDS 和红细胞输注关系的研究具有重要意义。特别是迫切需要高质量的临床数据，以完善儿童 ARDS 红细胞输注的循证指南。需展开相关研究评估适当的血红蛋白浓度和（或）生理阈值，以及时地输注红细胞、评估输注效果、记录输注安全性，以便及评估 PARDS 中红细胞输注的潜在替换方案。同样，评估溶血产物如游离血红蛋白、血红素和铁的关键信号通路重要机制的研究，对于潜在的治疗可能性是至关重要的。无论是否输注红细胞，这些机制都可能在 ARDS 的发病过程中起重要作用，明确这些机制有利于研究出减少这些产物介导损害的新疗法。由于认为结合珠蛋白和血红素结合蛋白会分别因血红蛋白和血红素浓度的增加而过负荷，因此在某些危重症疾病包括 ARDS 中，利用这些分子作为药物预防溶血造成的生化损害和（或）减轻由红细胞输注所致溶血的发生可能是有吸引力的想法。

八、结论

目前的共识指南建议对大多数 PARDS 患儿采取限制性红细胞输注。然而，用于指导 PARDS 中红细胞输注决策的高质量儿科研究数据很少。关于 PARDS 患者贫血的管理中最重要的问题是，如何在治疗贫血以改善氧输送与避免红细胞输注的有害影响之间获得最佳平衡。

参 考 文 献

[1] Janz DR, Bastarache JA, Sills G, et al. Association between haptoglobin, hemopexin and mortality in adults with sepsis. Crit Care. 2013;17(6):R272.

[2] Janz DR, Ware LB. The role of red blood cells and cell-free hemoglobin in the pathogenesis of ARDS. J Intensive Care. 2015;3:20.

[3] Khemani RG, Smith LS, Zimmerman JJ, Erickson S, Pediatric Acute Lung Injury Consensus Conference G. Pediatric acute respiratory distress syndrome: definition, incidence, and epidemiology: proceedings from the Pediatric Acute Lung Injury Consensus Conference. Pediatr Crit Care Med. 2015;16(5 Suppl 1):S23–40.

[4] Khemani RG, Smith L, Lopez-Fernandez YM, et al. Paediatric acute respiratory distress syndrome incidence and epidemiology (PARDIE): an international, observational study. Lancet Respir Med. 2019;7(2): 115–28.

[5] Zubrow ME, Thomas NJ, Friedman DF, Yehya N. RBC transfusions are associated with prolonged mechanical ventilation in pediatric acute respiratory distress syndrome. Pediatr Crit Care Med. 2018;19(2):e88–96.

[6] Du Pont-Thibodeau G, Tucci M, Ducruet T, Lacroix J. Survey on stated transfusion practices in PICUs*. Pediatr Crit Care Med. 2014;15(5):409–16.

[7] Kleiber N, Lefebvre E, Gauvin F, et al. Respiratory dysfunction associated with RBC transfusion in critically ill children: a prospective cohort study. Pediatr Crit Care Med. 2015;16(4):325–34.

[8] Rajasekaran S, Sanfilippo D, Shoemaker A, et al. Respiratory impairment after early red cell transfusion in pediatric patients with ALI/ARDS. Crit Care Res Pract. 2012;2012:646473.

[9] de Roulet A, Burke RV, Lim J, Papillon S, Bliss DW, Ford HR, Upperman JS, Inaba K, Jensen AR. Pediatric trauma-associated acute respiratory distress syndrome: Incidence, risk factors, and outcomes. J Pediatr Surg. 2018; https://

doi.org/10.1016/j. jpedsurg.2018.07.005. pii: S0022–3468(18)30434–2.

[10] Demaret P, Tucci M, Karam O, Trottier H, Ducruet T, Lacroix J. Clinical outcomes associated with RBC transfusions in critically ill children: a 1–year prospective study. Pediatr Crit Care Med. 2015;16(6):505–14.

[11] Bernard GR, Artigas A, Brigham KL, et al. The American-European consensus conference on ARDS. Definitions, mechanisms, relevant outcomes, and clinical trial coordination. Am J Respir Crit Care Med. 1994;149(3. Pt 1):818–24.

[12] Gaggar A, Patel RP. There is blood in the water: hemolysis, hemoglobin, and heme in acute lung injury. Am J Physiol Lung Cell Mol Physiol. 2016;311(4): L714–8.

[13] Serpa Neto A, Juffermans NP, Hemmes SNT, et al. Interaction between peri-operative blood transfusion, tidal volume, airway pressure and postoperative ARDS: an individual patient data meta-analysis. Ann Transl Med. 2018;6(2):23.

[14] Shaver CM, Upchurch CP, Janz DR, et al. Cellfree hemoglobin: a novel mediator of acute lung injury. Am J Physiol Lung Cell Mol Physiol. 2016;310(6):L532–41.

[15] Lacroix J, Hebert PC, Hutchison JS, et al. Transfusion strategies for patients in pediatric intensive care units. N Engl J Med. 2007;356(16):1609–19.

[16] Demaret P, Emeriaud G, Hassan NE, et al. Recommendations on RBC transfusions in critically ill children with acute respiratory failure from the pediatric critical care transfusion and anemia expertise initiative. Pediatr Crit Care Med. 2018;19(9S Suppl 1):S114–20.

[17] Valentine SL, Nadkarni VM, Curley MA, Pediatric Acute Lung Injury Consensus Conference G. Nonpulmonary treatments for pediatric acute respiratory distress syndrome: proceedings from the Pediatric Acute Lung Injury Consensus Conference. Pediatr Crit Care Med. 2015;16(5 Suppl 1):S73–85.

[18] Remy KE, Hall MW, Cholette J, Juffermans NP, Nicol K, Doctor A, Blumberg N, Spinella PC, Norris PJ, Dahmer MK, Muszynski JA, Pediatric Critical Care Blood Research Network (Blood Net). Mechanisms of red blood cell transfusion-related immunomodulation. Transfusion. 2018;58(3):804–15. https://doi.org/10.1111/trf.14488. Epub 2018 Jan 30. Review.

[19] Baek JH, D'Agnillo F, Vallelian F, et al. Hemoglobindriven pathophysiology is an in vivo consequence of the red blood cell storage lesion that can be attenuated in Guinea pigs by haptoglobin therapy. J Clin Invest. 2012;122(4):1444–58.

[20] Buehler PW, Abraham B, Vallelian F, et al. Haptoglobin preserves the CD163 hemoglobin scavenger pathway by shielding hemoglobin from peroxidative modification.

Blood. 2009;113(11):2578–86.

[21] Schaer DJ, Vinchi F, Ingoglia G, Tolosano E, Buehler PW. Haptoglobin, hemopexin, and related defense pathways-basic science, clinical perspectives, and drug development. Front Physiol. 2014;5:415.

[22] Deuel JW, Vallelian F, Schaer CA, Puglia M, Buehler PW, Schaer DJ. Different target specificities of haptoglobin and hemopexin define a sequential protection system against vascular hemoglobin toxicity. Free Radic Biol Med. 2015;89:931–43.

[23] Remy KE. Haptoglobin improves shock, lung injury, and survival in canine pneumonia. JCI Insight. 2018;3(18):123013.

[24] Shaver CM, Wickersham N, McNeil JB, et al. Cellfree hemoglobin promotes primary graft dysfunction through oxidative lung endothelial injury. JCI Insight. 2018;3(2):98546.

[25] Shaver CM, Wickersham N, McNeil JB, et al. Cellfree hemoglobin-mediated increases in vascular permeability. A novel mechanism of primary graft dysfunction and a new therapeutic target. Ann Am Thorac Soc. 2017;14(Supplement_3):S251–2.

[26] Arruda MA, Graca-Souza AV, Barja-Fidalgo C. Heme and innate immunity: new insights for an old molecule. Mem Inst Oswaldo Cruz. 2005;100(7):799–803.

[27] Dutra FF, Bozza MT. Heme on innate immunity and inflammation. Front Pharmacol. 2014;5:115.

[28] Baek JH, Zhang X, Williams MC, Schaer DJ, Buehler PW, D'Agnillo F. Extracellular Hb enhances cardiac toxicity in endotoxemic guinea pigs: protective role of haptoglobin. Toxins (Basel). 2014;6(4):1244–59.

[29] Donadee C, Raat NJ, Kanias T, et al. Nitric oxide scavenging by red blood cell microparticles and cellfree hemoglobin as a mechanism for the red cell storage lesion. Circulation. 2011;124(4):465–76.

[30] Fortes GB, Alves LS, de Oliveira R, et al. Heme induces programmed necrosis on macrophages through autocrine TNF and ROS production. Blood. 2012;119(10): 2368–75.

[31] Suffredini DA, Xu W, Sun J, et al. Parenteral irons versus transfused red blood cells for treatment of anemia during canine experimental bacterial pneumonia. Transfusion. 2017;57(10):2338–47.

[32] Gilson CR, Kraus TS, Hod EA, et al. A novel mouse model of red blood cell storage and posttransfusion in vivo survival. Transfusion. 2009;49(8):1546–53.

[33] Hod EA, Spitalnik SL. Stored red blood cell transfusions: iron, inflammation, immunity, and infection. Transfus Clin Biol. 2012;19(3):84–9.

[34] Hod EA, Zhang N, Sokol SA, et al. Transfusion of red blood cells after prolonged storage produces harmful effects that are mediated by iron and inflammation.

Blood. 2010;115(21):4284–92.

[35] L'Acqua C, Bandyopadhyay S, Francis RO, et al. Red blood cell transfusion is associated with increased hemolysis and an acute phase response in a subset of critically ill children. Am J Hematol. 2015;90(10):915–20.

[36] Spitalnik SL. Stored red blood cell transfusions: iron, inflammation, immunity, and infection. Transfusion. 2014;54(10):2365–71.

[37] Cortes-Puch I, Remy KE, Solomon SB, et al. In a canine pneumonia model of exchange transfusion, altering the age but not the volume of older red blood cells markedly alters outcome. Transfusion. 2015;55(11):2564–75.

[38] Muszynski JA, Spinella PC, Cholette JM, et al. Transfusion-related immunomodulation: review of the literature and implications for pediatric critical illness. Transfusion. 2017;57(1):195–206.

[39] Figueiredo RT, Fernandez PL, Mourao-Sa DS, et al. Characterization of heme as activator of Toll-like receptor 4. J Biol Chem. 2007;282(28):20221–9.

[40] Porto BN, Alves LS, Fernandez PL, et al. Heme induces neutrophil migration and reactive oxygen species generation through signaling pathways characteristic of chemotactic receptors. J Biol Chem. 2007;282(33):24430–6.

[41] Graca-Souza AV, Arruda MA, de Freitas MS, Barja-Fidalgo C, Oliveira PL. Neutrophil activation by heme: implications for inflammatory processes. Blood. 2002;99(11):4160–5.

[42] Gilliss BM, Looney MR, Gropper MA. Reducing noninfectious risks of blood transfusion. Anesthesiology. 2011;115(3):635–49.

[43] Looney MR, Gilliss BM, Matthay MA. Pathophysiology of transfusion-related acute lung injury. Curr Opin Hematol. 2010;17(5):418–23.

[44] Skeate RC, Eastlund T. Distinguishing between transfusion related acute lung injury and transfusion associated circulatory overload. Curr Opin Hematol. 2007;14(6):682–7.

[45] Weiskopf RB, Feiner J, Toy P, et al. Fresh and stored red blood cell transfusion equivalently induce subclinical pulmonary gas exchange deficit in normal humans. Anesth Analg. 2012;114(3):511–9.

[46] Cherry T, Steciuk M, Reddy VV, Marques MB. Transfusion-related acute lung injury: past, present, and future. Am J Clin Pathol. 2008;129(2):287–97.

第 15 章　免疫功能低下患者的儿童急性呼吸窘迫综合征

Pediatric Acute Respiratory Distress Syndrome in Immunocompromised Patients

Courtney M. Rowan　著

邢　燕　译

史长松　校

一、概述

免疫功能低下的儿童对重症监护医师提出了独特的考虑和挑战。除了一般高水平的敏锐度，这些儿童还需要医生对潜在疾病的具体知识和动态免疫系统的了解及高水平的多学科协作。他们不同于一般的儿科重症监护室患者群体。此外，所有免疫受损的情况是不一样的。免疫抑制有多种病因，包括恶性肿瘤、移植、先天性免疫缺陷、风湿病、感染药物诱导。免疫功能低下状态的原因通常决定了预期的危重病治疗问题、潜在的器官功能障碍和预后。化疗、调理方案或放疗导致的并发症、早期肺损伤和内皮损伤，可能使这些儿童更容易患呼吸机所致的肺损伤。

尽管这类患者面临挑战，但密集型人才必须了解这些不同的主题，因为它是一个日益增长的患者群。虽然儿童文献中没有明确的证据，但来自成人人群的证据显示，免疫功能低下的患者被送进 ICU 的频率越来越高[1]。推进恶性肿瘤治疗，改善移植转归，以及全面改善危重免疫损害患者的死亡率，有助于建立越来越积极的支持性护理单元。即使是我们免疫功能受损最严重的患者，造血细胞移植（hematopoietic cell transplant，HCT）受体，其转归也从接近 0% 的存活率[2]大幅提高到最近的存活率数据，约为 40%[3, 4]。

有人很好地描述，免疫损害的儿童在儿童急性呼吸窘迫综合征的发展和 ARDS 相关死亡率的发生方面都有风险[5]。在急性肺损伤或 PARDS 的研究中，免疫功能低下的儿童通常会有更糟的结局，死亡率往往是一般人群的 2 倍以上[6, 7]。一项针对 200 多名接受侵入性机械通气的儿童 HCT 受者的多中心研究发现，92% 的患者使用儿科急性肺损伤共识会议定义符合 PARDS 标准[8]，绝大多数（60%）患者属于严重类别[9]。此外，合并严重 PARDS 的死亡率高达 75%。免疫损害状态不仅使患者独立地面临死亡风险，而且这些儿童多器官功能障碍的风险也增加[10, 11]，是一个有充分证据可导致 PARDS 死亡的危险因素。

二、急性呼吸衰竭和 PARDS 的病因

（一）支气管镜检查和支气管肺泡灌洗

免疫功能低下的儿童入住 PICU，可以有各种导致呼吸衰竭的病因（图 15-1）。它们具有独特的感染风险，既可导致肺部感染直接继发的 PARDS，又可导致其他系统性感染导致多器官功能障碍引发的间接性 PARDS。需要更复杂的诊断调查和管理的方面是免疫受损儿童也有非感染性肺并发症的风险。特别是在 PARDS 的最初阶段必须进行彻底调查，以分离潜在病因。随着免疫反应的受损，临床表现通常变得不经典[12]。典型的肺部感染临床症状，如发热和胸部 X 线表现不可被认为是这些患者是否存在或不存在感染的可靠指示。因此，往往建议进行感染的检查。除了标准培养外，免疫受损儿童还需要对机会感染和罕见感染进行扩大筛查，包括聚合酶链反应（polymerase chain reaction，PCR）或病毒和真菌抗体检测，特别考虑可治疗的病原体，如肺孢子虫和分枝杆菌。

在检测传染病病原体时，需要一种标准化、覆盖面广泛的诊断性方法。

虽然送培养物在理论上看起来很简单，但在实践中，决定是否行支气管镜检查进行支气管肺泡灌洗（bronchoalveolar lavage，BAL）是一个挑战。应高度关注支气管镜检查相关并发症的风险，包括出血、气胸、低氧血症和新的机械通气要求[13]。

尽管 BAL 存在并发症的风险，但确诊可以改变治疗方法并可能改善预后。在免疫功能低下人群中，BAL 的诊断范围很广，为 27%～85%[14-16]。在一项针对 HCT 后儿童的大型研究中，BAL 诊断率高达 67.9%[17]。随着实验室新技术的不断发展，鉴定技术的提高，诊断率也不断提高[18]。如果支气管肺泡灌洗液与经支气管活检相结合，可能会提高诊断率，但这种技术很少用于儿童，并有产生更多并发症的风险[14, 15, 19]。对器官移植受者的研究发现，20%～70% 的情况下，BAL 的结果会导致治疗的改变[20]。更重要的是，如果改变治疗方法，有可能将死亡率降低 20%[21]，尽管其他研究没

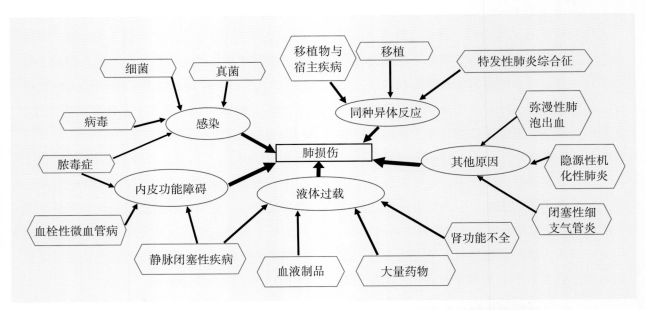

▲ 图 15-1　免疫功能低下患者肺损伤的各种病因，都有可能导致肺损伤严重危害

有发现对死亡率的影响[16, 22]。不幸的是，许多数据相互矛盾，而且受益范围各异。

免疫功能低下人群支气管镜检查合并支气管肺泡灌洗液的风险可能更高。血小板功能低下和潜在功能障碍人群的出血等并发症应引起所有参与治疗的临床医生和支气管镜医师的关注。在免疫功能低下的成人中，支气管镜并发症发生率高达 21%，经支气管活检的并发症发生率更高[14]。在患有癌症的儿童中，与支气管镜检查相关的并发症发生率为 30%[23]。然而，这些并发症大多相对较小，无须干预即可解决。在呼吸窘迫早期，更大的问题是持续低氧血症的发展和新的机械通气需求。在各种成人免疫功能低下人群中，支气管镜检查后需要插管的风险增加 < 1%[24, 25]。然而，这种风险在 HCT 后患者中增加[16]。

支气管镜检查的益处和并发症风险的矛盾数据让临床医生怀疑这种风险是否是值得的。似乎有数据支持早期支气管镜检查和 BAL。在一项对 501 名 HCT 后成人的研究中，如果 BAL 在出现呼吸系统症状 24h 内完成，诊断率最高[26]。由于这些患者免疫功能低下，感染风险高，经验性抗生素经常被开始使用。抗生素的使用会影响 BAL 的结果。儿童和成人研究表明，抗生素使用 72h 后 BAL 的诊断率显著降低[27, 28]。此外，有数据表明，在呼吸窘迫的早期进行支气管镜检查时，并发症的风险较低[29, 30]。

（二）胸部成像

当考虑对患有急性缺氧性呼吸衰竭的免疫功能低下儿童进行影像学检查时，胸部 X 线片（chest radiograph，CXR）通常是诊断检查的首选。这在发热和咳嗽等临床上高度怀疑肺炎的情况下尤其如此。如果 X 线确定为局灶性浸润，则可能无须使用计算机断层扫描进行进一步成像。可以开始进一步决定经验性抗生素治疗和进行 BAL。在 CXR 正常或呈现弥漫性浸润的情况下，CT 可能提供有用的诊断信息。尽管存在临床问题，但 CXR 在免疫功能低下人群中可能为阴性或无效[31]。CT 可以更好地显示肺实质，为基础肺病理的鉴别诊断提供考虑，或帮助确定肺活检的特定区域[32]。

三、免疫功能低下患者的呼吸支持

（一）无创呼吸支持

很明显，免疫功能低下的患者存在严重的 PARDS 风险。因此，呼吸支持的方法对他们的整体生存是有帮助的。在免疫功能低下的人群中，一些临床医生最初尝试无创呼吸支持策略，因为这些患者有创机械通气的死亡率很高。然而，很少有数据告诉我们如何使用非侵入性方法，特别是在免疫功能低下的儿童中。此外，有人担心这些策略可能会延迟更明确的治疗。关于免疫功能低下患者无创呼吸支持方式的研究总结见表 15-1。2015 年，Lemiale 等发表了一份随机对照试验研究，其中 100 名免疫功能低下的成年人被随机分配到高流量鼻插管（high flow nasal cannula，HFNC）或通过文丘里面罩补充氧气[33]。2h 插管率、患者舒适度、呼吸困难、呼吸频率和心率无差异。这项研究由同一位研究者进行了后续研究，分析了大型多中心的 HFNC 和标准辅助供氧的随机对照试验[34]。有 127 名免疫功能低下的成年人纳入分析。在这项研究中，两组的插管率和死亡率没有差异。日本一项对 56 名成年血液病患者的小型研究发现，80% 的患者 HFNC 治疗失败，需要插管或姑息治疗[35]。因此，虽然关于 HFNC 在免疫

表 15-1 免疫功能低下患者无创呼吸支持研究综述

作者/年	研究设计	研究对象	主要发现
成人研究			
Antonelli 等,2000 年[37]	RCT: NIV vs. 辅助供氧	40 名成年人实体器官移植术后	NIV 在 PaO_2 : FiO_2 方面有改善,有 20% 的插管率(相比辅助供氧的 70%),住院时间较短(5 天 vs.9 天)和较低的死亡率(20% vs. 50%)
Hilbert 等,2001 年[38]	RCT: 早期 NIV vs. 辅助供氧	52 名 IC 成人	NIV 有较低的插管率(46% vs. 77%)和较低的 ICU 死亡率(38% vs. 9%)
Squadrone 等,2010 年[40]	RCT: 早期 CPAP vs. 文丘里面罩	40 名成人恶性血液病患者	那些接受早期 CPAP 治疗的患者,入住 ICU 的可能性较小,插管的可能性较小,存活的可能性较大
Azoulay 等,2014 年[45]	回顾性多中心队列	1004 名患有癌症和急性呼吸窘迫综合征的成年人	387 例患者接受 NIV 治疗,失败率为 71%,NIV 失败是死亡的独立危险因素
Lemiale 等,2014 年[46]	RCT 的 Post hoc 分析	211 名患有癌症的成年人	139 例 NIV 治疗失败率为 38%,NIV 治疗失败与死亡率无关
Lemiale 等,2015 年[33]	RCT: HFNC vs. 文丘里面罩	100 名 IC 成人	在 2h 时,插管频率、呼吸功率、呼吸急促、心动过速或患者舒适度没有差异
Lemiale 等,2015 年[39]	RCT: NIV(BIPAP 和 HFNC) vs. 辅助供氧	374 名 IC 成人	两组的插管和死亡率没有差异
Harada 等,2016 年[35]	回顾性多中心队列	56 名血液病成人	HFNC 有 80% 的失败率。那些失败的患者需要机械通气或者改为姑息治疗。HFNC 的耐受性很好。肺炎是失败的危险因素
Lemiale 等,2017 年[34]	RCT 的 Post hoc 分析:HFNC vs. 辅助供氧	127 名 IC 成人	插管率和死亡率没有差异
儿童研究			
Pancera 等,2008 年[42]	回顾性多中心队列	120 名患有癌症的儿童	NIV 失败率为 26%,血流动力学不稳定是 NIV 失败的重要危险因素
Piastra 等,2009 年[43]	前瞻性观察性研究	23 名 IC 儿童	失败率为 45%,失败者中有 80% 死亡
Murase 等,2012 年[44]	观察性研究	92 名肝移植术后儿童	用 NIV 治疗了 47 例儿童气管插管拔管后。治疗组再插管率较低(6.4% vs. 23.4%),出院时间较短
Rowan 等,2016 年[3]	回顾性多中心队列	222 名 HCT 后患儿	91 名插管前接受 NIV 治疗的儿童。与直接插管的患者相比,插管前使用 NIV 的患者死亡风险增加(OR=2.1,95%CI 1.2~3.6)

RCT. 随机对照试验;NIV. 无创通气;HFNC. 高流量鼻插管;IC. 免疫抑制的;HCT. 造血细胞移植

缺陷患者中的应用数据有限,但现有数据表明 HFNC 不能防止插管,但也不会恶化结果。重要的是要确保 HFNC 的试验不会延误更确切的治疗。

无创正压通气已用于该患者人群。从理论上讲,应用 NIV 可以减少呼吸工作,减少吸气负荷,有助于肺复张,改善氧合状态。在一般成年人的大量随机对照试验中,ARDS 的发展与 NIV 失败和需要插管有关[36]。针对免疫功能低下的人群,我们对 40 名成年人进行了一项小规模器官移植的随机对照前瞻实验[37]。患者被随机分配到 NIV 或者补充氧气。随机接受 NIV 治疗的患者氧合状况有所改善，插管的可能性较小（20% vs. 70%）、住院时间较短（5天 vs. 9天）、死亡率较低（20% vs. 50%）。1 年后，另一项小型试验随机选取 52 名免疫抑制成年人进行早期呼吸窘迫治疗，或采用 NIV 或辅助供氧。在这项研究中，使用 NIV 的患者气管插管率降低，ICU 和医院死亡率降低[38]，表明早期使用 NIV 对免疫功能低下的成年人有益。这两个小型研究的前瞻结果导致了一个大型的多中心研究，其中包括 374 名免疫功能低下的成年人随机接受 NIV 或辅助供氧，但插管率和死亡率两组没有差异[39]。对 40 名患有血液系统恶性肿瘤的成年人也进行了早期使用连续气道正压呼吸机的研究，随机分为早期CPAP 组和通过文丘里面罩补充氧气组[40]。随机接受 CPAP 治疗的患者入住 ICU 的可能性较小，需要插管的可能性较小，存活的可能性较大[40]。

在一般儿科人群中，出现 PARDS 时 NIV的失败率很高[41]。虽然没有随机对照试验，但有研究描述了免疫缺陷儿童使用 NIV 的情况。在一项对 239 名儿童癌症患者的回顾性研究中，120 名儿童接受了 NIV[42]。其中 25.8% 的患者 NIV 失败，需要插管。血流动力学不稳定是 NIV 失败的重要危险因素。2009 年，Piastra等发表了一份观察性研究，其中包括 23 名连续接受 NIV 治疗的免疫功能低下的儿童。在这些孩子中，45% 的 NIV 失败，需要插管，而那些需要插管的，只有 20% 存活下来。2012 年，Murase 等发表了一篇关于肝移植术后使用 NIV防止再插管的报道。在 92 个患者中，有 47 个使用了 NIV。用 NIV 治疗的患者再插管率较低（6.4% vs. 23.4%），出院时间较短[44]。最近，一项针对 222 名 HCT 后儿童的多中心研究发现，插管前使用 NIV 的儿童死亡率是其他儿童的 2倍[3]。然而，这项研究有局限性，因为它没有包括那些成功接受 NIV 治疗的儿童。在一项对 1004 名成年人的多中心研究中，30% 接受了 NIV[45] 治疗，其中 70% 的 NIV 失败，而且失败与较高的死亡率独立相关。另一项针对成年癌症患者的研究发现，与插管前接受 NIV 治疗的患者相比，接受有创机械通气作为第一线呼吸支持的患者的死亡率没有差别[46]。虽然那些没有通过 NIV 的患者的死亡率比那些先插管的患者高 65.3%，死亡率为 50%，但这一发现没有达到统计学意义。总之，使用 NIV 可能会改善疗效，尤其是在呼吸窘迫早期使用。2015年，儿科急性肺损伤共识会议特别建议免疫功能低下的儿童可以从早期试验中获益，以避免插管[41]，但应注意不要延迟插管。这个小组还指出，NIV 不推荐用于严重疾病，这可能会限制许多免疫缺陷患者的适用性。此外，对于那些有血流动力学不稳定或多器官功能障碍的患者，NIV 可能不是一个好的支持方式。

（二）有创机械通气

虽然在儿科和成人中都有多项研究讨论重症监护室的结局和与结局相关的重症治疗干预，但是关于如何在免疫缺陷患者中具体管理呼吸机的数据很少。很明显，免疫功能低下的患者发生 PARDS 的风险很高，发病时间较早，通常情况严重[9]。事实上，许多免疫功能低下的儿童在入院时都有严重的缺氧。早期住院和目标导向性肺保护性通气策略是必不可少的。一般成人型呼吸窘迫综合征的数据表明，要改善以低潮气量，限制平台压和驱动压力，依靠高 PEEP 减少输送的氧浓度为目标导向的保护策略[48-50]。

PALICC 给出了普通 PARDS 患者机械通气策略的建议[51]。第一项建议是根据成人数据推荐潮气量限制为≤8ml/kg。儿科还没有严格研究潮气量目标，更不用说免疫低下的儿童了。一些观察性研究表明，在有PARDS的儿童中，包括一些免疫功能低下的儿童，在高潮气量通气的儿童中存活率有所提高[6, 52]。在对需要机械通气的儿童HCT患者进行更大规模的回顾性研究中，使用的中位潮气量约为7ml/kg，证明潮气量与生存率无关[47]。

关于吸气压的研究，PALICC建议限制吸气压力，目标是将平台压力保持在或低于28cmH$_2$O[51]。吸气道高压与胎儿死亡率有关[6, 52]，一组222名儿童HCT患者发现了类似的结果。峰值吸气压＞31cmH$_2$O与死亡率独立相关[47]，这种相关性是累积的，增加的PIP与死亡率的增加有关。

高水平的呼气末高压可能是维持肺复张和预防肺损伤所必需的。虽然没有在儿科临床试验或孤立的免疫缺陷人群中进行调查，但从成人数据推断，严重急性呼吸窘迫综合征患者呼气末正压增高与降低医院死亡率有关[53, 54]。PALICC建议在严重妊娠可能需要高水平的PEEP[51]。免疫功能低下人群的一个独特考虑是这些儿童有患非感染性肺病的风险，如闭塞性细支气管炎，这种肺病可能导致肺纤维化和无法恢复的肺[55, 56]。因此，临床医生在应用增加的PEEP时必须仔细考虑潜在的病因和肺可恢复性的可能性。在早期，通常在明确诊断之前，在免疫功能低下并有严重肺部损伤的儿童应用高水平的PEEP可能是必要的，并可能为临床医生提供肺部再生的途径。然而，目前还不清楚这种高PEEP策略是否被积极地应用于免疫缺陷儿童。在一个12个中心的儿童HCT后回顾性队列研究中，其中许多有严重的PARDS，使用PEEP在机械通气的前5天是适度的，幸存者和非幸存者中位数范围为7～9cmH$_2$O[47]。

当研究PEEP的使用与同组人体内氧浓度的使用相比时，似乎更依赖于更高的氧浓度。高PEEP/低氧策略与成年人的生存有关[57]。在一个普通的儿科研究中，不遵守这个PEEP策略与PARDS死亡率相关[58]。儿童HCT并呼吸衰竭的队列研究也证实了这一点。虽然在机械通气的最初几天很少遵循这一策略，但遵循这一策略与改善生存率有关[47]。

在最严重的免疫缺陷儿童（儿童HCT后）中，由PALICC确定的PARDS严重程度分级与死亡率和发病率的增加有关[9]。使用氧合指数和（或）血氧饱和度指数作为分类PARDS严重程度的基础并不令人惊讶。OSI和PaO$_2$/FiO$_2$与死亡率高度相关。在儿童肺损伤中，OI与死亡率相关，而且被发现是免疫功能低下者死亡率的更好的预测因子[59]。在一组单中心的儿童HCT患者中，增加患者的OI与增加死亡风险相关[60]。在美国和欧洲，儿童接受HCT后的多中心队列研究也证明了这一点[47, 61]。在美国的研究中，与其他变量相比，OSI与死亡率增加独立相关。OSI水平与严重PARDS一致时，死亡率增加（OR=11.1，$P < 0.0004$）[47]。同样，欧洲的研究发现累积OI与死亡率高度相关[61]。

（三）非常规机械通气

有限的数据支持或否定非常规机械通气使用于免疫功能低下的儿童。因为这些儿童可能发展为严重的PARDS，高频振荡通气（high-frequency oscillatory ventilation，HFOV）和气道压力释放通气（airway pressure release ventilation，APRV）可以被认为是支持方式。在一项关于儿童HFOV使用的多中心研究中，那些免疫功能低下的儿童死亡率最高，在这组中，OI＞35对HFOV相关死亡率的预测能力最强[62]。一项针对12名癌症或HCT后儿童的小型单中心研究发现，使用 HFOV 可以改善气体交换。这 12 个患者中有 7 个在重症监护室出院后存活了下来[63]。一个关于 60 名免疫缺陷儿童更大的单中心研究被发表，描述了 HFOV 和 APRV 的使用[64]。在这个队列中，总死亡率是 63%。在非常规通气模式下，24h 内 PaO_2/FiO_2 或 OI 测定的氧合状况的改善与生存率有关。最近，一个关于 85 名儿童 HCT 后重度 PARDS 使用 HFOV 治疗大型的多中心队列研究显示 PICU 存活率只有 23.5%。这项研究表明，在有创机械通气的前 2 天内，早期使用 HFOV，可能有提高生存率的好处[65]。幸存者是那些在早些时候进行转换的（第 0 天与第 2 天，$P=0.002$）。然而，经过常规机械通气 1 周后转换的，没有人活下来。

（四）体外膜肺氧合

在免疫功能低下的人群中，越来越多的人开始考虑体外膜肺氧合，但其益处仍不清楚。研究一致发现，免疫缺陷状态是体外膜肺死亡率的重大风险[66-69]。尽管如此，还是有一些案例报道支持在免疫缺陷人群中成功使用 ECMO。2009 年，Gow 等发表了来自体外膜肺氧合组织的 107 名患有恶性肿瘤的儿童的数据[70]。大多数儿童都接受了肺部支持治疗。住院患者出院的存活率是 35%。一项对 14 名患有血液系统恶性肿瘤并呼吸衰竭的成人研究发现，50% 的患者存活到出院[71]。在这个队列研究中有 5 次大出血。在 14 例伴有中性粒细胞减少的儿科恶性肿瘤患者中发现相似的存活率为 44%[72]，出血并发症高达 55%。在最近一组 HCT 后的成人研究中，体外膜肺氧合组的生存率为 19%[73]。而患者在移植后 240 天内存活率只有 4%。作者得出结论，非常高的死亡率不支持成人在 HCT 后 240 天内使用体外膜肺氧合。虽然某些免疫功能低下的儿童，可能会从体外膜肺氧合支持中受益，但某些人群（如 HCT 后的儿童），存活率非常低。在决定对免疫功能低下的儿童进行 ECMO 治疗之前，有必要进行重要而关键的讨论，包括潜在免疫功能低下状况的预后、出血风险和骨髓恢复之前的预计时间。

四、结论

关于免疫缺陷儿童 PARDS 的可用数据仅限于较小的，通常是单中心的研究。这些儿童的死亡率明显高于一般 PICU 人口。不幸的是，免疫缺陷人群往往被排除在儿科急性呼吸窘迫症候群的随机对照试验之外，可以理解的是，如果随机化无法平衡每组免疫缺陷患者的比例，将会严重影响试验结果。尽管事实上，免疫缺陷的儿童有不成比例的 PICU 死亡率，但仍然有希望改善转归。由于许多免疫功能低下的儿童，特别是癌症儿童或 HCT 后儿童，在他们的重大疾病发展时已经住院治疗，因此存在着早期干预的独特机会。跨中心和跨专业的合作是绝对必要的，可以影响这些患者的生存。标准化的方法，对免疫低下的儿童并急性缺氧呼吸衰竭可能是有益的，应该进行调查。图 15-2 中提出了一种可能的方法。仔细考虑潜在的免疫损害情况，了解动态免疫系统，了解现有的并发症，以及对严重 PARDS 的预期，都是对照顾这些孩子所必需的。有意识的合作，早期识别和干预，以及纳入临床试验，才能真正改善这些高危人群的死亡率。

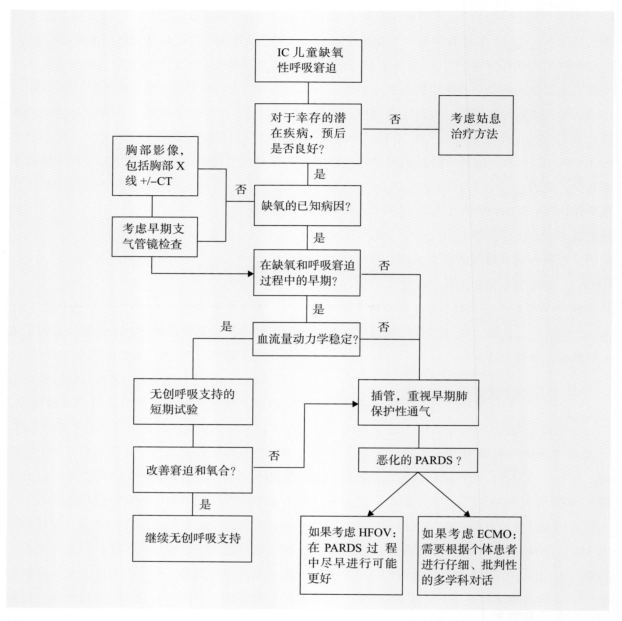

▲ 图 15-2　急性缺氧性呼吸衰竭免疫功能低下儿童的可能临床治疗

参考文献

[1] Azoulay E, Pene F, Darmon M, Lengline E, Benoit D, Soares M, et al. Managing critically ill hematology patients: time to think differently. Blood Rev. 2015;29(6):359–67.

[2] Tamburro RF, Barfield RC, Shaffer ML, Rajasekaran S, Woodard P, Morrison RR, et al. Changes in outcomes (1996–2004) for pediatric oncology and hematopoietic stem cell transplant patients requiring invasive mechanical ventilation. Pediatr Crit Care Med. 2008;9(3):270–7.

[3] Rowan CM, Gertz SJ, McArthur J, Fitzgerald JC, Nitu ME, Loomis A, et al. Invasive mechanical ventilation and mortality in pediatric hematopoietic stem cell transplantation: a multicenter study. Pediatr Crit Care Med. 2016;17(4):294–302.

[4] Duncan CN, Lehmann LE, Cheifetz IM, Greathouse K, Haight AE, Hall MW, et al. Clinical outcomes of children receiving intensive cardiopulmonary support during hematopoietic stem cell transplant. Pediatr Crit Care Med. 2013;14(3):261–7.

[5] Flori H, Dahmer MK, Sapru A, Quasney MW, Pediatric Acute Lung Injury Consensus Conference G. Comorbidities and assessment of severity of pediatric acute respiratory distress syndrome: proceedings from the Pediatric Acute Lung Injury Consensus Conference. Pediatr Crit Care Med. 2015;16(5 Suppl 1):S41–50.

[6] Erickson S, Schibler A, Numa A, Nuthall G, Yung M, Pascoe E, et al. Acute lung injury in pediatric intensive care in Australia and New Zealand: a prospective, multicenter, observational study. Pediatr Crit Care Med. 2007;8(4):317–23.

[7] Willson DF, Thomas NJ, Markovitz BP, Bauman LA, DiCarlo JV, Pon S, et al. Effect of exogenous surfactant (calfactant) in pediatric acute lung injury: a randomized controlled trial. JAMA. 2005;293(4): 470–6.

[8] Pediatric Acute Lung Injury Consensus Conference G. Pediatric acute respiratory distress syndrome: consensus recommendations from the Pediatric Acute Lung Injury Consensus Conference. Pediatr Crit Care Med. 2015;16(5):428–39.

[9] Rowan CM, Smith LS, Loomis A, McArthur J, Gertz SJ, Fitzgerald JC, et al. Pediatric acute respiratory distress syndrome in pediatric allogeneic hematopoietic stem cell transplants – a multicenter study. Pediatr Crit Care Med. 2017.

[10] Upperman JS, Lacroix J, Curley MA, Checchia PA, Lee DW, Cooke KR, et al. Specific etiologies associated with the multiple organ dysfunction syndrome in children: part 1. Pediatr Crit Care Med. 2017;18(3_ suppl Suppl 1):S50–S7.

[11] Lindell RB, Gertz SJ, Rowan CM, McArthur J, Beske F, Plunkett A, et al. High levels of morbidity and mortality among pediatric hematopoietic cell transplant recipients with severe Sepsis: insights from the Sepsis PRevalence, OUtcomes, and therapies international point prevalence study. Pediatr Crit Care Med. 2017;

[12] Fishman JA. Infection in solid-organ transplant recipients. N Engl J Med. 2007;357(25):2601–14.

[13] British Thoracic Society Bronchoscopy Guidelines Committee aSoSoCCoBTS. British Thoracic Society guidelines on diagnostic flexible bronchoscopy. Thorax. 2001;56(Suppl 1):i1–21.

[14] Jain P, Sandur S, Meli Y, Arroliga AC, Stoller JK, Mehta AC. Role of flexible bronchoscopy in immunocompromised patients with lung infiltrates. Chest. 2004;125(2):712–22.

[15] Allen KA, Markin RS, Rennard SI, Shaw BW Jr, Thompson AB, Wood RP, et al. Bronchoalveolar lavage in liver transplant patients. Acta Cytol. 1989;33(4): 539–43.

[16] Azoulay E, Mokart D, Rabbat A, Pene F, Kouatchet A, Bruneel F, et al. Diagnostic bronchoscopy in hematology and oncology patients with acute respiratory failure: prospective multicenter data. Crit Care Med. 2008;36(1):100–7.

[17] Kasow KA, King E, Rochester R, Tong X, Srivastava DK, Horwitz EM, et al. Diagnostic yield of bronchoalveolar lavage is low in allogeneic hematopoietic stem cell recipients receiving immunosuppressive therapy or with acute graft-versus-host disease: the St. Jude experience, 1990–2002. Biol Blood Marrow Transplant. 2007;13(7):831–7.

[18] Zinter MS, Dvorak CC, Mayday MY, Iwanaga K, Ly NP, McGarry ME, et al. Pulmonary metagenomic sequencing suggests missed infections in immunocompromised children. Clin Infect Dis. 2018; 68(11):1847–5.

[19] Visner GA, Faro A, Zander DS. Role of transbronchial biopsies in pediatric lung diseases. Chest. 2004;126(1): 273–80.

[20] Chan CC, Abi-Saleh WJ, Arroliga AC, Stillwell PC, Kirby TJ, Gordon SM, et al. Diagnostic yield and therapeutic impact of flexible bronchoscopy in lung transplant recipients. J Heart Lung Transplant. 1996;15(2):196–205.

[21] Rano A, Agusti C, Jimenez P, Angrill J, Benito N, Danes C, et al. Pulmonary infiltrates in non-HIV immunocompromised patients: a diagnostic approach using non-invasive and bronchoscopic procedures. Thorax. 2001;56(5):379–87.

[22] Patel NR, Lee PS, Kim JH, Weinhouse GL, Koziel H. The influence of diagnostic bronchoscopy on clinical outcomes comparing adult autologous and allogeneic bone marrow transplant patients. Chest. 2005;127(4):1388–96.

[23] Efrati O, Gonik U, Bielorai B, Modan-Moses D, Neumann Y, Szeinberg A, et al. Fiberoptic bronchoscopy and bronchoalveolar lavage for the evaluation of pulmonary disease in children with primary immunodeficiency and cancer. Pediatr Blood Cancer. 2007;48(3):324–9.

[24] McWilliams TJ, Williams TJ, Whitford HM, Snell GI. Surveillance bronchoscopy in lung transplant recipients: risk versus benefit. J Heart Lung Transplant. 2008;27(11):1203–9.

[25] Azoulay E, Mokart D, Lambert J, Lemiale V, Rabbat A, Kouatchet A, et al. Diagnostic strategy for hematology and oncology patients with acute respiratory failure: randomized controlled trial. Am J Respir Crit Care Med. 2010;182(8):1038–46.

[26] Shannon VR, Andersson BS, Lei X, Champlin RE, Kontoyiannis DP. Utility of early versus late fiberoptic bronchoscopy in the evaluation of new pulmonary infiltrates following hematopoietic stem cell transplantation. Bone Marrow Transplant. 2010;45(4):647–55.

[27] Hohenadel IA, Kiworr M, Genitsariotis R, Zeidler D, Lorenz J. Role of bronchoalveolar lavage in immunocompromised patients with pneumonia treated with a broad spectrum antibiotic and antifungal regimen. Thorax. 2001;56(2):115–20.

[28] Furuya ME, Ramirez-Figueroa JL, Vargas MH, Bernaldez-Rios R, Vazquez-Rosales JG, Rodriguez-Velasco A. Diagnoses unveiled by early bronchoscopy in children with leukemia and pulmonary infiltrates. J Pediatr Hematol Oncol. 2012;34(8):596–600.

[29] Pereira Gomes JC, Pedreira WL Jr, Araujo EM, Soriano FG, Negri EM, Antonangelo L, et al. Impact of BAL in the management of pneumonia with treatment failure: positivity of BAL culture under antibiotic therapy. Chest. 2000;118(6):1739–46.

[30] Kuehnhardt D, Hannemann M, Schmidt B, Heider U, Possinger K, Eucker J. Therapeutic implication of BAL in patients with neutropenia. Ann Hematol. 2009;88(12):1249–56.

[31] Cereser L, Zuiani C, Graziani G, Girometti R, Como G, Zaja F, et al. Impact of clinical data on chest radiography sensitivity in detecting pulmonary abnormalities in immunocompromised patients with suspected pneumonia. Radiol Med. 2010;115(2):205–14.

[32] Heitkamp DE, Albin MM, Chung JH, Crabtree TP, Iannettoni MD, Johnson GB, et al. ACR Appropriateness Criteria(R) acute respiratory illness in immunocompromised patients. J Thorac Imaging. 2015;30(3):W2–5.

[33] Lemiale V, Mokart D, Mayaux J, Lambert J, Rabbat A, Demoule A, et al. The effects of a 2–h trial of high-flow oxygen by nasal cannula versus Venturi mask in immunocompromised patients with hypoxemic acute respiratory failure: a multicenter randomized trial. Crit Care. 2015;19:380.

[34] Lemiale V, Resche-Rigon M, Mokart D, Pene F, Argaud L, Mayaux J, et al. High-flow nasal cannula oxygenation in immunocompromised patients with acute hypoxemic respiratory failure: a Groupe de Recherche Respiratoire en Reanimation Onco-Hematologique Study. Crit Care Med. 2017;45(3):e274–e80.

[35] Harada K, Kurosawa S, Hino Y, Yamamoto K, Sakaguchi M, Ikegawa S, et al. Clinical utility of high-flow nasal cannula oxygen therapy for acute respiratory failure in patients with hematological disease. Springerplus. 2016;5:512.

[36] Antonelli M, Conti G, Moro ML, Esquinas A, Gonzalez-Diaz G, Confalonieri M, et al. Predictors of failure of noninvasive positive pressure ventilation in patients with acute hypoxemic respiratory failure: a multi-center study. Intensive Care Med. 2001;27(11):1718–28.

[37] Antonelli M, Conti G, Bufi M, Costa MG, Lappa A, Rocco M, et al. Noninvasive ventilation for treatment of acute respiratory failure in patients undergoing solid organ transplantation: a randomized trial. JAMA. 2000;283(2):235–41.

[38] Hilbert G, Gruson D, Vargas F, Valentino R, Gbikpi-Benissan G, Dupon M, et al. Noninvasive ventilation in immunosuppressed patients with pulmonary infiltrates, fever, and acute respiratory failure. N Engl J Med. 2001;344(7):481–7.

[39] Lemiale V, Mokart D, Resche-Rigon M, Pene F, Mayaux J, Faucher E, et al. Effect of noninvasive ventilation vs oxygen therapy on mortality among immunocompromised patients with acute respiratory failure: a randomized clinical trial. JAMA. 2015;314(16):1711–9.

[40] Squadrone V, Massaia M, Bruno B, Marmont F, Falda M, Bagna C, et al. Early CPAP prevents evolution of acute lung injury in patients with hematologic malignancy. Intensive Care Med. 2010;36(10):1666–74.

[41] Essouri S, Carroll C, Pediatric Acute Lung Injury Consensus Conference G. Noninvasive support and ventilation for pediatric acute respiratory distress syndrome: proceedings from the Pediatric Acute Lung Injury Consensus Conference. Pediatr Crit Care Med. 2015;16(5 Suppl 1):S102–10.

[42] Pancera CF, Hayashi M, Fregnani JH, Negri EM, Deheinzelin D, de Camargo B. Noninvasive ventilation in immunocompromised pediatric patients: eight years of experience in a pediatric oncology intensive care unit. J Pediatr Hematol Oncol. 2008;30(7):533–8.

[43] Piastra M, De Luca D, Pietrini D, Pulitano S, D'Arrigo S, Mancino A, et al. Noninvasive pressuresupport ventilation in immunocompromised children with ARDS: a feasibility study. Intensive Care Med. 2009;35(8):1420–7.

[44] Murase K, Chihara Y, Takahashi K, Okamoto S, Segawa H, Fukuda K, et al. Use of noninvasive ventilation for pediatric patients after liver transplantation: decrease in the need for reintubation. Liver Transpl. 2012;18(10):1217–25.

[45] Azoulay E, Lemiale V, Mokart D, Pene F, Kouatchet A, Perez P, et al. Acute respiratory distress syndrome in patients with malignancies. Intensive Care Med. 2014;40(8):1106–14.

[46] Lemiale V, Lambert J, Canet E, Mokart D, Pene F, Rabbat A, et al. Identifying cancer subjects with acute

respiratory failure at high risk for intubation and mechanical ventilation. Respir Care. 2014;59(10): 1517–23.

[47] Rowan CM, McArthur J, Hsing DD, Gertz SJ, Smith LS, Loomis A, et al. Acute respiratory failure in pediatric hematopoietic cell transplantation: a multicenter study. Crit Care Med. 2018;46(10):e967–e74.

[48] Ventilation with lower tidal volumes as compared with traditional tidal volumes for acute lung injury and the acute respiratory distress syndrome. The Acute Respiratory Distress Syndrome Network. N Engl J Med. 2000;342(18):1301–8.

[49] Amato MB, Barbas CS, Medeiros DM, Magaldi RB, Schettino GP, Lorenzi-Filho G, et al. Effect of a protective-ventilation strategy on mortality in the acute respiratory distress syndrome. N Engl J Med. 1998;338(6):347–54.

[50] Amato MB, Meade MO, Slutsky AS, Brochard L, Costa EL, Schoenfeld DA, et al. Driving pressure and survival in the acute respiratory distress syndrome. N Engl J Med. 2015;372(8):747–55.

[51] Rimensberger PC, Cheifetz IM, Pediatric Acute Lung Injury Consensus Conference G. Ventilatory support in children with pediatric acute respiratory distress syndrome: proceedings from the Pediatric Acute Lung Injury Consensus Conference. Pediatr Crit Care Med. 2015;16(5 Suppl 1):S51–60.

[52] Khemani RG, Conti D, Alonzo TA, Bart RD 3rd, Newth CJ. Effect of tidal volume in children with acute hypoxemic respiratory failure. Intensive Care Med. 2009;35(8):1428–37.

[53] Phoenix SI, Paravastu S, Columb M, Vincent JL, Nirmalan M. Does a higher positive end expiratory pressure decrease mortality in acute respiratory distress syndrome? A systematic review and metaanalysis. Anesthesiology. 2009;110(5):1098–105.

[54] Briel M, Meade M, Mercat A, Brower RG, Talmor D, Walter SD, et al. Higher vs lower positive endexpiratory pressure in patients with acute lung injury and acute respiratory distress syndrome: systematic review and meta-analysis. JAMA. 2010;303(9):865–73.

[55] Soubani AO, Pandya CM. The spectrum of noninfectious pulmonary complications following hematopoietic stem cell transplantation. Hematol Oncol Stem Cell Ther. 2010;3(3):143–57.

[56] Staitieh B, Guidot DM. Noninfectious pulmonary complications of human immunodeficiency virus infection. Am J Med Sci. 2014;348(6):502–11.

[57] Brower RG, Lanken PN, MacIntyre N, Matthay MA, Morris A, Ancukiewicz M, et al. Higher versus lower positive end-expiratory pressures in patients with the acute respiratory distress syndrome. N Engl J Med.

2004;351(4):327–36.

[58] Khemani RG, Parvathaneni K, Yehya N, Bhalla AK, Thomas NJ, Newth CJL. Positive end-expiratory pressure lower than the ARDS network protocol is associated with higher pediatric acute respiratory distress syndrome mortality. Am J Respir Crit Care Med. 2018;198(1): 77–89.

[59] Trachsel D, McCrindle BW, Nakagawa S, Bohn D. Oxygenation index predicts outcome in children with acute hypoxemic respiratory failure. Am J Respir Crit Care Med. 2005;172(2):206–11.

[60] Rowan CM, Hege KM, Speicher RH, Goodman M, Perkins SM, Slaven JE, et al. Oxygenation index predicts mortality in pediatric stem cell transplant recipients requiring mechanical ventilation. Pediatr Transplant. 2012;16(6):645–50.

[61] van Gestel JP, Bierings MB, Dauger S, Dalle JH, Pavlicek P, Sedlacek P, et al. Outcome of invasive mechanical ventilation after pediatric allogeneic hematopoietic SCT: results from a prospective, multicenter registry. Bone Marrow Transplant. 2014;49(10):1287–92.

[62] Rettig JS, Smallwood CD, Walsh BK, Rimensberger PC, Bachman TE, Bollen CW, et al. High-frequency oscillatory ventilation in pediatric acute lung injury: a multicenter international experience. Crit Care Med. 2015;43(12):2660–7.

[63] Faqih NA, Qabba'h SH, Rihani RS, Ghonimat IM, Yamani YM, Sultan IY. The use of high frequency oscillatory ventilation in a pediatric oncology intensive care unit. Pediatr Blood Cancer. 2012;58(3): 384–9.

[64] Yehya N, Topjian AA, Thomas NJ, Friess SH. Improved oxygenation 24 hours after transition to airway pressure release ventilation or high-frequency oscillatory ventilation accurately discriminates survival in immunocompromised pediatric patients with acute respiratory distress syndrome*. Pediatr Crit Care Med. 2014;15(4):e147–56.

[65] Rowan CM, Loomis A, McArthur J, Smith LS, Gertz SJ, Fitzgerald JC, et al. High-frequency oscillatory ventilation use and severe pediatric ARDS in the pediatric hematopoietic cell transplant recipient. Respir Care. 2018;63(4):404–11.

[66] Schmidt M, Bailey M, Sheldrake J, Hodgson C, Aubron C, Rycus PT, et al. Predicting survival after extracorporeal membrane oxygenation for severe acute respiratory failure. The Respiratory Extracorporeal Membrane Oxygenation Survival Prediction (RESP) score. Am J Respir Crit Care Med. 2014;189(11): 1374–82.

[67] Schmidt M, Zogheib E, Roze H, Repesse X, Lebreton G, Luyt CE, et al. The PRESERVE mortality risk score and analysis of long-term outcomes after

extracorporeal membrane oxygenation for severe acute respiratory distress syndrome. Intensive Care Med. 2013;39(10):1704–13.

[68] Enger T, Philipp A, Videm V, Lubnow M, Wahba A, Fischer M, et al. Prediction of mortality in adult patients with severe acute lung failure receiving veno-venous extracorporeal membrane oxygenation: a prospective observational study. Crit Care. 2014;18(2):R67.

[69] Bailly DK, Reeder RW, Zabrocki LA, Hubbard AM, Wilkes J, Bratton SL, et al. Development and validation of a score to predict mortality in children undergoing extracorporeal membrane oxygenation for respiratory failure: pediatric pulmonary rescue with extracorporeal membrane oxygenation prediction score. Crit Care Med. 2017;45(1):e58–66.

[70] Gow KW, Heiss KF, Wulkan ML, Katzenstein HM, Rosenberg ES, Heard ML, et al. Extracorporeal life support for support of children with malignancy and respiratory or cardiac failure: the extracorporeal life support experience. Crit Care Med. 2009;37(4):1308–16.

[71] Wohlfarth P, Ullrich R, Staudinger T, Bojic A, Robak O, Hermann A, et al. Extracorporeal membrane oxygenation in adult patients with hematologic malignancies and severe acute respiratory failure. Crit Care. 2014;18(1):R20.

[72] Smith S, Butt W, Best D, MacLaren G. Long-term survival after extracorporeal life support in children with neutropenic sepsis. Intensive Care Med. 2016;42(5): 942–3.

[73] Wohlfarth P, Beutel G, Lebiedz P, Stemmler HJ, Staudinger T, Schmidt M, et al. Characteristics and outcome of patients after allogeneic hematopoietic stem cell transplantation treated with extracorporeal membrane oxygenation for acute respiratory distress syndrome. Crit Care Med. 2017;45(5):e500–e7.

第 16 章　儿童急性呼吸窘迫综合征的 ECMO 治疗

ECMO for Pediatric Acute Respiratory Distress Syndrome (PARDS)

Jesse C. Bain　Doug Willson　**著**

程东良　**译**

史长松　**校**

一、概述

呼吸衰竭是入住 PICU 的常见原因，其中儿童急性呼吸窘迫综合征是最常见、最严重的。这本书的重点是介绍 PARDS 的病因、治疗和转归，并进一步引导读者到适当的章节了解更多的信息。在这里，我们讨论体外膜氧合在儿童严重呼吸衰竭中的应用。

PARDS 尽管在过去几十年里取得了一些进展，但其发病率和死亡率仍然相当高，死亡率从 11%[1] 到高达 72%[2]。虽然大部分的死亡与免疫缺陷等共病有关，但仍有一些 PARDS 患儿死于缺氧[3]。PARDS 的发病率也很高。需要长期镇静、不活动、喂养困难、血管置管和机械通气的并发症导致了较高的发病率。PARDS 患儿康复后的长期预后仍未完全清楚，但因呼吸道感染、创伤后应激综合征和神经功能缺损而多次住院的情况并不少见[4-7]。

机械通气是支持性的而不是生理性的通气。进入人肺的气体本来就不是打进去的，通过 Gattinoni[8]、Kolobow[9] 和其他人[10, 11] 的研究，我们现在了解到正压通气压力性和容量性的危害。在过去的 50 年里，ARDS 治疗的主要进展是人们认识到较小的潮气量比较大的潮气量的危害更小。不幸的是，一些患者无法用非损伤性压力或容量充分支撑，在某些情况下，呼吸机造成的肺损伤可能会超过肺的恢复速度。在这一点上，ECMO 的使用通常是为了脱离有害的呼吸机支持。

根本的困境是，没有客观或经证实的方法来衡量特定患者持续机械通气与启动 ECMO 的风险。改进预测模型，如 Khemani 等在最近的 PARDIE 研究[3] 中提出的预测模型，有助于决策过程，但机械通气和 ECMO 的进步使这成为一个不断变化的目标。最终，临床医生必须做出决定。作者希望，接下来的内容将有助于这一决策过程。

二、简史

ELSO 红皮书[13] 详细描述了 ECMO 的演变历史，读者可在此查阅更多细节。心肺转流术在心脏外科引入后不久就被用于治疗呼吸衰竭，取得了不同程度的成功。在描述了一名摩托车事故受害者成功使用"走出手术室的体外循环"后（及其他主要的轶事报道）[14]，Zapol 及其同事于 1979 年报道了一项针对严重 ARDS 成人的体外循环随机对照研究[15]。传统治疗组和"ECMO"组的存活率没有差异，两者的存活率都很低（7%~8%）。Morris 等[16]随后的一项研究表明，采用程序化方法进行机械通气与采用体外二氧化碳清除（ECCO$_2$R）的方法同样有效。这两项研究降低了成人呼吸衰竭患者使用 ECMO 的热情。

尽管在成人身上失败了，Barlett 和同事们还是证明了这项技术可以成功地应用于小婴儿[17]。他们第一次的成功案例是 1 名叫 Esperanza 濒死的胎粪吸入新生儿，随后在其他 NICU 中也有危及生命的呼吸衰竭患儿的成功报道（3/16 幸存者）。然后，O'Rourke 及同事在波士顿证实了 ECMO 在新生儿中的潜在效用[18]。采用有争议的"胜者为王"统计设计，根据最后一次成功的治疗，将婴儿分为常规治疗或 ECMO。第一批受试者中有 4/10 人常规通气失败，9/9 人通过体外膜肺氧合存活，随后的 20 名受试者使用体外膜肺氧合，其中 19 人存活。英国随后的一项对照研究清楚地显示，对于持续性肺动脉高压和胎粪吸入综合征的新生儿 ECMO 疗效较传统治疗有明显的改善[19]。因此，在胎粪吸入、膈疝或"持续胎儿循环"的新生儿中使用 ECMO 很快成为大型大学新生儿重症监护室的标准治疗。

新生儿的经验无疑推动了 ECMO 向救治较大婴儿和儿童的发展。Green 等[20]的一项早期回顾性队列研究表明 ECMO 可提高儿童呼吸衰竭的存活率，但 Barbo 等[21]最近的一项研究并不支持这一点。使用 RESTORE 研究中患者

的倾向匹配评分，他们发现 ECMO 患者和机械通气患者的预后没有差异。到目前为止，尚无 ECMO 治疗小儿呼吸衰竭的前瞻性随机研究。在很大程度上也没有 ECMO 对心力衰竭儿童的支持治疗的研究，因为严重心源性休克缺乏替代疗法，所以随机研究不太可能。在呼吸衰竭中，可以尝试更高的压力、容量或不同的通气模式，与呼吸衰竭不同，在考虑 ECMO 时，心脏支持的替代方法通常已经用尽，死亡几乎是不可避免的。

最近，成人 ICU 似乎重新发现了 ECMO，成人每年 ECMO 的例数大大超过了新生儿和儿童的总和，当然成人危重症的数量多于儿童/新生儿。这无疑也反映了 CESAR 的研究结果，这是一项针对成人 ARDS 患者 ECMO 与传统呼吸机支持的随机对照研究[22]，在这项研究中，被随机转移到 ECMO 中心的患者（并非所有患者都接受了 ECMO 救治）的生存率明显高于那些接受常规机械通气的患者。来自英国和澳大利亚的研究证实了这些结果，ECMO 治疗 H1N1 流感患者的存活率为 78%[22, 23]。然而，最近的 EOLIA 试验并未显示随机接受 ECMO 治疗的患者与接受常规通气治疗的患者在生存率方面存在统计学上的显著差异[24]，但尽管 ECMO 有提高生存率的"趋势"（65% vs. 54%，P=0.09），该研究还是提前终止了。此外，该研究受到交叉设计的限制，当常规通气被判定失败时，允许 28% 的常规治疗的患者接受 ECMO 治疗。ECMO 组"治疗失败"（死亡或转为 ECMO）的相对风险显著低于常规通气组（RR=0.62，P < 0.001）。因此，这些结果不太可能减少目前在成人重症监护中使用 ECMO 的倾向。

正如 Fackler 及其同事[25]在早期发现的那样，ECMO 治疗儿童呼吸衰竭的随机对照研究不太可能。即使临床医生同意对常规治疗失

败患者放弃 ECMO 治疗，一项关于 ECMO 与常规支持治疗在 PARDS 中死亡率从 30% 下降到 25% 的高质量研究，估计每组需要 1200 例患者。将所有患者纳入美国体外生命支持组织（Extracorporeal Life Support Organization，ELSO）中心，假设同意率为 50%，则需要 11 年的时间和相当大的预算[26]。因此，在不久的将来，决定何时在儿童呼吸系统疾病患者中使用 ECMO 将依赖于临床非对照研究报道和决策。

三、ECMO 概述

大多数读者将熟悉 ECMO 的基本环路，所以这里只提供一个简短的概述。主要有三种不同类型的 ECMO 可用于 PARDS，即静脉 - 动脉体外膜氧合（VA-ECMO）、静脉 - 静脉体外膜氧合（VV-ECMO），以及体外二氧化碳去除（ECCO$_2$R）。

（一）静脉 - 动脉体外膜氧合

VA-ECMO 从循环的静脉侧抽取血液，充氧，然后返回动脉侧。在儿童中，静脉通路通常通过颈内静脉获得，但是股静脉通路和胸骨切开直接通路（通常在术后心脏病患者中）也是可能的。儿童的动脉回路通常是颈动脉，与静脉通路一样，通过胸骨切开直接插管或股动脉置管也是一种选择。VA-ECMO 提供心脏和呼吸支持，但有几个缺点。血液回流到体循环有可能导致血栓（凝块、碎屑、空气）从回路直接进入中枢神经系统，VA 比 VV-ECMO 有更常见的神经系统损伤[6, 7]。当股动脉用于血液回流时，牺牲颈动脉或潜在的肢体缺血是另一个问题。曾有人试图在插管后修复颈动脉，但结果喜忧参半，尽管很大程度上取决于插管的持续时间。此外，在股动脉插管过程中，可以在股动脉插管部位的远端放置一个小的再灌注管，以灌注远端肢体。

（二）静脉 - 静脉体外膜氧合

VV-ECMO 从循环的静脉侧抽取血液，充氧，并将其返回静脉侧。由于血液从静脉侧抽取然后返回静脉侧，因此会发生不同量的再循环，这可能会降低由此产生的动脉血氧饱和度。由于不能支持心脏，严重心力衰竭患儿不能使用 VV-ECMO。以前，VV-ECMO 需要两个静脉通路（通常是颈内静脉和股静脉），但较新的双腔套管允许使用单一血管——通常是颈内静脉。这些双腔套管直径较大，可能难以定位，并且与穿孔发生率（5%～30%）显著相关[27]。然而，在正确的位置上，它们可以通过引导含氧血穿过三尖瓣来减少再循环，并允许使用单个入口。VV-ECMO 具有较低的神经损伤风险，避免牺牲动脉血管或使肢体可能缺血，但不能支持心力衰竭[6, 28]。对于缺氧或呼吸性酸中毒相关的心功能减退，有些儿童在开始之前需要适度血管活性支持，随着氧合的恢复和酸中毒的纠正，往往会逆转。

（三）体外二氧化碳去除

ECCO$_2$R 既可以是静脉 - 静脉，也可以是静脉 - 动脉的，有或没有插入式泵。ECCO$_2$R 主要用于去除 CO$_2$，完成减少潜在的压力伤或容量伤的通气。由于 CO$_2$ 相对于氧气具有优越的溶解和扩散能力，因此，可以通过实现氧化所需流量的一小部分（约 1/5）实现有效的 CO$_2$ 去除[29]。虽然 ECCO$_2$R 通常是通过插入式泵完成的，但也可以使用动脉压驱动血液通过低阻力氧合器来实现低"无泵"流量来完成[30]，尽管这在儿童中还没有报道。关于儿童使用 ECCO$_2$R 的报道很少。

ECMO 机器

最初的 ECMO 设备体积庞大，每部分都有自己独特的环路，监测和其他设备通常由不同的制造商拼凑而成。最近，在整合 ECMO 组件方面有了很大的进展。早期的 ECMO 机器占用了半个房间的空间（图 16-1），需要大量的液体进行充注来启动，并且需要相当长的时间来安装。现代设备是便携的（图 16-1B），可以安装在床的末端，并且需要更小的充注量来启动，安装时间也很短。

不管过去几十年的变化如何，ECMO 由以下基本组件组成，泵、氧合器、热交换器、套管、管道（回路），以及各种监测组件。

（四）泵

滚柱泵和离心泵都在使用，尽管许多中心已转向离心泵，因为它的体积小，不需要气囊，维护费用低。滚柱泵通过对泵头外壳的压缩来移动血液，根据管道尺寸，使其在相当高的压力下向前移动（高达 350mmHg）。滚柱泵的优点包括可以校准正向流量，且不受下游压力的影响，并且血液流量的输送是生理性的。相反，离心泵通过旋转转子产生流量，从而产生吸力，进而在泵头上产生压力梯度。缺点是流量受到下游压力的影响（如患者的血管阻力）。因此，

需要一个外部流量探头来测量输出。新型中空纤维氧合器的低阻力有助于离心泵的成功。据报道，离心泵的溶血率和肾损伤率较高[31]，但新的设计似乎解决了这个问题[32, 33]。不同类型泵的优点和缺点超出了本简要综述的范围，读者可参考几篇参考文献及 ELSO 红皮书[13]了解更多详细信息。

（五）氧合器

早期的气体交换装置是硅胶的，需要较长的血液循环，并且有较高的流动阻力。现在已经被中空纤维聚甲基戊烷（polymethylpentane，PMP）氧合器所取代，这种氧合器具有"气体在内"设计，血液在纤维周围流动，从而显著降低流动阻力。PMP 是疏水性的，因此相对于先前使用的聚丙烯或硅胶，最大限度地减少血浆泄漏。换热器还被集成在氧合器中，设计紧凑，面积小得多。Maquet Quadrox 设计示意图见图 16-2（Maquet，Rastatt，Germany）[33]。氧合器的大小是根据血流量来确定的，在这个流量下，75% 血氧饱和度的静脉血（血红蛋白为 12mg/dl）将氧合成血氧饱和度 > 95% 的饱和状态；随着时间的推移，白蛋白和其他血浆蛋白覆盖在膜上或随着血凝块的增加，氧合器的效率通常会降低。由于血凝块的堆积，旧的氧

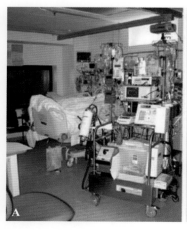
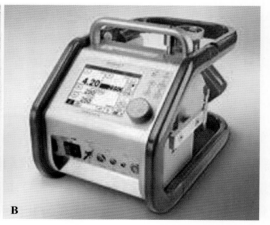

◀ 图 16-1　ECMO 技术从大型复杂系统向紧凑型现代设备的演变

合器通常需要在几天内更换，但较新的氧合器通常可以使用数周而不会出现明显的性能恶化。

（六）插管

单腔的动、静脉插管可由不同的制造商制造。用于 VV-ECMO 的双腔插管（图 16-3）现在可用于从新生儿到成人。双腔导管使用越来越多，因为它们只需要一个单一的血管，最大限度地减少再循环，但它们可能很难定位，并有明显的流量限制。传统上，插管是通过外科手术切开放置的，但最近的进展是由重症监护人员开展的经皮放置越来越常见[34, 35]。

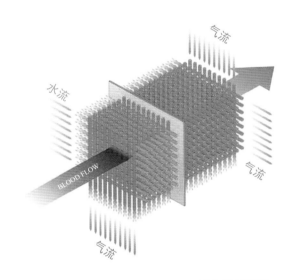

▲ 图 16-2　**Maquet Quadrox 氧合器示意图**

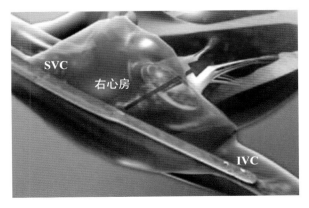

▲ 图 16-3　**Avalon-Bicava VV-ECMO 插管**

（七）管路

管路由管道、连接器和旋塞组成，连接 ECMO 设备和患者（图 16-4）。管道由 PVC 和增塑剂混合而成，目前大多数都采用了生物相容性涂层，以最大限度地减少可能引起凝血和炎症的表面相互作用（尽管尚未证明涂层能够完全消除这些反应[36]）。管路可包括一个连接近端静脉和远端动脉的"桥"，并允许在 VA-ECMO 时短暂移除 ECMO 支持。对于 VV-ECMO，只需关闭气流量即可完成撤机试验。每个 ECMO 中心通常会自定义其回路，但一般来说，更少的旋塞阀和接头会产生更少的湍流和血栓。管路最重要的方面是它的长度和直径，因为这两个既影响炎症和凝血，也影响预充量。

（八）监测

标准监测包括泵入口压力监测器、氧合器前和后压力监测器、流量监测器、气泡探测器和氧饱和度 / 血气。一些中心也使用血红蛋白监测仪。最新的 ECMO 设备将这些监测器集成到管路中，并在一个 LED 屏幕上显示。

ECMO 设备总结

以前的 ECMO 设备很复杂，通常依赖于不同制造商的组件，这些组件不一定是为 ECMO 设计的。较新的 ECMO 设备已经集成并更加紧凑，因此需要更少的"看护"。监测器集成到管路中，以确保压力、流量和其他变量可以通过集成警报持续可视化，以便于监控和识别问题，这些进展无疑提高了 ECMO 的安全性。最近 ELSO 的数据表明，ECMO 患者的预后正在改善，这可能部分反映了这些技术进步及救治方面的改善[39]。

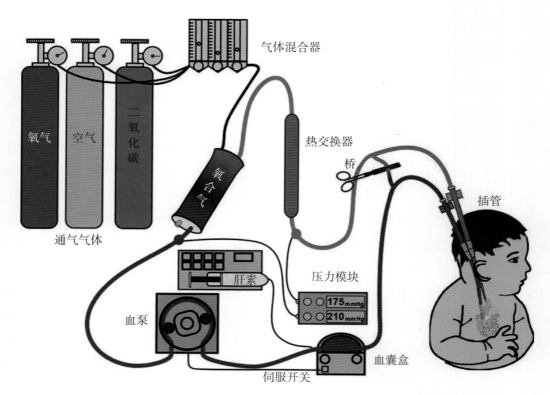

▲ 图 16-4　标准 ECMO 管路

引自 https://commons.wikimedia.org/wiki/File: Ecmo_schema-1-.jpg（Jürgen Schaub）

四、ECMO 在 PARDS 的应用

（一）概述

ECMO 对于 PARDS 的适应证并不是那么简单明确的，在特定患者使用 ECMO 可能具有挑战性，主要考虑以下 4 点因素。

1. 使用 ECMO 可能造成的肺损伤是否超过有害的持续机械通气的风险？

2. 肺损伤是否可以恢复，如果不能，肺移植是否可行？

3. 是否有其他器官衰竭的证据，如果有，其他器官衰竭是否有可能恢复？

4. 家庭对于医疗的信念和考虑是什么？

表 16-1 列出了该领域专家建议的更具体的适应证和禁忌证[28]，尽管该列表并不详尽。基于 ELSO 数据集，最近开发了一个用于预测呼吸衰竭 ECMO 支持患儿死亡率的评分系统，并使用儿科健康信息系统（Pediatric Health Information System，PHIS）的数据进行了验证。ECMO 预测评分（P-PREP）[37]用于小儿肺部抢救的变量包括 VV 与 VA-ECMO、ECMO 前通气时间、ECMO 前 PaO$_2$/FiO$_2$ 比值和 pH 值、肺原发性疾病诊断，以及伴有的其他疾病。评分系统的性能相当好，ROC 曲线下面积为 0.66～0.69。Barbaro 等[38]报道了一个类似的预测评分系统，即使用 ECMO 呼吸支持的儿童风险评估评分系统（Ped-RESCUERS），具有相似的敏感性。这两个评分系统都很复杂，目前还没有证据证明它们是否可以用于个别情况下的判断，但可以考虑作为单个 ECMO 项目中进行基准测试。不幸的是，没有类似的评分系统来评估 PARDS 患者持续机械通气的风险。在不

久的将来，这些或其他客观的风险评估方法似乎不太可能取代临床判断。

表 16-1　体外膜肺氧合可能的适应证和相对禁忌证

适应证	相对禁忌证
严重难治性低氧血症（如 PF 比值＜ 80，氧合指数＞ 40）	ECMO 前机械通气时间＞ 14 天
有害的呼吸机设置（如 P_{plat} ＞ 32cmH$_2$O，MAP ＞ 25cmH$_2$O）	近期颅内手术或出血
难治性高碳酸血症	长期预后差的慢性疾病
难治性气漏	

患者人群

PARDS 可由多种损伤引起，患者个体因素可能极大地影响预后，如初步诊断、并发症、年龄和 ECMO 前的生理指标。初步诊断是最重要的 ECMO 预后因素之一[39]。根据 2017 年 ELSO 的数据，"其他"是儿科呼吸系统疾病的最大类别，"病毒性肺炎"和"急性呼吸衰竭"比"ARDS"更常见。ELSO 数据的一个主要缺点是每个类别的精确定义不明确，在 ELSO 呼吸诊断类别中，可能有许多患者在考虑 ECMO 时也符合 PARDS 的定义。生存统计数据因诊断类别而有所不同。据报道，吸入性肺炎的生存率为 67%，病毒性肺炎为 65%，细菌性肺炎为 59%，ARDS 为 56%，急性呼吸衰竭为 55%，"其他"为 52%[13]。Zabrocki 和同事评估了 1993—2007 年的 ELSO 数据，ECMO 的生存率，哮喘为 83%、真菌性肺炎为 23%[39]。

并发症也极大地影响结果。Zabrocki 对 1993—2007 年 ELSO 数据集的 3213 名儿童数据进行了回顾[39]，发现有些并发症与生存率从 57% 下降到 33% 有关，其中"免疫缺陷"最为显著。免疫缺陷的儿童呼吸衰竭接受 ECMO 后的总生存率为 33%～35%[39]，但造血干细胞移植（hematopoietic stem cell transplant，HSCT）

后的生存率很低，有一份报道称 20 名患者没有存活[40]，另一份报道称 29 名儿童中只有 3 名存活出院[41]。基因异常也可能影响生存率，尽管这取决于基因异常的类型。在唐氏综合征的特殊病例中，ECMO 的生存率与没有 21 三体的儿童的生存率相当[42]。肾衰竭使死亡率增加了 1.77 倍[43]，如果 CRRT 用于液体过载（血液滤过）而不是支持肾衰竭，则没有改变生存率。至少有两项研究表明，先天性心脏病显著降低了生存率[44, 45]，尽管根据一项 Meta 分析，心肌病 / 心肌炎的存活率为 63%[46]。在 ELSO 数据中，肝衰竭也与非常差的生存率相关（生存率 17%）。

年龄似乎也是一个因素，然而这是反映了患儿有其他的潜在诊断和并发症，还是就是由于年龄因素所致，目前尚不清楚。Zabrocki 的数据[39] 显示，10—18 岁儿童的生存率（50%）明显低于婴儿（57%）、幼儿（61%）和儿童（55%）。

ECMO 前的支持通气时间是一个影响预后因素。Moler 等[47] 的早期数据表明，ECMO 前支持通气时间＞ 7 天是 ECMO 成功的截止点，但最近的数据表明，支持通气时间达 2 周也有相似的结果[48]。通气超过 2 周的患者数量很少，但值得注意的是，即使 ECMO 前的支持通气时间超过 2 周，存活率仍为 38%[39]。这些数据反映了 ECMO 前持续通气时间作为一个单一因素，可能是主要诊断、并发症或其他因素影响这些统计数据。这些数据不能告诉我们 ECMO 延迟的原因，很可能这些儿童中的许多人在肺损伤需要 ECMO 支持之前因为其他原因进行了通气。尽管如此，ECMO 前通气时间的上限仍在继续向上修正。

虽然我们预测个体 PARDS 患儿预后的能力有限，但来自前瞻性观察研究 PARDIE 的最新数据表明，机械通气开始后 24h 内的氧合可预测死亡率[3]。在这项研究中，开始机械通气 6h 后的 OI > 16（或 OSI > 12.3）预测死亡率为 34%。测量通气效率，包括 VD/VT[49] 和通气指数[50]，可以进一步预测死亡风险，并有助于确定是否及何时开始 ECMO。虽然这些因素与常规支持的结果明显相关，但早期使用 ECMO 是否及在多大程度上可以改变这些结果尚不清楚。

最终，决定使用 ECMO 是一个临床的决定。有时这个决定相对简单，因为尽管呼吸机压力或通气量很高，但显然是不可持续的，儿童最终还是会失败的。另一些时候，这仅仅是一种判断，即哪种风险较小——这种判断不仅取决于肺衰竭的客观指标，还取决于临床医生和 ECMO 中心的经验。未来几年，随着技术的进步，决策过程有望不断发展，ECMO 变得更简单、更安全、更常规。

（二）PARDS 的 ECMO 支持治疗：VV-ECMO

VV-ECMO 和 VA-ECMO 均可用于 PARDS 的呼吸支持。VV-ECMO 越来越受到青睐，原因有神经并发症少、避免牺牲大动脉或危及肢体、提高生存率[51, 52]。VV-ECMO 不支持心脏，但随着氧合的恢复和酸碱平衡的恢复，心功能减退一般会得到改善。因此，心肌收缩力差或使用中等剂量的血管活性药物不是使用 VV-ECMO 的绝对禁忌证。然而，由于静脉血从氧合器返回静脉系统时的再循环和固有动静脉血混合，VV-ECMO 的管理与 VA-ECMO 有些不同。

并不是所有的血液都进入 ECMO 回路，一些缺氧的血液会通过衰竭的肺，返回到左心时氧合仍然很差，导致 VV-ECMO 的氧饱和度可能低于 100%。实际上，最大可达到的 SaO_2 可

能低至 75%～80%，但这可能已经足够了，这取决于儿童的心排血量和代谢需求。混合和再循环的程度取决于以下因素[53]。

1. 流出和流入插管的相对位置：当使用两个插管时，从下腔静脉取血并将其返回上腔静脉时，SaO_2 明显优于反之。使用双腔导管，流出腔朝向右心房三尖瓣的位置至关重要（图 16–3）。

2. 插管尺寸：更大的尺寸可以实现更高的流速和更小的负静脉引流压力。因此，混合更少。

3. 胸膜腔内压：胸膜腔内压过高（如气胸、心脏压塞或哮喘状态）阻碍静脉回流，增加再循环，但也可能减少肺血流量，促使更多的缺氧血液进入 ECMO 回路。

4. 血流量：随着 ECMO 血流量的增加，回路的静脉端吸入更多的缺氧血液（即有效血流量，增加全身氧合）和更多的含氧血（即已通过 ECMO 回路的血液再循环）。在某个点以后，增加 ECMO 血流量会进一步增加再循环，不会改善全身氧合。

最终，SaO_2 的充分性可以通过临床效果（HR、BP、灌注、尿量）或氧输送（SaO_2–SvO_2）来判断，但动脉乳酸可能是一个氧饱和度充分性的最简单和最好的单一指标。

VV-ECMO 上的 SaO_2 不足可通过以下方式解决。

1. 增加泵流量：需要比 VA-ECMO 中通常使用的流量更高的流量，尽管再循环常成比例增加，并且常达到减少再循环的效果。

2. 改变插管位置或增加引流管。

3. 通过输血增加血红蛋白以增加 SvO_2。

4. 通过容量或血管活性药物（不一定改善 SaO_2，但可能改善氧输送）提高心排血量以增加 SvO_2。

5. 使用肺：增加呼吸机设置。

6. 如果上述不足以达到充分的氧合，则更换为 VA-ECMO。

随着肺状况的改善，VV-ECMO 的撤机是相对简单的。气流量和（或）ECMO 流量可相应减少，呼吸机参数可相应增加。避免呼吸机的高容量或高压力仍然是重要的考虑因素，并且撤离 ECMO 不应该有导致呼吸机相关肺损伤的风险。与 VA-ECMO 不同的是，当呼吸机（或自主呼吸）恢复氧合和通气时，可以保持泵的流量，并将气流量减少，最终关闭。

（三）VA-ECMO 支持治疗 PARDS

尽管 VV-ECMO 对 PARDS 有好处，但预期或实际需要的心脏支持可能要求使用 VA 而不是 VV-ECMO。假设一个功能正常的氧合器，VA-ECMO 中氧合的管理是直接的，并且与 ECMO 流量成正比。SaO_2 不足通常通过增大泵流量来解决。然而，为了保持所需的 $PaCO_2$，可能需要减少气流量，因为现在的氧合器去除二氧化碳的效果非常好。通气不足通常会增大气流量，在非常低的流速下也有必要增加血流量。幸运的是，在今天的 ECMO 设置中，氧气供应和二氧化碳的去除可以分开进行。

VA-ECMO 的脱机主要是降低血流量。较低的血流量会增加血栓形成 / 栓塞的风险，因此抗凝治疗可能需要更密切的注意。使用动静脉桥（见上文），可以在不断开或移除插管的情况下短暂"试验"，作为评估心肺功能是否充分及成功脱离 ECMO 的可能性的一种手段。虽然这一策略有助于减少 ECMO 环路中血栓的风险，但患者与桥和插管之间环路的远端仍然存在血栓风险。

（四）肺的管理

ECMO 期间机械通气的管理仍然存在争议。

ELSO 指南指出"避免液体过载和有害的呼吸机设置"[13]。对于儿科患者，建议使用较高的 PEEP（$10\sim15cmH_2O$）、低频率、低峰值或平台压力（PIP < $30cmH_2O$）和 FiO_2 < 50%。9 项成人研究的 Meta 分析表明，较高的驱动压力（PIP-PEEP）与死亡率独立相关[54]。CAESAR 研究[22]明确指出维持峰值压力 < $25cmH_2O$。Schmidt 等[55]的一项成人研究报道了较高的 PEEP 水平可以提高生存率。一些作者主张 ECMO 时先拔管撤离呼吸机[56]，尤其是等待肺移植的患者。毫无疑问，管理也会受到 ECMO 支持类型的影响。在 VV-ECMO 中，维持自主呼吸往往是必要的。因此，操作和使用呼吸机比一般采用肺"休息设置"的 VA-ECMO 更常见。作者的实践是在 VA-ECMO 期间维持肺的复张和利用，但不达到会造成伤害的程度。减少由肺塌陷引起的进一步肺损伤可能是有益的。目前还没有针对儿童的随机研究，ELSO 的数据及一项国际调查表明，对于肺部管理的最佳方法没有共识。

（五）抗凝

随着肝素的发现，体外循环和随后的体外膜肺氧合才成为可能。肝素价格低廉，不良反应相对较少，半衰期短（$30\sim60min$），而且很容易中和[57]。在成人和儿童 ECMO 中，普通肝素仍然是主要的抗凝药物，但肝素远非完美的抗凝药物。肝素活性依赖于抗凝血酶Ⅲ（AT Ⅲ），而 AT Ⅲ水平在新生儿中是不恒定的（由于无效的合成），在 ECMO 中可随着时间的推移下降，这是由于无效的产生和稀释造成 AT Ⅲ或含 AT Ⅲ的 FFP 替代不足。此外，肝素可以诱导产生导致出血和血栓形成的抗体（肝素诱导血小板减少症，即 HIT）。

关于如何监测抗凝，目前还没有共识[58-61]。

活化凝血时间（activated clotting time，ACT）由来已久，快速，用血量少，但有研究表明，通过测定活化因子10（Xa）水平来测定肝素对凝血酶的直接影响更能预测抗凝程度[62, 63]。不幸的是，一些医院不常规测量Xa，它的测量需要更多的血液样本，并且检测的时间可能会延长，因此当使用Xa检测作为主要决策时，"实时"干预受到限制。Xa分析法只能评价缺乏细胞成分的凝血级联反应。血栓弹力图（thromboelastography，TEG）和旋转血栓弹力仪（rotational thromboelastography，ROTEM）提供了更完整的抗凝和纤维蛋白溶解评估，可在床边进行[64]。但目前很少有研究TEG或ROTEM对ECMO的预测价值。虽然严格遵守抗凝治疗方案已被证明可以降低并发症的发生率[65]，但抗凝治疗和监测的最佳方案仍有待确定。在临床实践中，当ACT和Xa单独存在不确定性时，大多数ECMO中心定点进行（ACT）与Xa和TEG/ROTEM的联合测量。

比伐卢定等直接凝血酶抑制药显示出在ECMO中的应用前景。抗凝独立于AT Ⅲ完成，因此，减少了外源性AT Ⅲ需求，并可能减轻普通肝素的不稳定性。比伐卢定的另一个优点是它同时抑制循环和结合的凝血酶，而普通肝素对生成的凝块无效，这是很大的好处。ECMO管路血栓仍然是ECMO支持期间一个重要的并发症。比伐卢定的监测是通过测量aPTT而不是Xa来完成的。ACT和TEG的应用对比伐卢定仍然有效，因为这些检测反映了"全血"凝血。然而，缺乏比伐卢定在儿科ECMO中的应用和优越性的数据，因此其使用仍依赖于ECMO中心和临床医生。在未来，管路肝素化和直接凝血酶抑制药的使用可能会简化ECMO的抗凝策略，但目前，ECMO的抗凝仍然是一门艺术，而不是一门科学。

（六）ECMO 并发症

ECMO的常见并发症有出血和血栓形成，主要与血液暴露于ECMO回路非生物表面有关，并与其发病率和死亡率显著相关。ECMO患者也有很高的感染风险，因为有大量的异物，而且需要频繁中断环路进行化验、抽血和用药。幸运的是，由环路泄漏/破裂或插管移位引起的机械问题已变得不太常见，但必须时刻保持警惕。此外，由于溶血、非搏动血流（VA-ECMO）或回路中的空气或其他栓塞，也会对脏器造成不利影响，以下是对常见并发症的简要描述。

1. 出血和血栓

ECMO最常见的并发症是出血，其次是血栓形成。BATE研究（儿童出血和血栓形成）是一项针对514名儿童的前瞻性观察性队列研究，出血事件的发生率略高于70%，其中脑室内出血占17%[59]。血栓形成的发生率为37.5%，ECMO管路的血栓形成的发生率为31%。研究中的抗凝的管理方式多种多样，几乎全部都使用了肝素。抗凝监测的方法在不同的管理中有很大的差异，有些只监测ACT，有些只监测PTT，还有一些监测Xa。这项研究记录了血浆和AT Ⅲ的使用、监测频率及8个部位的血栓形成和出血率的巨大差异。不幸的是，这项研究没有给关于最佳抗凝或监测方案的结论。这似乎就是目前的科学现状。

2. 感染

由于存在多个留置管，需要频繁中断ECMO环路抽血、给药和输送血液制品，使接受ECMO的儿童面临很高的医院感染风险。ELSO数据库中报道的儿童感染率为每天行ECMO的1000人中有20.8例[66]，加拿大的一项研究提示感染率更高[67]。凝固酶阴性葡萄球菌、假单胞菌和念珠菌最常见。令人惊讶的是，至少在一项研究中，感染与死亡率无独立的相关性[68]。CPCCRN 最近的一项研究报道感染率为 16.6%，平均发生时间为 5.2 天[69]。最常见的感染部位包括血液（4.4%）、尿液（4.2%）、呼吸道（11%）和其他（4.2%）。研究中最常见的微生物是白色念珠菌、金黄色葡萄球菌、阴沟肠杆菌、铜绿假单胞菌、大肠杆菌和表皮葡萄球菌。对血液和尿液进行常规监测以确定是否存在感染的建议没有得到有力支持，但考虑到感染的后果及由于 ECMO 环路恒温系统而无法检测到发热，通常会进行常规监测。

3. 器官功能障碍

通常很难区分器官功能障碍是 ECMO 引起的还是之前就有的。一些器官功能障碍，如心脏收缩力差，实际上可能会随着 ECMO 的开始而改善，因为缺氧和（或）酸中毒已经得到纠正。然而，ECMO 有时会导致肾功能不全，可能与非搏动性血流或溶血引起的高水平的游离血红蛋白有关[70]。最严重的并发症是颅内出血或脑卒中，这在 VA 中比 VV-ECMO 更常见，实际情况可能更频繁[7]。Lockie 等的一项研究表明，16.4% 的 ECMO 患者在 CT 扫描时有出血和（或）脑卒中的证据[7]。目前的建议是在出院前进行 CT 或 MRI 扫描。癫痫发作也是 ECMO 的常见并发症，也可能是颅内出血的第一个临床表现[7]。

4. 插管问题

ECMO 插管与同样大小的中央插管有相同的并发症。然而，VV-ECMO 中使用的新型双腔管问题更大。由于双腔设计，精确的放置是至关重要的。不幸的是，插管相对僵硬，放置有导致插管进入右心室而不是下腔静脉的风险，这可能导致穿孔和随后的心脏压塞[27]。强烈推荐使用透视和（或）超声进行放置。远端肢体

缺血的问题在股动脉插管时并不少见，通常需要旁路移植或灌注管来防止缺血。插管部位出血是一种常见的情况，往往难以量化和补救。

5. 神经系统并发症

中枢神经系统梗死和出血是 ECMO 最严重的两种并发症。在对 2617 例接受 ECMO 治疗的呼吸衰竭儿童的回顾研究中，CNS 出血或梗死的总发生率为 9.6%，VA 组（11.8%）的发生率明显高于 VV 组（6%）ECMO 组[7]。然而，一项有趣的针对英国成年人的研究表明，VA-ECMO 不是颅内出血的独立危险因素[71]。此外，在该研究中，脑出血患者和非脑出血患者的 6 个月生存率没有显著差异。ELSO 的数据显示 ECMO 治疗的脑出血患者死亡率为 79%，而非脑出血患者的死亡率仅为 38%[7]。因此，建议所有患者在 ECMO 前和出院前尽可能进行中枢神经系统扫描。

五、ECMO 治疗 PARDS 的远期疗效

引用 Zabrocki 等的话，"虽然 ECMO 没有改变急性呼吸衰竭患儿的生存率，但目前这种治疗方法越来越多的提供给病情复杂的患者"[39]。ECMO 支持患者病情的复杂性不断增加，这只是 ECMO 长期预后难以概括的一个因素。ECMO 在儿童中应用的不同适应证（心力衰竭、呼吸衰竭或 ECPR）是另外的因素。总的来说，多个报道表明 VV-ECMO 比 VA 具有更好的长期预后[37-39, 72]，但这可能反映了 ECMO 支持的潜在病因的不同而非 ECMO 方式的不同。对 ECMO 存活的婴儿和儿童的随访研究显示，虽然可能比预期的要好，但情况是好坏参半。对 50 多项儿童接受 ECMO 治疗的随访研究（包括先天性膈疝、呼吸系统和术后

心脏支持）的综述显示，超过一半的幸存者表现良好[73]。认知障碍的发生率为10%～50%，行为问题的发生率为16%～46%，严重运动障碍的发生率为12%。学龄期或青少年的总体生活质量评估范围为31%～53%，低于其年龄组正常值1个标准差以上。很明显，杯子不是半满就是半空。不幸的是，在PARDS患儿的随访中几乎只有有限的数据。在PALICC会议上，对PARDS的随访研究被认为是一个主要缺陷[74]。

早期或"更积极"使用ECMO治疗PARDS的一个论点是，通过避免有害的正压通气，有可能改善肺功能。虽然这是一个有吸引力的论点，但几乎没有关于PARDS儿童长期肺功能的数据[74, 75]。因呼吸道合胞病毒感染住院的儿童（其中一些可确诊为PARDS）的数据表明，呼吸道反应性受到长期影响，但目前尚不清楚这是急性肺损伤的结果还是先前喘息的易感因素[76, 77]。PARDS中仅有的少量数据表明，肺功能的结果总体上是好的，在肺功能测试中发现了轻微的异常，但在运动等方面几乎没有限制。PICU患者似乎有明显的创伤后应激障碍，生活质量普遍较低，这些发现的肺损伤与在PICU中支持的关系很难与其他原因区分[78]。

这必须考虑到ECMO中出血、血栓或栓塞导致中枢神经系统损伤的真实风险。幸运的是，与VA-ECMO相比，VV-ECMO的并发症要少得多，而且大多数PARDS患儿可以通过VV-ECMO得到充分支持。在加利福尼亚患者出院数据库的一项研究[79]表明，ECMO存活的儿童有很高的再入院率（一项研究中为62%）、神经问题/发育迟缓（7%～9%）和后期死亡（5%）。

六、结论

不幸的是，与确定呼吸机诱导的肺损伤可能超过肺修复相似，确定ECMO是否提供更好的长期生存机会是一个临床判断问题。哮喘状态下的高生存率表明，无明显其他并发症的可逆性肺部疾病患儿可以通过ECMO得到很好的结果。对于患有慢性疾病的儿童（如干细胞移植）或患有其他器官衰竭的儿童来说，决定使用ECMO变得越来越困难，因为ECMO提供的机会很小，而不使用ECMO则几乎肯定会死亡。在这样的背景下，不断改进的技术和经验使ECMO更容易使用，更简单，更可能成功。在可预见的未来，使用ECMO治疗PARDS仍将主要是临床决定。

参考文献

[1] Valentine SL, Sapru A, Higgerson RA, Spinella PC, Flori HR, Graham DA, et al. Fluid balance in critically ill children with acute lung injury. Crit Care Med. 2012;40:2883–9.

[2] DeBruin W, Notterman DA, Magid M, Godwin T, Johnston S. Acute hypoxemic respiratory failure in infants and children: clinical and pathologic characteristics. Crit Care Med. 1992;20:1223–34.

[3] Khemani RG, Smith L, Lopez-Fernandez YM, et al. Pediatric Acute Respiratory Distress Syndrome Incidence and Epidemiology (PARDIE): an international observational study. Lancet Respir Med. 2019;7(2): 115–28.

[4] Aspesberro F, Mangione-Smith R, Zimmerman JJ. Health-related quality of life following pediatric critical illness. Intensive Care Med. 2015;41:1235–46.

[5] Meissner HC. Viral bronchiolitis in children. N Engl J Med. 2016;374:62–72.

[6] Barrett CS, Bratton SL, Salvin JW, et al. Neurological injury after extracorporeal membrane oxygenation use to aid pediatric cardiopulmonary resuscitation. Pediatr Crit Care Med. 2009;10:445–51.

[7] Rollins MD, Hubbard A, Zabrocki L, et al. Extracorporeal membrane oxygenation cannulation trends for pediatric respiratory failure and central nervous system injury. J Pediatr Surg. 2012;47:68–75.

[8] Gattinoni L, Protti A, Carlesso E, et al. Ventilatorinduced lung injury: the anatomical and physiological framework. Crit Care Med. 2010;38:S539–48.

[9] Kolobow T, Moretti MP, Fumagalli R, et al. Severe impairment in lung function induced by high peak airway pressure during mechanical ventilation: an experimental study. Am Rev Respir Dis. 1987;135: 312–5.

[10] Kumar A, Pontoppidan H, Falke KJ, et al. Pulmonary barotrauma during mechanical ventilation. Crit Care Med. 1973;1:181–6.

[11] Dreyfuss D, Soler P, Basset G, et al. High inflation pressure pulmonary edema: respective effects of high airway pressure, high tidal volume, and positive end-expiratory pressure. Am Rev Respir Dis. 1988;137: 1159–64.

[12] The Acute Respiratory Distress Syndrome Network. Ventilation with lower tidal volume as compared with traditional tidal volume for acute lung injury and the acute respiratory distress syndrome. N Engl J Med. 2000;342:1301–8.

[13] Brogan TV, Lequier L, Lorusso R, MacLaren G, Peek G, editors. Extracorporeal life support: the ELSO Red Book. 5th ed. Ann Arbor: Extracorporeal Life Support Organization; 2017.

[14] Hill JD, O'Brien TG, Murray JJ, et al. Prolonged extracorporeal oxygenation for acute post-traumatic respiratory failure (shock lung syndrome): use of the Bramson membrane lung. N Engl J Med. 1972;286: 629–34.

[15] Zapol WM, Snider MT, Hill JD, et al. Extracorporeal membrane oxygenation in severe acute respiratory failure: a randomized prospective study. JAMA. 1979;242:2193–6.

[16] Morris AH, Wallace CJ, Menlove RL, et al. Randomized clinical trial of pressure-controlled inverse ratio ventilation and extracorporeal CO_2 removal for adult respiratory distress syndrome. Am J Respir Crit Care Med. 1994;149:295–305.

[17] Bartlett RH, Roloff DW, Cornell RG, et al. Extracorporeal circulation in neonatal respiratory failure: a prospective randomized study. Pediatrics. 1985;76:479–87.

[18] O'Rourke PP, Crone RK, Vacanti JP, et al. Extracorporeal membrane oxygenation and conventional medical therapy in neonates with persistent pulmonary hypertension of the newborn: a prospective randomized study. Pediatrics. 1989;84:957–63.

[19] UK Collaborative ECMO Trial Group. UK collaborative randomized trial of neonatal extracorporeal membrane oxygenation. UK Collaborative ECMO Trail Group. Lancet. 1996;348:75–82.

[20] Green TP, Timmons OD, Fackler JC, et al. The impact of extracorporeal membrane oxygenation on survival in pediatric patients with acute respiratory failure. Pediatric Critical Care Study Group. Crit Care Med. 1996;24: 323–9.

[21] Barbaro RP, Xu Y, Borasino S, et al. Does extracorporeal membrane oxygenation improve survival in pediatric acute respiratory failure. Am J Respir Crit Care Med. 2018;197:1177–86.

[22] Peek GJ, Mugford M, Tiruvoipati R, et al. Efficacy and economic assessment of conventional ventilatory support versus extracorporeal membrane oxygenation for severe adult respiratory failure (CESAR): a multicentre randomised controlled trial. Lancet. 2009;374:1351–63.

[23] Davies A, Jones D, Bailey M, et al. Extracorporeal membrane oxygenation for 2009 influenza A(H1N1) acute respiratory distress syndrome. JAMA. 2009;302: 1888–95.

[24] Noah MA, Peek GJ, Finney SJ, et al. Referral to an extracorporeal membrane oxygenation center and mortality among patients with severe 2009 influenza A(H1N1). JAMA. 2011;306:1659–68.

[25] Fackler J, Bohn D, Green T, et al. ECMO for ARDS: stopping a RCT. Abstr. Am J Respir Crit Care Med. 1997;155:A504.

[26] Carpenter TC, Kinsella JP. Waiting for Godot: clinical trials of extracorporeal membrane oxygenation for pediatric respiratory failure (editorial). Am J Respir Crit Care Med. 2018;197:1103–4.

[27] Berdajs D. Bicaval dual-lumen cannula for venovenous extracorporeal membrane oxygenation: Avalon cannula in childhood disease. Perfusion. 2015;30:182–6.

[28] Jenks CL, Raman L, Dalton HJ. Pediatric extracorporeal membrane oxygenation. Crit Care Clin. 2017;33:825–41.

[29] Gattinoni L, Kolobow T, Tomlinson T, Iapichino G, Samaja M, White D, Pierce J. Low-frequency positive pressure ventilation with extracorporeal carbon dioxide removal (LFPPVECCO2R): an experimental study. Anesth Analg. 1978;57:470–7.

[30] Bein T, Weber-Carstens S, Goldmann A, et al. Lower tidal volume strategy (=3 ml/kg) combined with extracorporeal CO_2 removal versus "conventional" protective ventilation (6 ml/kg) in severe ARDS. The prospective randomized Xtravent-study. Intensive Care Med. 2013;39:847–56.

[31] Lawson DS, Ing R, Cheifetz IM, et al. Hemolytic characteristics of three commercially available centrifugal blood pumps. Pediatr Crit Care Med. 2005;6:573–7.

[32] Byrnes J, McKamie W, Swearingen C, et al. Hemolysis during cardiac extracorporeal membrane oxygenation: a

case control comparison of roller pumps and centrifugal pumps in a pediatric population. ASAIO J. 2011;57: 456–61.

[33] https://www.google.com/search?client=safari&rls=en &q=maquet+quadrox+ecmo&ie=UTF-8&oe=UTF-8. Accessed 8 2018.

[34] Garcia AV, Jeyaraju M, Ladd MR, et al. Survey of the American Pediatric Surgical Association on cannulation practices in pediatric ECMO. J Pediatr Surg. 2018;53(9):1843–8.

[35] Moscatelli A, Febbo F, Buratti S, Pezzato S, Bagnasco F, Lampugnani E, Nuri H, Buffelli F, Grasso C, Castagnola E. Intensivists performed percutaneous Bicaval double-lumen echo-guided extracorporeal membrane oxygenation cannulation at bedside in newborns and children: a retrospective analysis. Pediatr Crit Care Med. 2019;20(6):551–9.

[36] Nishinaka T, Tatsumi E, Taenaka Y, Katagiri N, Ohnishi H, Shioya K, Fukuda T, Oshikawa M, Sato K, Tsukiya T, Homma A, Takewa Y, Takano H, Sato M, Kashiwabara S, Tanaka H, Sakai K, Matsuda T. At least thirty-four days of animal continuous perfusion by a newly developed extracorporeal membrane oxygenation system without systemic anticoagulants. Artif Organs. 2002;26:548–51.

[37] Bailly DK, Reeder RW, Zabrocki LA, et al. Development and validation of a score to predict mortality in children undergoing ECMO for respiratory failure: pediatric pulmonary rescue with extracorporeal membrane oxygenation prediction (P-PREP) score. Crit Care Med. 2017;45:e58–66.

[38] Barbaro RP, Boonstra PS, Paden ML, et al. Development and validation of the pediatric risk estimate score for children using extracorporeal respiratory support (Ped-RESCUERS). Intensive Care Med. 2016;42:879–88.

[39] Zabrocki LA, Brogan TV, Statler KD, et al. Extracorporeal membrane oxygenation for pediatric respiratory failure: survival and predictors of mortality. Crit Care Med. 2011;39:364–70.

[40] Gupta M, Shanley TP, Moler FW. Extracorporeal life support for severe respiratory failure in children with immune compromised conditions. Pediatr Crit Care Med. 2008;9:380–5.

[41] DiNardo M, Locatelli F, Palmer K, et al. Extracorporeal membrane oxygenation in pediatric recipients of hematopoietic stem cell transplantation: an updated analysis of the extracorporeal life support organization experience. Intensive Care Med. 2014;40:754–6.

[42] Cashen K, Thiagarajan RR, Collins JW, et al. Extracorporeal membrane oxygenation in pediatric trisomy 21: 30 years of experience from the extracorporeal life support organization. J Pediatr. 2015;167:403–8.

[43] Fleming GM, Sahay R, Zappitelli M, et al. The incidence of acute kidney injury and its effect on neonatal and pediatric ECMO outcomes: a multicenter report from the KIDMO Study Group. Pediatr Crit Care Med. 2016;17:1157–69.

[44] Aharon AS, Drinkwater DC, Churchwell KB, et al. Extracorporeal membrane oxygenation in children after repair of congenital cardiac lesions. Ann Thorac Surg. 2001;72:2095–101, discussion 2101–2102.

[45] Morris MC, Ittenbach RF, Godinez RI, et al. Risk factors for mortality in 137 pediatric cardiac intensive care unit patients managed with extracorporeal membrane oxygenation. Crit Care Med. 2004;32:1061–9.

[46] Xiong H, Xia B, Zhu J, et al. Clinical outcomes in pediatric patients hospitalized with fulminant myocarditis requiring extracorporeal membrane oxygenation: a meta-analysis. Pediatr Cardiol. 2017;38:209–14.

[47] Moler FW, Custer JR, Bartlett RH, et al. Extracorporeal life support for pediatric respiratory failure. Crit Care Med. 1992;20:1112–8.

[48] Domico MB, Ridout DA, Bronicki R, et al. The impact of mechanical ventilation time before initiation of extracorporeal life support on survival in pediatric respiratory failure: a review of the extracorporeal life support registry. Pediatr Crit Care Med. 2012;13:16–21.

[49] Paret G, Ziv T, Barzilai A, Ben-Abraham R, Vardi A, Manisterski Y, Barzilay Z. Ventilation index and outcome in children with acute respiratory distress syndrome. Pediatr Pulmonol. 1998;26(2):125–8.

[50] Ghuman AK, Newth CJ, Khemani RG. The association between the end tidal alveolar dead space fraction and mortality in pediatric acute hypoxemic respiratory failure. Pediatr Crit Care Med. 2012;13(1): 11–5.

[51] Maslach-Hubbard A, Bratton SL. Extracorporeal membrane oxygenation for pediatric respiratory failure: history, development and current status. World J Crit Care Med. 2013;2:29–39.

[52] Lin JC. Extracorporeal membrane oxygenation for severe pediatric respiratory failure. Respir Care. 2017;62:732–50.

[53] Abrams D, Brodie D. Identification and management of recirculation in venovenous ECMO. LSO guidelines for cardiopulmonary extracorporeal life support and patient specific supplements to the ELSO general guidelines, Ann Arbor; May 2015.

[54] Neto AS, Schmidt M, Azevedo LCP, et al. Associations between ventilator settings during extracorporeal membrane oxygenation for refractory hypoxemia and outcome in patients with acute respiratory distress syndrome: a pooled individual patient data analysis. Mechanical ventilation during ECMO. Intensive Care Med. 2016;42:1672–84.

[55] Schmidt M, Stewart C, Bailey M, et al. Mechanical ventilation management during extracorporeal membrane

oxygenation for acute respiratory distress syndrome: a retrospective international multicenter study. Crit Care Med. 2015;43:654–64.

[56] Anton-Martin P, Thompson MT, Sheeran PD, et al. Extubation during pediatric extracorporeal membrane oxygenation: a single center experience. Pediatr Crit Care Med. 2014;15:861–9.

[57] Young G. Anticoagulation therapies in children. Pediatr Clin N Am. 2017;64:1257–69.

[58] Bembea MM, Schwartz JM, Shah N, et al. Variability in anticoagulation management of patients on extracorporeal membrane oxygenation: an international survey. Pediatr Crit Care Med. 2013;14:e77–84.

[59] Dalton HJ, Reeder R, Garcia-Filion P, et al. Factors associated with bleeding and thrombosis in children receiving extracorporeal membrane oxygenation. Am J Respir Crit Care Med. 2017;196:762–71.

[60] Barton R, Ignjatovic V, Monagle P. Anticoagulation during ECMO in neonatal and paediatric patients. Thromb Res. 2018; May 8 [epub ahead of print].

[61] Parker RL. How we measure anticoagulation is just as important (maybe more important) as how we anticoagulate. Pediatr Crit Care Med. 2014;15:786–8.

[62] Liveris A, Bello RA, Friedmann P, et al. Anti-factor Xa assay is a superior correlate of heparin dose than activated partial thromboplastin time or activated clotting time in pediatric extracorporeal membrane oxygenation. Pediatr Crit Care Med. 2014;15:e72–9.

[63] Nguyen T, Muscik M, Teruya J. Anticoagulation monitoring during extracorporeal membrane oxygenation: is anti-factor Xa assay (heparin level) a better test? Pediatr Crit Care Med. 2014;15:178–9.

[64] Venkatesh K, Nair PS, Hoechter DJ, Buscher H. Current limitations of the assessment of haemostasis in adult extracorporeal membrane oxygenation patients and the role of point-of-care testing. Anaesth Intensive Care. 2016;44:669–80.

[65] Northrop MS, Sidonio RF, Phillips SE, et al. The use of an extracorporeal membrane oxygenation anticoagulation laboratory protocol is associated with decreased blood product use, decreased hemorrhagic complications, and increased circuit life. Pediatr Crit Care Med. 2015;16:66–74.

[66] Bizzarro MJ, Conrad SA, Kaufman DA, et al. Infections acquired during extracorporeal membrane oxygenation in neonates, children, and adults. Pediatr Crit Care Med. 2011;12:277–81.

[67] Kaczala GW, Paulus SC, Al-Dajani N, et al. Bloodstream infections in pediatric ECLS: usefulness of daily blood culture monitoring and predictive value of biological markers. The British Columbia experience. Pediatr Surg Int. 2009;25:169–73.

[68] Fisser C, Malfertheiner MV. Infection and colonization in VV ECMO—not a predictor of poor outcome. J Thorac Dis. 2018;10:S2045–7.

[69] Cashen K, Reeder R, Dalton HJ, et al. Acquired infection during neonatal and pediatric extracorporeal membrane oxygenation. Perfusion. 2018;33(6):472–82; [epub ahead of print].

[70] Dalton HJ, Cashen K, Reeder RW, et al. Hemolysis during pediatric extracorporeal membrane oxygenation: associations with circuitry, complications, and mortality. Pediatr Crit Care Med. 2018;19(11):1067–76. [epub ahead of print].

[71] Lockie CJA, Gillon SA, Barrett NA, et al. Severe respiratory failure, extracorporeal membrane oxygenation, and intracranial hemorrhage. Crit Care Med. 2017;45:1642–9.

[72] Kim K, Mazor RL, Rycus PT, Brogan TV. Use of venovenous extracorporeal life support in pediatric patients for cardiac indication: a review of the extracorporeal life support organization registry. Pediatr Crit Care Med. 2012;13:285–9.

[73] Boyle K, Felling R, Yiu A, et al. Neurologic outcomes after extracorporeal membrane oxygenation—a systematic review. Pediatr Crit Care Med. 2018; [epub ahead of print].

[74] Quasney MW, López-Fernández YM, Santschi M, Watson RS, Pediatric Acute Lung Injury Consensus Conference Group. The outcomes of children with pediatric acute respiratory distress syndrome: proceedings from the Pediatric Acute Lung Injury Consensus Conference. Pediatr Crit Care Med. 2015;16(5 Suppl 1):S118–31.

[75] Yehya N, Thomas NJ. Relevant outcomes in pediatric acute respiratory distress syndrome studies. Front Pediatr. 2016;4:51.

[76] Turi KN, Shankar J, Anderson LJ, Rajan D, Gaston K, Gebretsadik T, Das SR, Stone C, Larkin EK, Rosas-Salazar C, Brunwasser SM, Moore ML, Peebles RS Jr, Hartert TV. Infant viral respiratory infection nasalimmune-response patterns and their association with subsequent childhood recurrent wheeze. Am J Respir Crit Care Med. 2018;198(8):1064–73.

[77] Stein RT, Sherrill D, Morgan WJ, Holberg CJ, Halonen M, Taussig LM, Wright AL, Martinez FD. Respiratory syncytial virus in early life and risk of wheeze and allergy by age 13 years. Lancet. 1999;354(9178):541–5.

[78] Als LC, Picouto MD, Hau SM, Nadel S, Cooper M, Pierce CM, Kramer T, Garralda ME. Mental and physical well-being following admission to pediatric intensive care. Pediatr Crit Care Med. 2015;16(5):e141–9.

[79] Jen HC, Shew SP. Hospital readmissions and survival after nonneonatal ECMO. Pediatrics. 2010;125:1217–23.

第 17 章　儿童急性呼吸窘迫综合征的临床转归

Clinical Outcomes in Pediatric Acute Respiratory Distress Syndrome

Nadir Yehya　著

吴艳文　译

洪小杨　校

一、概述

急性呼吸窘迫综合征[1] 的最初描述包括儿童。尽管如此，1994 年的美欧共识会议（American-European Consensus Conference，AECC）[2] 和 2012 年柏林会议重新定义[3] 中，儿科重症监护医生没有出席，因此没有提出儿童的特殊定义。然而，尽管儿科存在不同的流行病学和结局，AECC 和柏林会议的定义历来没有修改适用于患有 ARDS 的儿童。为解决这一问题，召开了儿科急性肺损伤共识会议，提出了 PARDS 的具体定义[4]。PALICC 定义的显著区别是使用氧合指数而不是 PaO_2/FiO_2，能够在没有动脉血气分析的情况下通过使用基于 SpO_2（血氧饱和度指数，OSI）的无创低氧血症测量来诊断 PARDS，以及局限性较低的放射学标准。

不管何种定义，队列研究和临床试验一般都表明，PARDS（相对于成人）的死亡率较低，而且随着时间的推移，死亡率明显下降[5, 6]。成人研究表明，ARDS 幸存者的肺活量减少、生活质量下降、神经认知功能恶化[7-9]。然而，PARDS 缺乏类似的研究。对长期后遗症的认识对于描述这种综合征的流行病学很重要。此外，

已经很低且逐渐下降的死亡率使短期存活率成为 PARDS 中大多数临床试验的不能实行的终点，需要确定临床上相关的以患者为中心的转归，以探讨未来的干预措施。在本章中，我们将讨论 PARDS 中转归研究的现状。此外，以成人 ARDS 为指导，提出了值得在 PARDS 中进一步研究可能的替代结果。

二、死亡率

PARDS 的死亡率低于成人 ARDS[5, 6]，死亡率随着时间的推移而下降（图 17-1），这使这一结果作为随机对照试验的主要终点有问题。短期死亡率（如 28～60 天死亡率、儿科重症监护室死亡率和医院死亡率）是一个客观、易获得、与临床相关、以患者为中心的结果，因此在队列研究[6, 10-24] 和临床试验[25-33] 中得到一致报道。然而，死亡率的几个特征对其在随机对照试验或队列研究中作为主要终点的使用提出了质疑。

首先，PARDS 的死亡率预测因子不一定是 PARDS 特有的，而是几种危重综合征危险因素的特征。值得注意的是，在包括 RCT 的多项 PARDS 研究中，免疫受损状态[6, 22, 27, 34] 和多

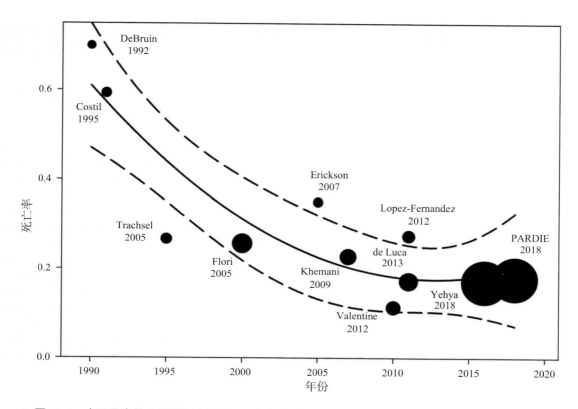

▲ 图 17-1　在已发表的儿科观察队列中，死亡率随时间的变化，主要在西半球，样本量≥100 名受试者，具有相似的 PARDS 类型纳入标准；实心回归线代表一个二次函数，显示死亡率随着时间的推移而降低，但最近几年趋于平稳；虚线代表 95%CI；指定的年份代表某项研究中患者累积的最后一年；圆的大小代表相对的样本大小

系统器官衰竭 [6, 13, 18, 34] 与死亡风险增加相关 [27]。然而，免疫受损状态和 MSOF 几乎没有肺部特异性，它与脓毒症的死亡率相关，并且是疾病严重程度评分系统的组成部分。因此，对这一观察结果的概括是，儿童死于 PARDS 并发症而不是因为 PARDS 而死。北美的一项双中心研究调查了 PARDS 的死亡方式和原因，大多数人死于神经衰竭（39%）和多器官衰竭（41%），而少数人（20%）死于顽固性 PARDS 引起的持续性低氧血症 [35]。在许多情况下，尽管持续机械通气，相关的 PARDS 在死亡时已经缓解。因此，即使是名义上简单的"死亡率"概念，实际包含至少两个相互排斥的竞争事件：由 PARDS 引起的死亡率和非 PARDS 引起的死亡率，这使从调查和报道 PARDS 全因死亡率

与干预之间关联的研究中得出的任何推论变得复杂。

选择性地取消可能无效的治疗会让死亡率作为终点的应用复杂化。MSOF、潜在恶性肿瘤或神经预后不良，这些都不是 PARDS 的特异之处，因此可能会退出治疗。无论死因是神经系统、多器官衰竭还是低氧血症 [35]，选择性停药是导致死亡的最常见机制（66%）。虽然单中心研究可能有类似的撤销治疗的方法，但这更难推广到多中心或多国研究，因为在这些研究中，撤销或中止治疗的习惯和做法可能不同。

一个实例值得进一步详细研究。在中度和重度 PARDS（OI ＞ 7）中使用外源性牛表面活性物质的多中心随机对照试验显示，和牛表面

活性物质治疗相关的死亡率提高[27]。然而，免疫功能低下患者比例不平衡，安慰剂组中该类患者比例过高，可能是造成这种结果的原因，调整免疫功能低下患者比例后，牛表面活性物质治疗和死亡率改善的关联不再明显（P=0.07）。此外，患者在插管后48h内接受治疗，但成功拔管的患者比例在各组间没有差异，累计成功拔管的曲线直到插管后12天才开始偏离，这表明与最初的PARDS损伤无关的因素，如免疫功能低下[36]，可能是死亡率和机械通气时间延长的原因。一项牛表面活性物质的随访试验仅限于免疫功能低下儿童（CALIPSO：牛表面活性物质用于治疗儿童干细胞移植和肿瘤患者的急性肺损伤），用死亡率作为主要结局，最近因招募缓慢无效而停止[37]。

虽然死亡率作为一般PARDS人群的主要终点可能存在问题，但仍有PARDS儿童亚组存在相当大的死亡风险，但仍有合理的存活可能。CALIPSO是一个改进预后的例子：将研究对象限制在预测疾病严重程度更高（死亡转归）发生更频繁的亚组，从而提高检测干预效果的能力。尽管有招募困难和通用性降低的风险，但CALIPSO仍将他们的干预限制在死亡率较高的（＞50%）PARDS亚组。因为ACURASYS（ARDS等系统化治愈）将入组患者限制在$PaO_2/FiO_2 \leq 150$，而不是标准的≤ 300，所以神经肌肉阻滞[38]和俯卧位通气[39]在成人急性呼吸窘迫综合征中的成功试验采用了这一策略。PROSEVA（严重急性呼吸窘迫综合征中的俯卧位通气）需要更严格的入组标准，因为它要求初始稳定12～24h后$PaO_2/FiO_2 \leq 150$，从而排除了通过标准呼吸机管理迅速改善的患者。在这两种情况下，目标都是提高高风险人群的预后，在这些人群中，测试的干预措施可在合理的样本量下可信地影响死亡率。这同时避免了不考虑随机化分组情况下，患者在死亡风险低、存活概率高时接受不必要的治疗，从而冲淡了任何潜在的治疗效果。为了PARDS重现这点，需要识别和验证死亡率风险的预测因素。这些预测指标需要在PARDS早期提供，以便在干预措施有效的时间范围内进行，理想情况下是在PARDS发生后的48h内。这一策略对"难治性"PARDS的干预措施特别有效，如高频振荡通气、俯卧位通气、甲泼尼龙、吸入一氧化氮和体外膜肺氧合。

最后，值得讨论的是，为什么在缺乏阳性试验情况下，PARDS的死亡率在下降。间接证据表明，采用成人急性呼吸窘迫综合征推断的治疗方法，如较低的潮气量[40]和较高的呼气末正压[41]，可能与较低的死亡率有关。此外，由于许多PARDS受试者死于MSOF，而不是低氧血症，这可能与呼吸机管理无关的时间变化影响了生存率，如脓毒症标准化管理和及时使用抗生素[42-44]。然而，同样重要的是要注意，急性呼吸窘迫综合征（包括儿童急性呼吸窘迫综合征）的定义随着时间的推移而演变。

AECC定义[2]纳入急性肺损伤患者（$PaO_2/FiO_2 \leq 300$），以及ARDS（$PaO_2/FiO_2 \leq 200$），从而引入了一类肺损伤较轻的受试者。2012年修订的柏林会议定义[3]将这一类别重新定义为"轻度急性呼吸窘迫综合征"（$200 < PaO_2/FiO_2 \leq 300$），并引入了有创或无创性呼气末压力$\geq 5cmH_2O$的要求。2015年PALICC对PARDS的定义[4]进一步放宽，允许胸部X线片上除双侧浸润外还包括单侧浸润。实际上，1990年后ARDS（现在包括PARDS）的定义允许纳入不太严重的对象，这可能是导致死亡率较低的原因之一。因此，"真正"PARDS的死亡率完全有可能并没有像文献中所说的那样急剧下降。

三、机械通气持续时间

通气持续时间是 PARDS 研究中常见的转归，尤其是当这种转归仅限于幸存者时。这一转归具有一定的合理性，因为越严重的 PARDS 可以预期需要更长时间的机械通气。2012 年柏林会议定义[3] 表明，随着 ARDS 严重程度的增加，幸存者的机械通气时间延长，这在肺安全（了解严重急性呼吸衰竭对全球影响的大型观察性研究）中得到证实[45]。这一观察结果在 PARDS 中得到证实，即在 6～24h 使用氧合，而不是在 PARDS 开始时[46, 47]。

为了使结果有效，"机械通气持续时间"需要限制在存活者，因为短时间通气的死亡者可能会影响这一结果。此外，考虑到在气管插管前[48-50] 和插管后无创通气的使用率都在增加，机械通气的持续时间需要明确定义是否包括无创。柏林会议（轻度）急性呼吸窘迫综合征[3] 和 PALICC 儿童急性呼吸窘迫综合征[4] 的定义都允许无创支持，表明基于这些标准的研究筛查允许纳入大量非插管患者，其中一些患者后来也会插管。这种增加纳入数量的可能性需要对"机械通气持续时间"的含义进行一致且清楚的规定。

因此，虽然终点"幸存者的通气持续时间"表面具有有效性，并反映了 PARDS 的严重程度，但尚不清楚这一结果有多大程度"以患者为中心"。具体地说，目前尚不清楚特定儿童接受 10 天有创机械通气并拔管至高流量插管是否会更好，或者先进行 8 天有创通气，然后进行 4 天全面罩无创双水平气道正压通气会更好。事实上，答案可能因患者的众多变量而异，包括镇静要求、强度、气道状态和插管适应证。

最后，存活者的通气时间因声门下狭窄、分泌物耐受性差或因气道张力差造成的严重上气道阻塞而变得复杂，这是长时间插管的指征。

考虑到 PARDS 的严重程度，这类患者可能会适当地脱离有创支持，但实际拔除气管导管可能会延迟，或者最终尝试并不成功，主要原因与他们的气道有关。鉴于 PARDS[46] 中描述的大量并发症，与实际 PARDS 风险因素无关的长时间插管原因有可能减低作为终点的通气时间的有效性，已提出一种替代方案，即只计算成功完成拔管准备测试之前的持续时间，而不管患者是否真的拔管[51]。然而，因为儿童仍处于插管状态，并没有在实际的实践或试验中得到证实或描述，也没有解决之前关于不以患者为中心的批评。

四、无呼吸机日

PARDS 试验中最常用的综合结局之一是无呼吸机天数（ventilator-free day，VFD），通常为 28 天。28 天的 VFD 是通过从 28 天中减去存活者的呼吸机持续时间，并将非存活者和需要 ≥ 28 天呼吸机患者评分为 0 得出的[52]。它还被定义为"存活且无机械通气的天数"[53]，这为患者在第 10 天拔管，但在第 20 天死亡（存活 10 天且无机械通气情况下 VFD=10，第 28 天的非存活表明 VFD=0）的情况造成混淆。与持续通气时间不同，该终点通过规定非幸存者将死亡率和通气时间结合在一起。与幸存者的通气持续时间相似，28 天的 VFD 表现出与柏林会议定义 ARDS[3] 和 PALICC PARDS[46, 47] 两种严重程度的相关性，氧合差的分组与较少的 VDF 有关。这种综合结局证明了其有效性，作为一种既能降低死亡率又能缩短通气时间的干预措施的结果，可以用更小的样本量来检测[53]。

如前面提到幸存者的通气持续时间一样，对于 VFD 无创支持也需要注意[52]。然而，

VFD 作为一个综合转归有一个主要的局限性，因为合并的单个结局（死亡率和呼吸机持续时间）是不相等和不可互换的。需要机械通气 30 天但存活的儿童与 7 天通气后死亡的儿童都记录为 VFD=0，但不能认为两者相同。当独立结局对患者同等重要时，如成人高血压引起的脑卒中或心肌梗死，最好使用复合结局。最初描述成人 ARDS，仅当缩短通气时间而改善升高的死亡率时，VFD 才是有用的。考虑到成人急性呼吸窘迫综合征的死亡率 > 30%[45]，这是一个合理的预期：假设机械通气和急性呼吸窘迫综合征是非生存的因果途径，缩短通气时间的干预措施应该会提高死亡率。然而，即使在成年人中，这种假设也是有问题的。ARDSNet 皮质类固醇试验[54] 未能证明甲泼尼龙治疗持续性 ARDS 对 60 天死亡率主要结果的优越性（甲泼尼龙死亡率为 29.2%，安慰剂死亡率为 28.6%，$P=1$）。然而，甲泼尼龙在第 28 天与外加的 4.4 个 VFD 和 2.7 个的无重症监护病房天数相关。甲泼尼龙组需要重新通气的患者明显更多（28% vs. 9%，$P=0.006$）。这些不一致的结果使得对试验的解释变得困难：报道的死亡率是 60 天，而 VFD 报道的是 28 天。甲泼尼龙组名义上死亡率较高，但 VFD 对甲泼尼龙组也更有利。因此，在这种情况下，同仅报道死亡率相比，报道 VFD 没有任何优势：当干预措施对通气持续时间和死亡率产生相反影响时，VFD 只是混淆了解释。

在儿科，由于同样的原因，VFD 的使用可能受到质疑，因为 PARDS 的死亡率要低得多，持续低氧血症不太可能是死亡的原因[35]。因此，对死亡率的影响与通气时间的关系不太确定。例如，严重难治性 PARDS 使用 ECMO 的试验可能导致名义上的死亡率提高，但可能导致通气时间延长，从而使 VFD 的解释和应用复杂化。最后，几种干预措施迫切需要在 PARDS 中进行测试，包括液体管理、镇静方案、脱机和拔管准备情况，所有这些干预措施对通气时间的影响明显大于对死亡率的影响，除非这些参数在试验中被程序化，否则将会阻碍 VFD 作为转归的应用。

对 VFD 的分析也不是简单的。VFD 通常分别使用 t 检验或秩和检验通过比较均值或中位数进行分析。VFD 的偏斜、过零和有序特性使得参数检验（如 t 检验）的使用变得复杂，而非参数检验（如秩和检验）不容易进行协变量调整或有效描述效应大小。替代方法，如竞争性风险回归，其中成功拔管是主要转归，死亡被视为竞争性事件，可能会避免传统检验的一些局限性[55]。在竞争风险框架中分析 VFD 将拔管视为时间事件分析，在第 28 天之后进行审查，非存活者在第 28 天之后的某个时间被设置为"从未拔管"。这与将非幸存者设置为 VFD=0 平行。这一框架受偏斜或零膨胀的影响较小，容易纳入附加的协变量，并清楚地给出了关于效应大小的信息。

五、需要体外支持作为转归

PARDS 调查的另一个综合转归是需要 ECMO 和死亡的组合[19, 29]。这试图解决 VFD 的局限性和 PARDS 的低死亡率（难以充分解释）。潜在的假设是，难治性肺损伤严重到需要 ECMO，传统的机械通气基本无效，因此在任何无法提供 ECMO 的中心，需要 ECMO 将导致死亡。因此，"ECMO"与"死亡"非常接近，可以作为综合终点。

欧洲儿童和新生儿重症监护协会使用这一定义检测柏林标准在儿童中的实用性[19]，并证明纳入"严重"ARDS 提高了有效性，增加了柏林会议定义的严重 ARDS 儿童的 ECMO/ 死亡风险。然而，值得注意的是，ECMO/ 死亡的发生率（18.6%）仅略高于死亡率（17.2%），并且对死亡率的可比分析得出了相同的结论。

最近发表的一项关于 iNO 的随机对照试验[29]（$n=53$）报道了死亡率（28% 安慰剂，8%iNO，$\chi^2 P=0.07$）和 ECMO/ 死亡发生率（48% 安慰剂，8%iNO，$P < 0.01$）。这项试验是为了研究 28 天的 VFD 差异，为此需要 169 名儿童的样本量，但因招募缓慢而提前终止。值得注意的是，在这项试验中，报道的 VFD 也有显著差异。尽管样本量较小，但获得了更多 VFD 的主要结果，这项研究中关于 ECMO/ 死亡的报道指出了 iNO 改善 VFD 的潜在机制。具体地说，iNO 似乎降低了 ECMO 的使用率，表明低氧血症得到改善，从而减少了总呼吸机天数，并潜在地影响了死亡率。这一点很重要，因为这表明低氧血症的改善和 PARDS 预后的改善存在联系，而这种联系在成人 ARDS 试验中并没有一致观察到[56]。尽管 ECMO 的死亡率名义上有所改善（ECMO RR=0.76，95%CI 0.55～1.04，$P=0.09$），但由于达到 60 天的死亡率的概率很低，导致最近完成的 ECMO 治疗成人非常严重、难治性 ARDS 肺损伤（EOLIA）试验无效而提前停止。然而，28% 的接受机械通气的受试者转而使用 ECMO，当以"治疗失败"作为转归进行重新分析时，结果非常显著地有利于支持 ECMO（RR=0.62，95%CI 0.47～0.82，$P < 0.001$）。作者将治疗失败定义为 ECMO 组的死亡，以及通气组的死亡 /ECMO，在未来的试验中为这一结果提供了表面有效性。

对于某些挽救性治疗试验，如甲泼尼龙、iNO、俯卧位和 HFOV，使用 ECMO/ 死亡作为主要转归可能是合理的。然而，与上面的 iNO 试验例子一样，这种特定的研究结果补充的信息很少，而在 28 天 VFD 的更常规短期转归中也没有得出这些结论。此外，由于 ECMO 本身不是一种转归，而只是辅助治疗的一种附加手段，在不同的中心和医生中使用它有主观的指征，ECMO/ 死亡的综合转归很难标准化。最后，ECMO/ 死亡的组成变量对患者来说并不同等重要，因此它作为一个以患者为中心、具有临床意义综合转归的有效性受到质疑，类似于对 VFD 的批评。

六、作为转归的技术依赖和新的发病率

使用功能状态量表（Functional Status Scale，FSS）等评分系统量化新发病率的开展，作为替代额外的依赖技术，这被提议作为危重儿童试验的转归评价[57]。FSS 在六个领域（精神状态、感觉功能、交流、运动功能、进食和呼吸）对受试者进行了从 1 分（正常功能）到 5 分（严重功能障碍）的评分。新的发病率，即 FSS 比基线增加 3 个或更多点，被证明发生的频率几乎是死亡率的 1.5～2 倍。

在一项 316 名 PARDS 受试者的单中心研究中[58]，20% 的受试者出现了新的发病率（ΔFSS ≥基线 3 个点），而住院死亡率为 13%。因此，使用死亡和新发病率作为综合转归将使试验的事件发生率增加近 2 倍，从 13% 增加到 33%，表明新发病率作为 PARDS 可行转归的有效性。在 PARDS 队列中，运动功能、进食和呼吸等 FSS 领域的恶化与出院到家以外的地方有关。

新发病率的质疑是，它只与急性 PARDS 部分相关，但也受到潜在共病的重大影响。在这项研究的 274 名幸存者中，56 名（占整个队列的 18%，占幸存者的 20%）呼吸系统的功能

状态量表评分不理想，其中 19 名（占整个队列的 6%，占幸存者的 7%）接受了新的气管切开术。不断恶化的呼吸功能不全综合征在实践中意味，增强使用补充氧气或不同程度的无创和有创呼吸支持与 PARDS 可能更直接相关，并可能与死亡合并为综合转归的一部分。然而，由于气管切开术通常认为不等同于死亡，所以对所有综合转归的质疑仍然存在，即各组成部分的重要性不平等。

七、出院后的转归

一项研究检查了 PARDS 受试者在出院后的长期生存情况，结果显示，在超过 1 年和 3 年中，分别有 5.5% 和 8% 的受试者死亡[58]。因此，成人 ARDS 试验中常用转归指标，如 90 天、6 个月和 12 个月的死亡率，与 PARDS 的短期死亡率相比，不太可能有显著差异。此外，PARDS 的长期死亡率与潜在的并发症相关，并且不是 PARDS 事件的明显后遗症。因此，需要有替代的出院后转归（表 17-1）。最近的注意力集中在新发病率的发展上，如上定义，这是一个相关的长期出院后转归[57, 59]。然而，这尚未在 PARDS 中得到验证。

很少有研究调查 PARDS 幸存者的身体或神经认知生活质量[60-65]。现有的研究样本量极其有限（$n \leqslant 24$），并且已过时，呼吸机管理没有反映当前的 PICU 实践[66, 67]。1985 年，Fanconi 等[60]发表了 1978—1982 年平均随访 2.3 年的 9 例 PARDS 通气幸存者（其中 5 例经历峰值压力 $> 40cmH_2O$）肺功能检查（pulmonary function testing, PFT）。

当室内空气的 $PaO_2 < 80mmHg$，其中 7 例存在"低氧血症"，8 例在多次呼吸氮冲洗时存在通气不均匀。PARDS 期间峰值压力增加和 $FiO_2 > 0.5$ 与通气不均匀性增加相关，这表明呼吸机管理和肺的长期预后存在潜在联系。在 1996 年发表的另一项研究中，1986—1993 年，11 例 PARDS 幸存者进行了通气（平均 $PaO_2/FiO_2=160$，其中 9 例峰值压力 $> 40cmH_2O$），在平均 23 个月的随访中，PFT 显示 3 例儿童出现阻塞性生理障碍，此外还有 4 例儿童出现混合阻塞性和限制性生理障碍[62]。在对 1986—1998 年间接受通气的 PARDS 幸存者的调查中（所有人都经历了压力控制通气，所有峰值压力都小于 35cmH_2O），研究人员对 7 名患者进行了 PFT 评估，发现一名患者弥散能力异常，另 1 名患者患有运动诱发性低氧血症[64]。对 PARDS 的最新调查研究了 2000—2005 年符合 AECC ARDS 标准并同意随访的 24 名幸存者[65]。平均 11 个月的随访中，17 名能够完成 PFT 的受试者，其中 24% 的人表现为梗阻性疾病，12% 的人存在扩散能力异常，严重的低氧血症与随后报道异常的 PFT 之间存在关联。

基于这些小病例研究，PALICC 小组建议 PARDS 的幸存者在出院后 1 年内接受 PFT 异常筛查[68]。这些现有研究的样本量小、呼吸机管理陈旧和随访时间可变，这排除了对 PARDS 幸存者肺功能障碍患病率的一切真实评估。迫切需要更大规模、多中心的随访，利用现有儿科重症监护研究网络的基础设施，并与儿童肺病学家和康复学家合作。

这一框架内的研究在儿科重症监护中变得越来越常见。儿童心搏骤停后的低温治疗（therapeutic hypothermia after pediatric cardia arrest, THAPCA）试验的院外分组[69]是根据文兰适应行为量表第 2 版（VABS-II）的二分法（好与坏）主要转归而分组。Ebrahinm 等[70]采用 VABS-II、儿科脑功能分类（pediatric cerebral

表 17-1　PARDS 研究的潜在转归指标

预　后	时间表	优　点	缺　点
死亡率	短期: 28 或 60 天 PICU 医院	• 容易获得 • 固定时间点 • 与急性过程相关 • 以患者为中心	• 不切实际地鉴于基线死亡率较低
	中期和长期: 90 天 1 年	• 潜在获得更长时期不利转归的风险	• 出院后死亡率低 • 难以获得随访 • 更多与潜在的共病相关
无呼吸机日	28 天	• 容易获得 • 提高检测临床意义的能力 • 改善短期通气量和生存期	• 需要明确无创支持的定义 • 综合转归各组成部分的不平衡 • 只有干预措施对死亡率和呼吸机天数都有利情况下，才会增强效能 • 特殊分析技术
呼吸机日	28 天 PICU 住院时间	• 容易获得 • 与 PARDS 的肺部特征相关	• 需要明确无创支持的定义 • 不清楚是否以患者为中心 • 忽略死亡率
ECMO/ 死亡	短期	• 增强检测 ECMO 前"抢救疗法"疗效的能力	• ECMO 在治疗中的主观应用 • 综合结果各组成部分的不平衡 • 不清楚是否以患者为中心
神经认知和功能 （POPC/PCPC）	中期和长期: 90 天 1 年 返校前	• 快速（POCO/PCPC） • 以患者为中心的 • 可能通过电话完成 • 因为这是一个常用的转归指标，可能更实际	• 更彻底的认知功能需要更长时间的测试 • 随年龄增长和并发症的变化
肺部结果	中期和长期: 90 天 1 年 返校前	• 以患者为中心 • 与 PARDS 的肺部特征相关	• 需要基础设施（专家和设备）进行面对面随访
需要气管切开术	短期、中期和长期 出院 1 年 返校前	• 容易获得 • 以患者为中心 • 与 PARDS 诊断更直接相关 • 返回门诊随访的可能性高	• 转归率低 • 与所需专业协作
新发病率	短期、中期和长期: 出院 1 年 返校前	• 容易获得 • 比死亡率高 • 以患者为中心 • 部分与 PARDS 的肺部特征有关	• 发病率的定义需要长期验证 • 与 PARDS 相比，可能与潜在的共病更相关
精神病	长期	• 以患者为中心 • 可能通过电话完成	• 需要基础设施（专家）进行面对面随访
医疗服务利用情况	中期和长期: 90 天和 1 年 再住院	• 以患者为中心 • 不需要住院随访 • 与 PARDS 的肺部特征相关 • 解决患者 / 家庭支付费用	• 难以获得 • 对当地治疗手段敏感 • 与 PARDS 相比，可能与潜在的共病更相关

ECMO. 体外膜肺氧合；PARDS. 儿童急性呼吸窘迫综合征；PCPC. 小儿脑功能分级；POPC. 儿童综合表现分级；PICU. 儿童重症监护病房

performance category，PCPC）、儿科综合功能分类（pediatric overall performance category，POPC）和儿科总体生活质量问卷（第 4 版），对 65 例急诊 PICU 患者入院后 1 个月的转归进行了报道。在 PICU 入院 1 个月后，他们显示这些患者的总体生活质量较差。最近的一篇综述确定了儿科重症监护潜在有用的健康相关生活质量指标[71]。这项综述发现 PICU 幸存者的发病率很高（不一定由 FSS 定义），其中一些与他们在 PICU 住院期间接受的治疗有关，这表明危险因素是可以改变的。此外，PICU 幸存者可能会出现明显的精神疾病[72]，包括创伤后应激障碍（posttraumatic stress disorder，PTSD）、抑郁和行为障碍，创伤后应激症状的患病率可能高达 62%[73]。最后，最近完成的小儿脓毒症多中心生活评估（Life after Pediatric Sepsis Evaluation，LAPSE）研究是一项前瞻性观察研究，收集有关儿童严重脓毒症幸存者的生活质量、家庭动态和压力及医疗保健利用的信息。

八、成人急性呼吸窘迫综合征可供选择转归的调查

成人 ARDS 长期转归的开创性研究[7, 8]已经为 PARDS 潜在的同等研究铺平了道路。2002 年，对中重度 ARDS 的成年幸存者进行了 3 个月、6 个月和 12 个月的随访，主要转归来自 6min 步行距离[7]。作者发现，ARDS 的幸存者（中位年龄 45 岁）在所有测试时间点都有持续性的健康缺陷，主要是由于肌肉萎缩和虚弱。12 个月时，只有 49% 的患者重返工作岗位。在多变量回归中，皮质类固醇的使用和机械通气的持续时间都对 6min 步行距离有负面影响，提示可改变的危险因素与中期功能转归可能存在关系。在随后的 5 年随访研究中，6min 步行

距离的中位数仍然低于预测值[8]。然而，肺功能已经恢复到接近正常水平，持续的运动限制归因于持续的虚弱和神经心理障碍。对于出院后长达 5 年的幸存者来说，特别是先前存在并发症的患者，医疗费用仍然很高。

对于 PARDS 研究人员来说，这一经验具有启发意义。这些研究的主要优势在于特征明确、多中心队列、纵向研究设计、高随访率和面对面的数据收集。数据的粒度使 ICU 暴露（如皮质类固醇）和随后的中长期预后有显著相关性。虽然这些观察结果仍然是假设产生的，但这些仍然是决定如何设计具有临床意义的、以患者为中心的前瞻性试验的基本初始步骤。

一项采用替代设计的早期研究也值得考虑[74]。出院后平均 23 个月，对成年 ARDS 幸存者和病情严重程度相似的非 ARDS 幸存者进行前瞻性病例对照面谈 / 问卷调查。急性呼吸窘迫综合征幸存者在几乎所有检测的方面表现出更差的 HRQL，包括呼吸特异性方面。ARDS 幸存者减少最多的是评估身体限制或肺部症状对日常生活能力影响的方面。这是第一个评估急性呼吸窘迫综合征幸存者与同样患病的非 ARDS 患者 HRQL 的研究，因此最大限度地减少了观察结果仅仅反映疾病严重程度的可能性。相反，这项研究设计增加了可信的证据，即这些关联要么实际上是由特定的 ARDS 引起的，要么是由使用的治疗引起的。

当考虑到液体和导管治疗试验（fluid and catheter treatment trial，FACTT）的成人 ARDS 幸存者的神经心理功能时，完美提出了以患者为中心的长期转归重要性。最初的试验采用 2×2 析因设计（分别）测试了肺动脉导管和中心静脉导管的实用性，以及保守和自由液体管理策略对血流动力学稳定的 ARDS 患者影响[75, 76]。在 60 天死亡率（液体保守组死

亡率为 25.5%，液体自由组死亡率为 28.4%，
P=0.30）的初步结果中，这两种液体策略均未
显示出优越性。然而，保守治疗组的 VFD 增
加了 2.5（*P* < 0.001），无 ICU 天数增加了 2.2
（*P* < 0.001）[75]，非肺器官衰竭的发生率没有增
加，这使作者得出结论，在血流动力学稳定的
ARDS 患者中，保守的液体管理更优越。

ARDS 认知转归随访研究（ARDS Cognitive
Outcome Study，ACOS）在出院后 2 个月和 12
个月对 FACTT 幸存者进行了电话回访[9]。类
似于先前的调查[7, 74]，调查人员发现大多数幸
存者（55%～60%，取决于使用的指标）经历
了长期的认知障碍。有趣的是，较低的 PaO_2
（*P*=0.015）和分配到保守液体组（*P*=0.005）与
长期认知障碍独立相关。据报道，患有认知
障碍的 ACOS 幸存者在 ARDS 期间的 PaO_2 中
位数为 71（四分位数区间 67～80），完全在
ARDSNet 推荐的 PaO_2 为 55～80 的范围内，这
表明现有的任意指南可能过于宽松，这种轻度
低氧血症可能与长期的神经后遗症有关。此外，
因为 12 个月的神经功能清楚地表明潜在的亚临
床神经功能障碍，导致长期的功能损害，所以

FACTT 试验的结论受到质疑，即保守的液体管
理导致 2.5 个额外的 VFD 而没有额外的器官衰
竭。到目前为止，我们还没有在 PARDS 中进
行平行研究，对生长发育儿童长期功能的干预
效果仍然是个谜。

九、结论

PARDS 的死亡率正在下降，虽然它仍然与
临床和以患者为中心相关，但对大多数情况来
说是不切实际的，它的使用可能仅限于旨在招
募预先确定的高危人群的试验。在可预见的未
来，VFD 可能仍然是临床试验最常见的主要终
点，但倡导者应该意识到它的局限性，并应该
记住，这一转归的可信处取决于被测试的干预
是否同时改善了幸存者的死亡率和通气时间。
最后，考虑到成人 ARDS 幸存者长期神经精神
疾病发病率和功能损害的患病率，为儿童定义
这些参数是当务之急。更好地了解幸存 PARDS
对患者和家人的负担后，可以设计研究来证明
发病前功能恢复，这从根本上来说对儿童和家
庭最重要。

参考文献

[1] Ashbaugh DG, Bigelow DB, Petty TL, Levine BE. Acute respiratory distress in adults. Lancet. 1967;2(7511): 319–23.

[2] Bernard GR, Artigas A, Brigham KL, Carlet J, Falke K, Hudson L, et al. The American-European Consensus Conference on ARDS. Definitions, mechanisms, relevant outcomes, and clinical trial coordination. Am J Respir Crit Care Med. 1994;149(3 Pt 1):818–24.

[3] Force ADT, Ranieri VM, Rubenfeld GD, Thompson BT, Ferguson ND, Caldwell E, et al. Acute respiratory distress syndrome: the Berlin definition. JAMA. 2012;307(23): 2526–33.

[4] Pediatric Acute Lung Injury Consensus Conference G. Pediatric acute respiratory distress syndrome: consensus recommendations from the Pediatric Acute Lung Injury Consensus Conference. Pediatr Crit Care Med. 2015;16(5):428–39.

[5] Zimmerman JJ, Akhtar SR, Caldwell E, Rubenfeld GD. Incidence and outcomes of pediatric acute lung injury. Pediatrics. 2009;124(1):87–95.

[6] Yehya N, Servaes S, Thomas NJ. Characterizing degree of lung injury in pediatric acute respiratory distress syndrome. Crit Care Med. 2015;43(5):937–46.

[7] Herridge MS, Cheung AM, Tansey CM, Matte-Martyn A, Diaz-Granados N, Al-Saidi F, et al. One-year outcomes in survivors of the acute respiratory distress syndrome. N Engl J Med. 2003;348(8):683–93.

[8] Herridge MS, Tansey CM, Matte A, Tomlinson G, Diaz-

Granados N, Cooper A, et al. Functional disability 5 years after acute respiratory distress syndrome. N Engl J Med. 2011;364(14):1293–304.

[9] Mikkelsen ME, Christie JD, Lanken PN, Biester RC, Thompson BT, Bellamy SL, et al. The adult respiratory distress syndrome cognitive outcomes study: long-term neuropsychological function in survivors of acute lung injury. Am J Respir Crit Care Med. 2012;185(12): 1307–15.

[10] DeBruin W, Notterman DA, Magid M, Godwin T, Johnston S. Acute hypoxemic respiratory failure in infants and children: clinical and pathologic characteristics. Crit Care Med. 1992;20(9):1223–34.

[11] Costil J, Cloup M, Leclerc F, Devictor D, Beaufils F, Simeoni U, et al. Acute respiratory distress syndrome (ARDS) in children: multicenter collaborative study of the French Group of Pediatric Intensive Care. Pediatr Pulmonol Suppl. 1995;11:106–7.

[12] Trachsel D, McCrindle BW, Nakagawa S, Bohn D. Oxygenation index predicts outcome in children with acute hypoxemic respiratory failure. Am J Respir Crit Care Med. 2005;172(2):206–11.

[13] Flori HR, Glidden DV, Rutherford GW, Matthay MA. Pediatric acute lung injury: prospective evaluation of risk factors associated with mortality. Am J Respir Crit Care Med. 2005;171(9):995–1001.

[14] Erickson S, Schibler A, Numa A, Nuthall G, Yung M, Pascoe E, et al. Acute lung injury in pediatric intensive care in Australia and New Zealand: a prospective, multicenter, observational study. Pediatr Crit Care Med. 2007;8(4):317–23.

[15] Hu X, Qian S, Xu F, Huang B, Zhou D, Wang Y, et al. Incidence, management and mortality of acute hypoxemic respiratory failure and acute respiratory distress syndrome from a prospective study of Chinese paediatric intensive care network. Acta Paediatr. 2010;99(5): 715–21.

[16] Khemani RG, Conti D, Alonzo TA, Bart RD 3rd, Newth CJ. Effect of tidal volume in children with acute hypoxemic respiratory failure. Intensive Care Med. 2009;35(8):1428–37.

[17] Valentine SL, Sapru A, Higgerson RA, Spinella PC, Flori HR, Graham DA, et al. Fluid balance in critically ill children with acute lung injury. Crit Care Med. 2012;40(10):2883–9.

[18] Lopez-Fernandez Y, Azagra AM, de la Oliva P, Modesto V, Sanchez JI, Parrilla J, et al. Pediatric Acute Lung Injury Epidemiology and Natural History study: incidence and outcome of the acute respiratory distress syndrome in children. Crit Care Med. 2012;40(12): 3238–45.

[19] De Luca D, Piastra M, Chidini G, Tissieres P, Calderini E, Essouri S, et al. The use of the Berlin definition for acute respiratory distress syndrome during infancy and early childhood: multicenter evaluation and expert consensus. Intensive Care Med. 2013;39(12):2083–91.

[20] Khemani RG, Rubin S, Belani S, Leung D, Erickson S, Smith LS, et al. Pulse oximetry vs. PaO$_2$ metrics in mechanically ventilated children: Berlin definition of ARDS and mortality risk. Intensive Care Med. 2015;41(1):94–102.

[21] Zinter MS, Spicer A, Orwoll BO, Alkhouli M, Dvorak CC, Calfee CS, et al. Plasma angiopoietin-2 outperforms other markers of endothelial injury in prognosticating pediatric ARDS mortality. Am J Physiol Lung Cell Mol Physiol. 2015:ajplung 00336 2015.

[22] Rowan CM, Gertz SJ, McArthur J, Fitzgerald JC, Nitu ME, Loomis A, et al. Invasive mechanical ventilation and mortality in pediatric hematopoietic stem cell transplantation: a multicenter study. Pediatr Crit Care Med. 2016;17(4):294–302.

[23] Arnold JH, Anas NG, Luckett P, Cheifetz IM, Reyes G, Newth CJ, et al. High-frequency oscillatory ventilation in pediatric respiratory failure: a multicenter experience. Crit Care Med. 2000;28(12):3913–9.

[24] Rettig JS, Smallwood CD, Walsh BK, Rimensberger PC, Bachman TE, Bollen CW, et al. High-frequency oscillatory ventilation in pediatric acute lung injury: a multicenter international experience. Crit Care Med. 2015;43(12):2660–7.

[25] Arnold JH, Hanson JH, Toro-Figuero LO, Gutierrez J, Berens RJ, Anglin DL. Prospective, randomized comparison of high-frequency oscillatory ventilation and conventional mechanical ventilation in pediatric respiratory failure. Crit Care Med. 1994;22(10):1530–9.

[26] Randolph AG, Wypij D, Venkataraman ST, Hanson JH, Gedeit RG, Meert KL, et al. Effect of mechanical ventilator weaning protocols on respiratory outcomes in infants and children: a randomized controlled trial. JAMA. 2002;288(20):2561–8.

[27] Willson DF, Thomas NJ, Markovitz BP, Bauman LA, DiCarlo JV, Pon S, et al. Effect of exogenous surfactant (calfactant) in pediatric acute lung injury: a randomized controlled trial. JAMA. 2005;293(4):470–6.

[28] Curley MA, Hibberd PL, Fineman LD, Wypij D, Shih MC, Thompson JE, et al. Effect of prone positioning on clinical outcomes in children with acute lung injury: a randomized controlled trial. JAMA. 2005;294(2):229–37.

[29] Bronicki RA, Fortenberry J, Schreiber M, Checchia PA, Anas NG. Multicenter randomized controlled trial of inhaled nitric oxide for pediatric acute respiratory distress syndrome. J Pediatr. 2015;166(2):365–9 e1.

[30] Thomas NJ, Guardia CG, Moya FR, Cheifetz IM, Markovitz B, Cruces P, et al. A pilot,

randomized, controlled clinical trial of lucinactant, a peptidecontaining synthetic surfactant, in infants with acute hypoxemic respiratory failure. Pediatr Crit Care Med. 2012;13(6):646–53.

[31] Willson DF, Thomas NJ, Tamburro R, Truemper E, Truwit J, Conaway M, et al. Pediatric calfactant in acute respiratory distress syndrome trial. Pediatr Crit Care Med. 2013;14(7):657–65.

[32] Curley MA, Wypij D, Watson RS, Grant MJ, Asaro LA, Cheifetz IM, et al. Protocolized sedation vs usual care in pediatric patients mechanically ventilated for acute respiratory failure: a randomized clinical trial. JAMA. 2015;313(4):379–89.

[33] Drago BB, Kimura D, Rovnaghi CR, Schwingshackl A, Rayburn M, Meduri GU, et al. Double-blind, placebo-controlled pilot randomized trial of methylprednisolone infusion in pediatric acute respiratory distress syndrome. Pediatr Crit Care Med. 2015;16(3):e74–81.

[34] Yehya N, Keim G, Thomas NJ. Subtypes of pediatric acute respiratory distress syndrome have different predictors of mortality. Intensive Care Med. 2018;44(8): 1230–9.

[35] Dowell JC, Parvathaneni K, Thomas NJ, Khemani RG, Yehya N. Epidemiology of cause of death in pediatric acute respiratory distress syndrome. Crit Care Med. 2018;46(11):1811–9.

[36] Wang M, Li W, Yehya N, Keim G, Thomas NJ. Use of time-varying coefficients in a cox regression model when the proportional hazard assumption is violated. Intensive Care Med. 2018;44(11):2017–9.

[37] Thomas NJ, Spear D, Wasserman E, Pon S, Markovitz B, Singh AR, et al. CALIPSO: a randomized controlled trial of calfactant for acute lung injury in pediatric stem cell and oncology patients. Biol Blood Marrow Transplant. 2018;24(12):2479–86.

[38] Papazian L, Forel JM, Gacouin A, Penot-Ragon C, Perrin G, Loundou A, et al. Neuromuscular blockers in early acute respiratory distress syndrome. N Engl J Med. 2010;363(12):1107–16.

[39] Guerin C, Reignier J, Richard JC, Beuret P, Gacouin A, Boulain T, et al. Prone positioning in severe acute respiratory distress syndrome. N Engl J Med. 2013; 368(23):2159–68.

[40] Albuali WH, Singh RN, Fraser DD, Seabrook JA, Kavanagh BP, Parshuram CS, et al. Have changes in ventilation practice improved outcome in children with acute lung injury? Pediatr Crit Care Med. 2007;8(4): 324–30.

[41] Khemani RG, Parvathaneni K, Yehya N, Bhalla AK, Thomas NJ, Newth CJL. Positive end-expiratory pressure lower than the ARDS Network protocol is associated with higher pediatric acute respiratory distress syndrome

mortality. Am J Respir Crit Care Med. 2018;198(1):77–89.

[42] Kumar A, Roberts D, Wood KE, Light B, Parrillo JE, Sharma S, et al. Duration of hypotension before initiation of effective antimicrobial therapy is the critical determinant of survival in human septic shock. Crit Care Med. 2006;34(6):1589–96.

[43] Seymour CW, Gesten F, Prescott HC, Friedrich ME, Iwashyna TJ, Phillips GS, et al. Time to treatment and mortality during mandated emergency care for sepsis. N Engl J Med. 2017;376(23):2235–44.

[44] Evans IVR, Phillips GS, Alpern ER, Angus DC, Friedrich ME, Kissoon N, et al. Association between the New York sepsis care mandate and in-hospital mortality for pediatric sepsis. JAMA. 2018;320(4):358–67.

[45] Bellani G, Laffey JG, Pham T, Fan E, Brochard L, Esteban A, et al. Epidemiology, patterns of care, and mortality for patients with acute respiratory distress syndrome in intensive care units in 50 countries. JAMA. 2016;315(8):788–800.

[46] Khemani RG, Smith L, Lopez-Fernandez YM, Kwok J, Morzov R, Klein MJ, et al. Paediatric acute respiratory distress syndrome incidence and epidemiology (PARDIE): an international, observational study. Lancet Respir Med. 2019;7(2):115–28.

[47] Yehya N, Thomas NJ, Khemani RG. Risk stratification using oxygenation in the first 24 hours of pediatric acute respiratory distress syndrome. Crit Care Med. 2018;46(4):619–24.

[48] Azevedo LC, Park M, Salluh JI, Rea-Neto A, Souza-Dantas VC, Varaschin P, et al. Clinical outcomes of patients requiring ventilatory support in Brazilian intensive care units: a multicenter, prospective, cohort study. Crit Care. 2013;17(2):R63.

[49] Azoulay E, Lemiale V, Mokart D, Pene F, Kouatchet A, Perez P, et al. Acute respiratory distress syndrome in patients with malignancies. Intensive Care Med. 2014;40(8):1106–14.

[50] Piastra M, De Luca D, Pietrini D, Pulitano S, D'Arrigo S, Mancino A, et al. Noninvasive pressuresupport ventilation in immunocompromised children with ARDS: a feasibility study. Intensive Care Med. 2009;35(8): 1420–7.

[51] Khemani RG, Newth CJ. The design of future pediatric mechanical ventilation trials for acute lung injury. Am J Respir Crit Care Med. 2010;182(12):1465–74.

[52] Contentin L, Ehrmann S, Giraudeau B. Heterogeneity in the definition of mechanical ventilation duration and ventilator-free days. Am J Respir Crit Care Med. 2014;189(8):998–1002.

[53] Schoenfeld DA, Bernard GR, Network A. Statistical evaluation of ventilator-free days as an efficacy measure in clinical trials of treatments for acute respiratory

distress syndrome. Crit Care Med. 2002;30(8):1772–7.

[54] Steinberg KP, Hudson LD, Goodman RB, Hough CL, Lanken PN, Hyzy R, et al. Efficacy and safety of corticosteroids for persistent acute respiratory distress syndrome. N Engl J Med. 2006;354(16):1671–84.

[55] Bodet-Contentin L, Frasca D, Tavernier E, Feuillet F, Foucher Y, Giraudeau B. Ventilator-free day outcomes can be misleading. Crit Care Med. 2018;46(3):425–9.

[56] Acute Respiratory Distress Syndrome N, Brower RG, Matthay MA, Morris A, Schoenfeld D, Thompson BT, et al. Ventilation with lower tidal volumes as compared with traditional tidal volumes for acute lung injury and the acute respiratory distress syndrome. N Engl J Med. 2000;342(18):1301–8.

[57] Pollack MM, Holubkov R, Funai T, Berger JT, Clark AE, Meert K, et al. Simultaneous prediction of new morbidity, mortality, and survival without new morbidity from pediatric intensive care: a new paradigm for outcomes assessment. Crit Care Med. 2015;43(8):1699–709.

[58] Keim G, Watson RS, Thomas NJ, Yehya N. New morbidity and discharge disposition of pediatric acute respiratory distress syndrome survivors. Crit Care Med. 2018;46(11):1731–8.

[59] Holubkov R, Clark AE, Moler FW, Slomine BS, Christensen JR, Silverstein FS, et al. Efficacy outcome selection in the therapeutic hypothermia after pediatric cardiac arrest trials. Pediatr Crit Care Med. 2015;16(1):1–10.

[60] Fanconi S, Kraemer R, Weber J, Tschaeppeler H, Pfenninger J. Long-term sequelae in children surviving adult respiratory distress syndrome. J Pediatr. 1985;106(2):218–22.

[61] Effmann EL, Merten DF, Kirks DR, Pratt PC, Spock A. Adult respiratory distress syndrome in children. Radiology. 1985;157(1):69–74.

[62] Weiss I, Ushay HM, DeBruin W, O'Loughlin J, Rosner I, Notterman D. Respiratory and cardiac function in children after acute hypoxemic respiratory failure. Crit Care Med. 1996;24(1):148–54.

[63] Golder ND, Lane R, Tasker RC. Timing of recovery of lung function after severe hypoxemic respiratory failure in children. Intensive Care Med. 1998;24(5):530–3.

[64] Ben-Abraham R, Weinbroum AA, Roizin H, Efrati O, Augarten A, Harel R, et al. Long-term assessment of pulmonary function tests in pediatric survivors of acute respiratory distress syndrome. Med Sci Monit. 2002;8(3):CR153–7.

[65] Ward SL, Turpin A, Spicer AC, Treadwell MJ, Church GD, Flori HR. Long-term pulmonary function and quality of life in children after acute respiratory distress syndrome: a feasibility investigation. Pediatr Crit Care Med. 2017;18(1):e48–55.

[66] Santschi M, Jouvet P, Leclerc F, Gauvin F, Newth CJ, Carroll CL, et al. Acute lung injury in children: therapeutic practice and feasibility of international clinical trials. Pediatr Crit Care Med. 2010;11(6):681–9.

[67] Santschi M, Randolph AG, Rimensberger PC, Jouvet P, Pediatric Acute Lung Injury Mechanical Ventilation I, Pediatric Acute Lung I, et al. Mechanical ventilation strategies in children with acute lung injury: a survey on stated practice pattern*. Pediatr Crit Care Med. 2013;14(7):e332–7.

[68] Quasney MW, Lopez-Fernandez YM, Santschi M, Watson RS, Pediatric Acute Lung Injury Consensus Conference G. The outcomes of children with pediatric acute respiratory distress syndrome: proceedings from the Pediatric Acute Lung Injury Consensus Conference. Pediatr Crit Care Med. 2015;16(5 Suppl 1):S118–31.

[69] Moler FW, Silverstein FS, Holubkov R, Slomine BS, Christensen JR, Nadkarni VM, et al. Therapeutic hypothermia after out-of-hospital cardiac arrest in children. N Engl J Med. 2015;372(20):1898–908.

[70] Ebrahim S, Singh S, Hutchison JS, Kulkarni AV, Sananes R, Bowman KW, et al. Adaptive behavior, functional outcomes, and quality of life outcomes of children requiring urgent ICU admission. Pediatr Crit Care Med. 2013;14(1):10–8.

[71] Aspesberro F, Mangione-Smith R, Zimmerman JJ. Health-related quality of life following pediatric critical illness. Intensive Care Med. 2015;41(7):1235–46.

[72] Davydow DS, Richardson LP, Zatzick DF, Katon WJ. Psychiatric morbidity in pediatric critical illness survivors: a comprehensive review of the literature. Arch Pediatr Adolesc Med. 2010;164(4):377–85.

[73] Judge D, Nadel S, Vergnaud S, Garralda ME. Psychiatric adjustment following meningococcal disease treated on a PICU. Intensive Care Med. 2002;28(5):648–50.

[74] Davidson TA, Caldwell ES, Curtis JR, Hudson LD, Steinberg KP. Reduced quality of life in survivors of acute respiratory distress syndrome compared with critically ill control patients. JAMA. 1999;281(4):354–60.

[75] National Heart L, Blood Institute Acute Respiratory Distress Syndrome Clinical Trials N, Wiedemann HP, Wheeler AP, Bernard GR, Thompson BT, et al. Comparison of two fluid-management strategies in acute lung injury. N Engl J Med. 2006;354(24):2564–75.

[76] National Heart L, Blood Institute Acute Respiratory Distress Syndrome Clinical Trials N, Wheeler AP, Bernard GR, Thompson BT, Schoenfeld D, et al. Pulmonary-artery versus central venous catheter to guide treatment of acute lung injury. N Engl J Med. 2006;354(21):2213–24.

相 关 图 书 推 荐

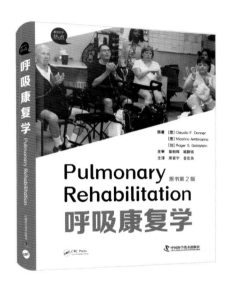

原著　[意] Claudio F. Donner 等

主审　童朝晖　喻鹏铭

主译　席家宁　姜宏英

定价　298.00 元

　　本书引进自世界知名的 CRC 出版社，是一部有关呼吸康复学的经典著作。本书为全新第 2 版，共六篇 51 章，从呼吸康复的基本理论、评估管理工具和方法、康复方案的制订、呼吸康复的主要疗法和新疗法研究等多个方面对呼吸康复相关内容进行了全面细致的讲解，针对呼吸系统不同功能障碍和疾病，从理论和实践两方面对临床工作进行系统性总结和精确指导，还对未来呼吸康复发展方向和研究热点进行了详细介绍和展望，同时增加了有关 COVID-19 幸存者呼吸康复的最新知识。本书内容全面、图文并茂、贴近临床，是一部不可多得的实用教科书，对呼吸康复领域相关从业人员及慢性呼吸系统疾病患者均有参考价值。

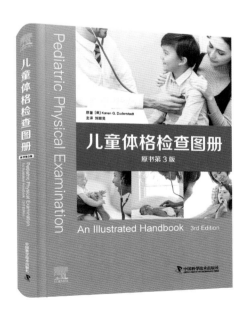

原著　[美] Karen G. Duderstadt

主译　刘瀚旻

定价　168.00 元

　　本书引进自 Elsevier 出版集团，是一部新颖、实用的儿童体格检查参考书，由美国加利福尼亚州旧金山总医院 Karen G. Duderstadt 教授联合众多儿科专家共同打造。本书为全新第 3 版，分两篇，共 20 章，详细阐述了儿童各系统逻辑性检查中获取疾病诊治方向、检查流程及各环节的关键点，读者可以从中很好地把握儿科病史询问和体格检查的关键思维。全书包含多幅临床实践的体格检查高清图片，图文并茂地展示了儿童体格检查全流程中的要点和细节。本书既可作为儿童体格检查的实用工具书，亦可供其他相关专业临床医师阅读参考，对于提高初级医师和医学生的临床工作能力非常有价值。

相 关 图 书 推 荐

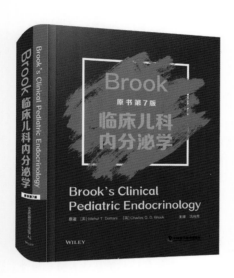

原著　[英] Mehul T. Dattani

　　　[英] Charles G. D. Brook

主译　巩纯秀

定价　498.00 元

　　本书引进自世界知名的 Wiley 出版社，由国际儿童内分泌领域的权威专家 Mehul T. Dattani 和 Charles G. D. Brook 联合编写，主要介绍了内分泌疾病的基础科学理论和临床治疗方法，包括经典的内分泌疾病如糖尿病和低血糖、生长障碍、甲状腺疾病和青春期疾病、性腺分化、钙代谢、类固醇代谢和垂体功能减退。

　　本书内容系统，阐释清晰，图文互参，几乎涵盖该领域当前的全部进展，可作为儿科内分泌医师在内分泌疾病学习和诊疗过程中的实用参考书。

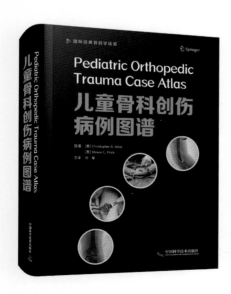

原著　[美] Christopher A. Iobst

　　　[美] Steven L. Frick

主译　孙　军

定价　498.00

　　本书引进自世界知名的 Springer 出版社，是一部儿童骨科创伤领域的实用病例图谱。全书按照人体解剖部位分布，对上肢、脊柱、骨盆、髋关节和下肢等 143 个骨科创伤病例进行了具体分析，在总结不同病例治疗经验的基础上，聚焦儿童骨科创伤的诊断、治疗及预后等内容，帮助读者全面了解儿童骨科创伤病例的全程管理。本书内容系统、图文并茂，对儿童骨科创伤的诊疗策略及临床实践有很强的指导作用，适合广大骨科及儿童创伤相关学科临床医师阅读参考。